急危重症救治与护理

朱思良　俞淼　于雪　刘霞　龙金荣　叶元元　主编

天津出版传媒集团

天津科学技术出版社

图书在版编目（CIP）数据

急危重症救治与护理 / 朱思良等主编. -- 天津：
天津科学技术出版社，2023.6

ISBN 978-7-5742-1346-3

Ⅰ．①急… Ⅱ．①朱… Ⅲ．①急性病－诊疗②险症－
诊疗③急性病－护理④险症－护理 Ⅳ．①R459.7
②R472.2

中国国家版本馆CIP数据核字(2023)第113372号

急危重症救治与护理

JIWEI ZHONGZHENG JIUZHI YU HULI

责任编辑：张　跃

责任印制：兰　毅

出　　版：天 津 出 版 传 媒 集 团
　　　　　天津科学技术出版社

地　　址：天津市和平区西康路 35 号

邮　　编：300051

电　　话：（022）23332400

网　　址：www.tjkjcbs.com.cn

发　　行：新华书店经销

印　　刷：天津印艺通制版印刷股份有限公司

开本 787×1092　1/16　印张 18　字数 360 000

2023年6月第1版第1次印刷

定价：70.00元

急危重症救治与护理

主　编　　朱思良　俞　淼　于　雪　刘　霞　龙金荣　叶元元
副主编　　刘东芝　王　静　薛兆平　刘莹莹　程　娇　刘　真
　　　　　马淑颖

目录

第一章　心肺脑复苏(CPCR)

【概述】

心肺脑复苏术(cardiopulmonary–cerebral resuscitation,CPCR)是抢救心脏呼吸骤停及保护和恢复大脑功能的技术。自 1958 年 Peter Safar 提出口对口人工呼吸、1960 年 Kouwenhouen 提出体外心脏按压以来,心肺复苏术(CPR)已逐步完善成为一套完整的急救手段,其后由于脑保护和脑复苏的重要性,又发展成 CPCR。1973 年至 2005 年 1 月美国心脏病协会（AHA）和国际复苏联合委员会（International Liaison Committee on Resuscitation,ILCOR）先后六次制定了心肺复苏标准,其中 2000 年 8 月发表的《心脏紧急救治和心肺复苏国际指南 2000》经多个国家的专家讨论修订而成，得到较广泛的认同,2005 年又做了进一步修订。欧洲曾在 1998 年提出了欧洲的心肺脑复苏标准。国内也于 2002 年 6 月在第九次全国急诊学术会议上制定了《心肺脑复苏标准》(试行稿)。目前,国内复苏的成功率仍处于较低水平，院内复苏成功率仅为 15%~25%，长期幸存率 5%~24%;而院外的抢救成功率仍小于 5%。

【病因】

1.心搏骤停　指突然发生的心脏有效搏动停止,其典型表现为心室颤动,占全部心搏骤停的 2/3,心室静止与无脉搏性电活动占 1/3。最多见于冠心病如急性心肌梗死、急性冠脉综合征、严重的心律失常等,多种非心脏疾病如休克、急性肺栓塞、严重的支气管哮喘、急性中毒、严重的水电解质酸碱平衡紊乱、溺水、触电等也可诱发心搏骤停。其病理生理主要为心脏功能降低、心律失常、冠脉供血不足和心输出量减少。它们相互作用形成"心搏骤停环"。

2.呼吸骤　停包括中枢性与周围性两大类。前者见于呼吸中枢及(或)其传导系统的严重疾病和损害,而呼吸器官本身正常,如脑卒中、脑外伤、中毒和严重缺氧等;后者主要为溺水及各种原因引起的呼吸道异物阻塞或梗阻。

心脏循环和肺的气体交换功能是维持生命的基本条件。在神经系统的控制下,任何一个器官功能衰竭都可造成另一个器官的衰竭。心跳停止后 15~20 秒钟可以出现呼吸停止,若呼吸停止先发生,则心跳可能持续至 30 分钟,大脑在心跳呼吸停止后 4~6 分钟可出现不可逆性损害或脑死亡,故复苏应争分夺秒。

【细胞损害的病理生理】

呼吸心搏骤停后,血液无复流,机体组织细胞缺血、缺氧,在无氧代谢下能量迅速耗竭、细胞代谢停止;细胞内 Ca^{2+} 堆积,自由基大量增加,导致再灌注损伤;细胞发生凋亡或胀亡,结构破坏,最终完全崩解死亡。以神经细胞尤其是大脑细胞更为敏感。目前认为在无氧代谢下细胞损害的机制有以下几个方面。

1.无复流现象 心跳停止后由于无氧缺血致小血管内皮细胞肿胀、白细胞堵塞、血小板聚集、微血栓广泛形成而呈不再流状态,导致组织细胞无氧代谢,最终致损害、死亡。

2.钙超载 在无氧缺血时,由于线粒体受损、结构破坏,ATP 产生减少或停止,自由基生增加、损害细胞膜的通透性,Na^+-K^+-ATP 酶活性降低,Na^+-Ca^{2+} 交换增加等,使细胞内及线粒体内 Ca^{2+} 大量堆积,激活细胞膜上磷脂酶 A2 和蛋白分解酶,使花生四烯酸产生增加、血栓素 A2 (TXA2)增加,促使 DIC 形成,加重无复流现象,促进氧自由基的产生,破坏细胞,Ca^{2+} 直接破坏线粒体使 ATP 产生进一步减少,Ca^{2+} 可增加肌纤维挛缩,加重缺血和细胞破坏,给予 Ca^{2+} 拮抗剂或无 Ca^{2+} 液可减轻或延缓组织细胞的损伤。

3.能量耗竭 心跳停止后若不及时复苏,使机体组织血供达到正常值的 25% 以上,则组织细胞内 ATP 迅速耗竭,细胞的合成与分解代谢全部停止,蛋白质和细胞膜变性、线粒体和细胞核破裂、细胞质空泡化,最终细胞坏死,形成不可逆性损害。

4.自由基的破坏作用 正常情况下机体存在着氧自由基的产生与清除的平衡,是免受氧自由基损伤的保证。在无氧缺血时,清除剂 SOD 作用丧失,同时氧自由基产生大量增多,过量的氧自由基可使基膜脂质过氧化,破坏细胞结构、功能,抑制细胞膜上 Na^+-K^+-ATP 酶、Na^+-Ca^{2+}-ATP 酶,使细胞对离子失控,导致细胞水肿或线粒体破坏,产能消失,损伤 DNA,致染色体畸形、断裂,特别不利于维护脑细胞的正常结构和功能。

5.白细胞和血小板的作用 无氧缺血时浸润的白细胞数非但不减少,反而增加,白细胞聚集、嵌顿堵塞毛细血管,促进血小板聚集和 DIC 形成,有助于无复流及释放炎症介质如白三烯(LT)之一 LTB4,增加血管通透性诱发水肿,支气管痉挛、气道分泌物增加等,刺激氧自由基的产生,导致细胞破坏。无氧缺血时血管内皮细胞损伤,血小板黏附、聚集和释放增加,促使血小板性血栓和 DIC 的形成,加重了无血流状态。

6.再灌注损伤 心搏骤停后组织损伤不只发生于血循环停止运行的阶段,也发生于恢复组织灌注(再灌注)的时候,成功地进行复苏术后最初数小时至恢复循环的一段时间,可能与再灌注过程中产生大量自由基、Ca^{2+} 超载、无复流加重等有关。

7.全身性炎症反应综合征(systemic inflammatory response syndrome,SIRS) 心搏骤停后组织缺血缺氧等可引发 SIRS 而对细胞产生损害。其机制十分复杂,机体在心搏骤停后,体内的炎性细胞如中性粒细胞、淋巴细胞、单核.巨噬细胞等可产生大量的炎性介质,如细胞因子、凝血和纤溶物质、花生四烯酸代谢产物、血管活性肽、致炎因子、心肌抑制物(MDS)及心肌抑制因子(MDF)等。这些炎性介质可上调各种细胞膜尤其是血管内皮细胞膜上的整合素受体,导致白细胞的贴壁和活化(黏附、聚集、释放)、血小板活化(黏附、聚集、释放)、微血栓形成、微循环障碍,导致组织细胞严重缺血、缺氧,组织细胞及免疫活性细胞发生凋亡到坏死,各器官功能受损,同时免疫系统功能受损,增加机体的易感染性,导致新的 SIRS 出现,这样形成恶性循环,最终导致机体的自身稳态失衡而发展成多脏器功能障碍(MODS)乃至多脏器功能衰竭(MOF)。

8.细胞凋亡(apoptosis)或细胞胀亡(oncosis) 细胞凋亡是指心跳呼吸停止后,ATP产生减少、氧自由基产生增加,启动基因介导的主动细胞死亡,各种细胞出现细胞固缩、体积减小,胞质和胞核固缩、DNA成梯级裂解,细胞溶解伴有固缩的细胞死亡,大量的凋亡细胞和无能力的细胞包括凋亡小体最后被吞噬细胞吞噬,使细胞的数量减少,脏器功能障碍。而细胞胀亡则是由于心跳呼吸停止后,ATP产生减少、ATP耗竭的被动的细胞死亡。ATP耗尽使细胞膜上的离子泵活性丧失、膜的通透性增加,细胞体积增大,胞质和胞核肿胀、DNA非随意的裂解伴有肿胀的细胞死亡,自溶细胞积聚伴有炎症反应,肿胀的细胞死亡,使细胞的数量减少,脏器功能障碍。

【诊断】

心跳停止的判定:①突然意识丧失;②大动脉(颈动脉、股动脉)搏动消失;③呼吸停止;④瞳孔散大、无对光反射;⑤听不到心音;⑥心电图表现为心室颤动(或扑动)、心室静止(为一直线或仅有心房波)、心肌电—机械分离(心电图虽有较宽而畸形、频率较高、较为完整的QRS波群,但不产生有效的心肌机械性收缩)。

具有上述①、②项即可做出诊断,并应立即进行复苏术。

呼吸停止的判定:①自主呼吸消失;②胸廓运动消失;③用耳朵贴近患者口鼻,无呼吸声音,无呼出气流冲击感。

由于大动脉搏动消失在几秒钟内难以准确判断,2000年国际心肺复苏指南确定非专业急救者只要发现无反应的患者没有自主呼吸就应按心脏骤停处理。但呼吸停止常在心搏骤停后15~20秒钟以后才发生,瞳孔散大也常在停搏后数十秒钟才出现,1~2分钟后固定,因而不能作为早期诊断依据。听心音则常受到外界环境的影响,故专业医师仍应检查大动脉搏动进行判断,但须迅速,如果10秒钟内不能确定有无脉搏,即应实施胸外按压。

【抢救措施】

完整的CPCR包括基本生命支持(basic life support,BLS),进一步生命支持(advanced cardiac life support,ACLS)和延续生命支持(prolonged life support,PLS)三部分。BLS的主要目标是向心肌及全身重要器官供氧,包括开放气道(A)、人工通气(B)、胸外按压(C)、除颤(D)四个步骤;ACLS主要为在BLS基础上应用辅助设备、特殊技术及药物等来保持自主呼吸和心跳;PLS的重点是脑保护、脑复苏及其他复苏后并发症的防治。

美国心脏病协会(AHA)将早期识别心搏骤停并呼救(启动急诊医疗服务系统)、早期CPR、早期电除颤、早期实施高级生命支持4个环节定为"生存链",任一环节的缺陷或延误都可能使患者丧失生存机会。

(一)基本生命支持(BLs)

BLS又称初步生命急救或现场急救,是复苏的关键,复苏开始越早,存活率越高。大量实践表明:4分钟内实施标准复苏者存活率近50%,4~6分钟开始复苏者,存活率约10%,超过6分钟者存活率仅4%,10分钟以上开始复苏者,存活可能性更小,存活者多为

"假死"状态。

A.(assessment+airway)判断和开放气道

1.迅速判断心脏呼吸骤停　①突然意识丧失,颈、股动脉搏动消失者,立即进行 BLS;②呼吸停止者,立即进行 BLS;③同时注意,疑并有头颈外伤者应避免移动或有条件时给以颈托固定。

2.呼救　开始 BLS 后,同时呼救,以取得帮助。

3.患者体位　使患者仰卧于坚硬的平面上,头部不得高于胸部平面。俯卧位者应将患者的头、肩和躯干作为一个整体,同步翻转成仰卧位,双臂应置于躯干两侧。

4.开放气道　迅速清除气管梗阻性异物和口腔内异物(《2005 年国际心肺复苏指南》认为对成人可开始即行标准 CPR)。昏迷病人常因舌及会厌部的肌肉松弛而阻塞咽或喉部,开放气道的手法常有以下几种:

(1)压额-抬颏手法(1aead tilt-chin lift):一手放在患者前额向后加压,使头后仰,另一手的第 2、3 指放在下颌骨上,将颏上抬。此法解除舌后坠阻塞的效果最好,但有颈部损伤者应考虑用托颌法。

(2)托颌手法(jaw thrust maneuver):对疑有颈部外伤者,为避免损伤脊椎,只采用托颌动作,而不配合使头后仰或转动的其他手法。

(3)压额-抬颈手法(head tilt-neck lift):一手置于患者前额,向后压使头后仰,另一手放在其颈后部上抬,禁用于头颈外伤者。

(4)舌-下颌抬高手法(tongue-jaw lift):患者仰卧,术者将一只手的拇指插入患者口腔内,食指放在下颌骨的颏部,将舌及下颌一起握于手内,然后用力上提,可有效疏通气道。

B.(hreathing)人工呼吸

1.口对口人工呼吸:用开放气道时压前额手的拇指和食指捏紧患者鼻孔,术者深吸气后张口贴紧患者口部,每次吹气 1~2 秒钟,量 500~800 Inl,以胸廓抬举动作为准,然后放松。牙关紧闭者可用口对鼻人工呼吸。

2.吹气 2 口后立即胸外按压,每按压 15 次吹气 2 口(双人复苏与单人复苏时相同),《2005 年国际心肺复苏指南》对于未建立人工气道的成人推荐的按压一通气比率为 30:2,婴儿和儿童仍为 15:2。对有脉搏而无呼吸者每分钟吹气 8~10 次。

3.面罩:气囊面罩给氧与气管插管一样为复苏通气支持的"金标准",救助者必须熟练掌握这种人工呼吸方式。注意面罩要与患者面部严密接合,同时尽可能地开放气道,或与辅助气道相接,潮气量 400~600 mL/次。口对面罩呼吸的潮气量优于囊袋活瓣式面罩,仅适用于 BLS 病人。

4.对婴儿用口对口与口对鼻人工呼吸,每次吹气约 10 mL/kg。

口对口人工呼吸方法简单而有效,但如果非专业急救者不能或不愿进行人工呼吸,仍应鼓励其仅做胸外按压,能在一定程度上改善患者的预后。

C.(eirculation)胸外心脏按压

1.胸外按压的血流机制　目前仍有争论,一般归结为"心泵"及"胸泵"理论。由于静脉瓣的作用以及动脉管腔小于静脉，等量血液在动脉系统产生较大的压力，胸外按压有利于维持血液的体循环，但冠状动脉有效灌注压的升高不显著甚至减少，心脏血流减少，因此正探索一些新的复苏技术。

2.标准胸外按压　一旦判断为心跳停止，胸外按压即应开始。术者掌根置于患者胸骨中、下 1/3 交界部位，掌根方向与前正中线重叠，另一手掌叠放于该手背部，双臂伸直，垂直下压 4~5 cm；每次按压之后应使胸廓完全回复，以利于静脉向心脏回流，按压与放松的时间相等；按压应该有节律地连续进行，频率为 100 次/分；《2005 年国际心肺复苏指南》推荐先按压、后通气的顺序，按压—通气比率如前。保障有效的胸外按压是复苏成功的关键，特别强调不间断的心脏按压，间断按压(hand-off)以及通气时或电击除颤时的中断按压对复苏成功率的影响极大，任何情况下按压中断不得超过 10 秒钟。五次循环按压(30:2)后可检查病人的颈动脉搏动、呼吸、瞳孔变化，人员充足并有设备者可做心电监测或心电图，如未恢复应继续按压。

3.胸前叩击　可使室速转为窦性节律，由于简单易做，对不能立即除颤的心搏骤停病人可考虑在胸外按压前做一次胸前叩击。术者手半握拳，自 30~35 cm 高度向胸骨中下 1/3 交界部位捶击。第一击可能终止室速或室颤，但下一击可导致心室停搏，因此只做一击。在有条件进行电击除颤和心脏电起搏时不应使用胸前叩击的方法。

4.咳嗽心肺复苏术　室颤病人在 10 秒钟内意识大多清醒，若迅速连续的咳嗽，能维持较长时间的意识清醒和较高动脉血压及心输出量，有助于血流动力学稳定，可能避免和延缓心搏骤停，改善长期生存率和除颤的阈值，此方法支持胸泵理论。

5.抬高下肢　对血容量过低导致的心搏骤停，抬高两下肢到垂直位并维持此体位 15 秒钟，可增加静脉回流血量达 1000 mL 以上，然后放低，保持与水平面成 15°角，心肺复苏开始时如有足够人力可以试用。

D.(defibrillation)除颤

已作为基本生命支持的一部分。因心搏骤停的原因 80% 为心室颤动(室颤)，尽早配合 CPR 行电击除颤可增加心脏自主循环恢复率(ROSC)和出院存活率。

操作方法：患者平卧，检查除颤器，在电极板上均匀涂抹导电胶或铺垫浸有生理盐水的纱布，两电极分别置于胸骨右缘第 2 肋间和左腋前线第 5 肋间(心底-心尖位)；打开除颤器电源，确认心电示波为室颤或室扑，选择除颤能量(首次一般选 200 J)，充电；确认无人接触患者且周围无导电体存在，按紧电极板，在人工呼气末按下放电按钮除颤；立即继续胸外按压，给予 5 个按压.通气循环或 2 分钟的 CPR 后检查患者心律，如未复跳，立即准备下一次除颤。一般第二次除颤能量选 200~300 J，第三次除颤能量选 360 J。三次仍无效或心电图示细颤波，则应给予肾上腺素、利多卡因或胺碘酮，胸外按压 5 个循环后再除颤。

支气管哮喘所致心搏骤停因肺过度充气电阻增大，除颤常难以成功，需要加大除颤的能量。若心电图示心室静止或电机械分离，原则上不能除颤，可行电起搏，以经皮穿刺心内起搏效果较好。

便携式自动体外除颤器(AED)的使用可改善院前心脏猝死患者近期和远期的预后，受到极力推荐，然而由于 80% 的患者难以在家中行公众实施的除颤(PAD)方案，使其有效性受到了限制。

为提高除颤的效率、减少除颤对心肌的损伤和减少因除颤而耽搁CPR的时间,目前已推广使用双相波除颤。目前研究认为,200 J的双相波除颤,其一次除颤的成功率、自主循环恢复率(ROSC)、入院存活率和出院存活率均明显高于单向波除颤。

(二)进一步生命支持(ACLS)

ACLS是指在BLS基础上应用辅助设备、特殊技术及药物等进行复苏。ACLS应尽早开始,在具备条件时,可与BLS同时进行。

1.辅助气道

(1)口咽管和鼻咽管:适用于未行气管插管的各类病人,尤其对牙关紧闭者、昏迷患者可用鼻咽管,以防止舌咬伤和窒息。

(2)气管内插管:是最可靠、最有效的通气方法,可与任何种类的人工通气装置相接进行人工通气,亦有利于清除呼吸道分泌物防止误吸。是否行气管插管依据患者的情况和救治者的经验而定。但要求在插管之前,先用其他方法如面罩球囊辅助呼吸等提高肺内氧分压。应由受过训练的救护人员进行操作。

(3)食管—气管双腔管(ETC):盲目插入咽部,可吸出胃内容物。其放置的位置可通过气囊充气后肺膨胀来评估,位置确定前可通过多个小孔连续呼吸,确定位置后向近端大的气囊充气填住口咽,固定气道,再向远端的小气囊充气以防漏气,最后固定。可自动校正、自动确定咽后壁气囊的位置,其气囊可变动,结构简单,并发症少。有资料认为,其供氧和通气比气管内插管优越,诱导的气道阻力更高,从而产生了呼气末正压通气(PEEP)的效果,PaO_2和$PaCO_2$亦更高。

此外,还有咽—气管腔气道(PTL)、食管填充式气道(ECA)和食管胃管式气道(EGTA)等,但已较少使用。

2.人工呼吸及辅助通气装置气道建立后应立即开始人工呼吸。

(1)活瓣式球囊袋:由自动膨胀的气袋和单向式活瓣组成,可用于面罩、气管插管或其他辅助气道的通气,虽然球囊的通气体积可达1~1.5 L,吸入氧浓度(FiO_2)可达90%~100%,但实际使用时很难达到要求。①无氧源的球囊—面罩:潮气量为10 mL/kg,或挤陷成人球囊的2/3体积,持续时间为1~2秒钟;②有氧供(吸氧浓度>40%,氧气流量8~12 L/min)的球囊.面罩:潮气量为6~7 mL/kg、或挤陷成人球囊的1/3体积,时间为1~2秒钟。用人工操作及半自动活瓣式面罩时由两个以上受过训练的救护者使用更为有效。

(2)氧动—手工触发式装置:已使用20多年,可用于面罩、气管插管、气道通气或气管切开,特点是气流量高。目前其气流量为压力依赖式,需人工控制,否则这种装置即刻停止通气,在气道阻力增高或肺顺应性差的病人或在胸外按压时也可能发生通气中止,仅适用于成人并需由经过训练的救护者使用。

(3)呼吸机:已在急救中广泛使用,可提供特定的潮气量、呼吸频率、每分钟通气量,通气效果好,具有较低的吸入气流量和较长的吸入时间,节省人力,但须有氧气供应,呼吸次数为12~14次/分,循环恢复后可增至14~16次/分。

3.供氧 纠正缺氧是复苏的关键和重要环节之一,只要有氧气就应尽快给予。理想的供氧是使肺泡氧浓度达 80 mmHg 以上。故在复苏过程中及心肺功能尚不能稳定时,吸入 O_2 浓度可达 100%,恢复自主呼吸后可改吸入 40% 浓度的 O_2。

4.辅助循环

(1)开胸直接心脏按压(OCCPR):可以提供心脑接近正常的灌注,在短期闭式胸外 CPR 无效后,早期行直接心脏按压能改善心搏骤停者的幸存率。适应证为:胸外按压禁忌(如胸壁穿透伤、心包填塞、心脏破裂、腹腔内出血或腹部穿透伤并病情恶化者)或正规胸外按压 10~15 分钟(最多 20 分钟)无效者;动脉内测压条件下,胸外按压时主动脉舒张压<40 mmHg,体外除颤失败者。

(2)临时体表电起搏术:临时体表电起搏主要用于心肌功能尚好,但心肌兴奋形成和(或)兴奋传导发生障碍者。被推荐在急诊治疗不稳定缓慢性心律失常,直至安装了经皮或静脉的起搏器。心脏停搏时体表电起搏疗效极差,仅在进行了通气和胸外按压并静脉注射肾上腺素之后试用。在有持续房性的缓慢型心律失常导致的低心排血量或无脉性电活动时,应用体表电起搏有助于心脏按压产生适当的血循环。因此,临时体表电起搏被视为进一步生命支持的手段之一。

此外,还有气动的抗休克裤、气动的 CPR 背心、高频(120 次/分)CPR、高冲击 CPR、插入式腹部加压 CPR(IAC-CPR)、主动加压.放松 CPR(ACD-CPR)、气动心肺复苏术、经皮心肌穿刺起搏术等方法曾经或仍在临床试用,但未能显示可提高心肺复苏的成功率;体外反搏辅助胸部按压(人工泵复苏装置)、心肺旁路(cardiopulmonary bypass,CPB)复苏术(CPB-CPR)、微切口开胸直接心脏按压等尚在研究中,效果待评价。

5.药物治疗

(1)给药途径:以静脉途径为主,应选用近心端大静脉穿刺。若已完成气管插管,而尚未建立静脉通道,可采用气管内给药,如肾上腺素、利多卡因、阿托品,但需要剂量比静脉大 2 倍,用 5mL 生理盐水或蒸馏水稀释,迅速喷到气管内,有利于加速吸收。若未建立静脉途径也可采用骨内给药,但所需的药物剂量稍大,特别是肾上腺素,主要适用于小儿。心内给药因需中止 CPR 和通气,可能增加冠脉损害、心肌损伤、心包填塞和气胸的危险,故仅在开胸按压或其他途径无法建立时才使用。

(2)肾上腺素:仍然是 CPR 期间最重要和首选的药物,为天然的儿茶酚胺和肾上腺能受体激动剂,可增加心内、外膜血流量,增加心肌的自律性,增粗室颤波而使室颤易于被直流电转复。目前推荐用 1 mg 静注,每 3~5 分钟重复。虽有报道大剂量(5~10 mg/次)肾上腺素可提高自主循环恢复率(ROSC),但因可增加心功能不全的发生,且在复苏后期可能导致高肾上腺素状态,其神经系统预后和出院幸存率与标准剂量(1 mg/次)比较均无统计学上的升高,故目前不推荐大剂量使用。

(3)血管加压素(vasopressin):又称加压素、抗利尿激素(antidiuretic hormone,ADH)。近来用于心肺脑复苏取得了一定疗效。可增加外周血管张力,升高主动脉舒张压及冠脉灌注压而增加脑和冠状动脉的血流量;还可增加心室颤动的幅度和频率,提高电击除颤的成功率。在标准心脏按压、人工通气、除颤和注射肾上腺素无效时联合使用,可提高入院存活率和出院存活率。

用法:40 U 或 0.8 U/kg 加生理盐水 20 mL 稀释后静脉注射,若未恢复自主循环,5分钟后重复一次;也可气管内滴入,剂量为静脉的 2 倍。

(4)去甲肾上腺素:去甲肾上腺素对心排血量的增加或降低取决于血管阻力、左心功能和机体反应。现已不作为心肺复苏用药,仅推荐用于严重低血压(SBP<70 mmHg)和低外周阻力性休克的病人,剂量为 8~30μg/min。注意:碱性液体可使去甲肾上腺素失去活性,故不能合用;滴注去甲肾上腺素时若发生药液泄漏,可引起局部组织坏死,应尽快给予含 5~10 mg 酚妥拉明的生理盐水 10~20 mL 做局部注射。

(5)异丙肾上腺素:仅用于窦缓及传导阻滞,用阿托品后无效或禁忌的病人。

(6)多巴胺:具有心肌的正性作用及外周血管作用,适用于复苏过程中的心动过缓,常与其他药物(包括多巴酚丁胺)合用于治疗复苏后的低血压,纠正和维持体循环灌注和氧的输送。多巴胺的推荐剂量为 5~20μg/(kg·min),剂量超过 10μg/(kg·min)可导致体循环和内脏血管收缩,引起内脏灌注不足。小剂量[2~4 μg/(kg·min)]多巴胺曾用于治疗急性肾功能衰竭少尿期,虽可使部分病人尿量增加,但对改善肾小球滤过率无肯定效果,故现已不做此用途。

(7)阿托品:无论有无心脏电活动,阿托品可以增加心搏骤停患者 ROSC 和存活率。

用法:心搏骤停和缓慢性无脉电活动时,1.0 mg 静注,每 3~5 分钟后重复;窦缓者 0.5~1.0 mg 静注,3~5 分钟一次,直到总量为 0.04 mg/kg,可完全抑制迷走神经而逆转心搏骤停。有机磷农药中毒病人使用阿托品剂量宜大。小于 0.5 mg 的阿托品可能具有副交感样作用,进一步减慢心率,可能引起浦肯野纤维水平的传导阻滞。但很少引起室速和室颤。

(8)利多卡因(1idocaine):I a 类抗心律失常药物,主要用于治疗血流动力学稳定的单形性或多形性室速,可明显降低室颤发生率,但不能降低心肺脑复苏患者总死亡率。因其减弱心肌的收缩力,中毒剂量与治疗剂量接近,已不再作为急性心肌梗死患者的常规预防性给药。

用法:先给予首剂负荷量 50~100 mg,稀释后静脉推注,继以 1~4 mg/min 持续静脉点滴。

(9)胺碘酮(amiodarone):作用于钠、钾和钙离子通道,延长患者心肌细胞的动作电位,对仅受体和 B 受体也有阻滞作用,可用于室上性和室性快速型心律失常的治疗。对心搏骤停患者,如持续性室颤或室速,在除颤和应用肾上腺素无效后,建议使用胺碘酮。

用法:胺碘酮 5 mg/kg 稀释后静注,用药后再次除颤,2 次除颤后仍无效,再给胺碘酮 2.5 mg/kg,继续标准的高级心肺复苏。

(10)碳酸氢钠:目前认为碳酸氢钠改变氧离曲线、抑制氧的释放,降低儿茶酚胺类药物的活性,不利于心肺复苏。仅在原有代谢性酸中毒、高钾或三环类、巴比妥类药物过量者以及心跳长时间停止后刚复苏的病人,补给碳酸氢钠可能有益,但要在其他治疗如除颤、胸外按压、通气、气管插管、使用肾上腺素至少一次之后才考虑使用。推荐剂量为 1 mEq/kg,10 分钟后可给半量,应依血气分析结果给予。

(11)镁盐和钙盐:镁盐对尖端扭转型室速和缺镁引起的室速有效,但对心搏骤停患者的自主循环恢复率和出院存活率未见有益。钙盐仅在高钾血症和钙离子阻滞剂中毒所致的心搏骤停患者适当使用,否则不宜用。

(12)纳洛酮(naloxone):可特异性拮抗吗啡的三种阿片受体亚型,迅速解除吗啡中毒等患者的呼吸抑制、低血压并恢复其意识状态。有改善血流动力学、减少血小板在肺内聚集、抑制自由基释放和花生四烯酸代谢、稳定溶酶体膜等作用,但对改善心搏骤停患者的预后无明显效果。

用法:0.4~0.8 mg 稀释后静注,继以 5~10 mg 加入 500 mL 液体中持续静滴,20~40 滴/分。

(三)延续性生命支持(PLS)

PLS 主要为脑复苏及其他器官损害的处理。心跳停止 4~5 分钟内,脑组织因低灌注后病理改变导致细胞水肿及损害。而脑,特别是大脑皮质的复苏是恢复呼吸、循环、代谢及内分泌功能的根本条件。故在开始进行 CPR 时,即应进行脑保护。

1.密切监测重要器官的功能　监测生命体征、中心静脉压、尿量等;监测 12~18 导联的心电图;做必要的实验室检查,如血、尿、便常规,电解质,血气分析,肝、肾功能,心肌酶学,凝血机制等;做胸片检查,超声心动图、心电图、腹部 B 超、脑血流图、脑电图等检查。一旦发现异常,应立即采取针对性处理。

2.特异性脑复苏措施　包括降低脑代谢、改善脑供血、防止钙内流、减少氧自由基产生及清除等措施。

(1)头部降温:目前认为在心肺脑复苏时应维持正常的体温,或使大脑皮层处于较低温度(≤36℃),这样既可维持脑组织氧供需平衡而又不至于加重脑组织的缺血或机体的感染。

复苏后患者要严格避免高热,物理降温无效者可考虑给予退热药物,因为体温升高可使神经损伤的危险性增加,并增加并发症和死亡率。

(2)脱水:20%甘露醇快速滴注及利尿剂(如速尿)的使用,可减轻脑水肿,但要注意维持血压及水、电解质的平衡。

(3)控制抽搐及癫痫发作:抽搐或癫痫发作可造成心跳或呼吸再次停止,故需要积极治疗,可用巴比妥类药物控制抽搐,但不能使用抗癫痫药物预防癫痫发作。使用镇静剂和肌松剂可能有益,但应在 12~24 小时内撤离,以防止增加病人感染的机会。

(4)疏通微循环:CPR 后由于缺血再灌注损伤,患者存在广泛的微血栓形成,极易发生多脏器功能障碍,因此,疏通微循环治疗十分重要。可选用活血化瘀的中药,如葛根素、丹参(丹参酮)、川芎、红花、阿魏酸钠(当归、川芎等提取物的复合制剂)等,或用抗凝、抗血小板作用的药物,如低分子右旋糖酐、肝素、低分子肝素、潘生丁、氯吡格雷(波立维)、盐酸噻氯匹定(抵克力得)等。同时应积极防治多脏器功能障碍综合征的发生。

(5)钙离子阻滞剂的使用:脑细胞缺血后钙离子超负荷,钙离子拮抗剂可降低血小板的聚集、降低血黏度、扩张血管、增加 ATP 产生及降低自由基等产生,还可改变心肌及其他组织的氧供/需比率。用于脑复苏的 Ca^{2+} 通道阻滞剂主要有:利多氟嗪(lidoflazine)、氟苯桂嗪(flunarizine)、尼莫地平(nimodipine)和异搏定(verapamil)。

(6)还原型谷胱甘肽(reduced glutathion,GSH,阿托莫兰):该药是由谷氨酸、半胱氨酸、甘氨酸合成的一种三肽化合物，具有强大的抗氧化、清除氧自由基作用，并有抗惊厥、镇痛、降血压、疏通微循环等作用。用法：2.4~4.8 g 加入 250~500 mL 液体中静滴，每天 1 次。

(7)糖皮质激素：在缺血再灌注期间可稳定溶酶体膜、抑制游离脂肪酸(FFAS)和自由基的产生，有人主张短期应用，但在脑复苏中的作用仍有待于进一步研究。

(8)前列腺素(PG)、自由基和铁离子清除剂的应用：消炎痛、尼美舒利(nimesulin,普威或瑞普乐)等抑制前列腺素合成，有利于改善心肺复苏后脑血流量；前列环素(PGI2)-TXA2 的对抗剂可能改善中风病人神经元的功能。自由基清除剂包括维生素 E、超氧化物歧化酶 (SOD)、维生素 C、二甲亚砜 (dimethylsulfoxide,DMSO)、富马酸尼唑苯酮(Nizofenon)、己酮可可碱(pentoxifvuin)、安普洛安(乌司他丁)、甘露醇、别嘌呤醇及硫喷妥钠盐等，其中富马酸尼唑苯酮及己酮可可碱具有脑保护作用，且没有巴比妥类药物的麻醉及呼吸抑制作用，可改善神经系统预后及长期幸存率。去铁敏(desferoxamine)可通过血一脑屏障，螯合铁，防止脑损害。以上药物可能对脑复苏起一定的作用，可根据病情选用。

(9)脑细胞营养药：辅酶 A、ATP、细胞色素 C、胞二磷胆碱、都可喜(Duxil)、三乐喜、脑活素等对脑复苏可能有益。吡硫醇(脑复新)为维生素 B6 的衍生物，可促进脑的糖代谢，增加脑血流量，恢复脑细胞功能，但须使用大剂量，1000 mg 加 10%葡萄糖液 1000 mL 静滴，每天 1 次；或 1 g/d，分 3~4 次口服。

(10)高压氧治疗：可提高血液及脑组织和脑脊液中的氧分压，增加氧的弥散率和弥散范围，纠正脑缺氧，促使脑细胞恢复功能，促进苏醒；并使脑血管收缩，降低颅内压、减轻脑水肿。应在复苏早期尽快使用，一般用 2.5~3 个大气压(ATA)。

(11)心肺旁路：可改善复苏时及复苏后的心功能和神经元功能，急诊中应用可使标准 CPR 和 ACLS 难以复苏的病人恢复自主循环和脑复苏，同时可早期使用有利于脑复苏的药物，有望成为心肺脑复苏新的有效手段。

3.复苏后循环支持

(1)维持平均动脉血压正常或稍高于正常(135 mmHg 以上)，在整个昏迷期间维持于 90 mmHg。

(2)心搏骤停后的心功能不全类似"心肺旁路术"后的"心肌顿抑"，故要积极增加心肌的供血、供氧和能量供给治疗，可应用血管活性药物以进一步改善患者的循环状态和心功能。(3)多巴酚丁胺和磷酸二酯酶抑制剂(如氨利农、米力农)对复苏的后期有效，但可增加心肌的耗氧量、导致室性心律失常的发生，故应慎用。

(4)为避免复苏后出现心动过速，应选用适当的心血管活性药治疗；若复苏后出现宽 QRS 波或窄 QRS 波的快速性心律失常时，均应首选胺碘酮。在救治致命性心律失常时可应用未包括在原指南中的新药和新疗法。

4.呼吸支持应尽早气管插管通气，管理好呼吸机，昏迷者潮气量为 8~10 mL/kg，呼吸次数控制在 12~15 次/分，应该避免大潮气量快频率的通气方式，防止过度换气。吸入氮氧混合气体对患者有益。应维持 PaO_2 在 100 mmHg 以上，:$PaCO_2$ 在 25~35 mmHg，pH 在 7.35~7.45，依血气分析结果进行调节，可允许病人有轻微的呼碱。使用呼气末 CO_2 分压 ($PETCO_2$)监测可更安全、有效地评价 CPR 时心排血量，可作为 CPR 时 ROSC 的一项预后指征。

5.一般性治疗

(1)患者头部及躯干上部可抬高10°~30°,以增加脑的血液回流。

(2)补液治疗:复苏后应适当补液以满足正常的生理需要量,对低血容量所致的心搏骤停或无脉性电活动时应补液以增加其血容量及心排血量,但由室颤导致的心搏骤停时不提倡常规补液。纠正血浆胶体渗透压在15 mmHg以上,血清渗透压在280~330 mOsm/L。

(3)胃肠外营养:提供2000~4000 kcal/d(按体重70 kg计)的热量。

(4)控制血糖:CPR后的患者可因肾上腺素升高等应激因素及亚低温治疗而出现血糖不稳定,血糖的升高常与患者死亡率升高相关,故应常规监测血糖的变化。高血糖时应静脉输注胰岛素,机械通气的患者血糖应控制在4.4~4.6 mmol/L。但对预后是否有益尚无证据。

6.积极寻找和治疗原发病　溶栓治疗对急性心肌梗死和脑梗死有效,但必须在症状出现的6小时内完成。因此,建议急救人员院前做12导联心电图以明确心脏病变情况,确定是否有溶栓适应证,尽快将患者运送至能提供最有效治疗的医院,并提前通知急诊医生做好准备。

在高度怀疑为肺动脉栓塞导致的心跳呼吸骤停时,应该进行溶栓治疗(高龄患者也可进行),在溶栓过程中继续进行CPR,可能有助于复苏成功。

【注意事项】

1.复苏期间可允许家属在场,并与他们保持交流和沟通,有积极的心理学意义。

2.因心搏骤停患者多数发生在医院外,为缩短救治反应时间,应通过培训、专家讲座、发放自学手册和录像资料等方式,在公众中努力普及CPR知识。

3.对心搏骤停者应立即电击除颤,力争院外5分钟内、院内3分钟内完成。故应在心搏骤停发生概率大的公共场所配置AED产品。除专业人员外,社会公众(尤其警察、消防队员、保安人员、出租车司机、游轮船员、航班工作人员、公务员和教师等)需接受CPR和AED的培训。

【终止复苏的指征】

1.脑死亡:我国目前尚无统一标准,归纳起来有:①自主呼吸完全停止;②深昏迷状态,GCS 3分;③脑干反射消失;④脑生物电活动消失,脑电图呈电静息,诱发电位的各波消失;⑤应除外低温和巴比妥类中毒。持续6~24小时观察,重复检查情况无变化。

2.患者已恢复自主循环和自主呼吸。

3.经30分钟以上的积极正规抢救后无任何心电活动或仍未恢复自主循环者。但对溺水和触电所致的心搏骤停,其(;PR应坚持到出现尸斑或尸僵时。

(朱思良 俞森 于雪 刘东芝)

第二章　重症烧伤

烧伤无论平时和战时均常见。重症烧伤是临床外科医师经常遇到的危重病症之一。

【烧伤程度估计】

(一)烧伤面积的估计

1.手掌法无论成人或小孩,五指并拢,本人一掌面积约等于其身体表面积的1%。此法适应于小面积烧伤或大面积烧伤除去正常皮肤的快速计算法。

2.中国九分法将成人全身表面积划分若干个9%的等份,即头面颈占9%;双上肢各占9%;前后躯干及会阴部占3×9%;臂部及双下肢占5×9%+1%(每一下肢20%,臂部6%)。小儿发育特点是头大下肢小,随着年龄增长其比例也不同,但双上肢和躯干与成人相似(小于12岁儿童的体表面积以下式计算:头颈面积%=10+(12−年龄);双下肢面积%=40−(12−年龄);其余部位同成人,臂部面积6%。

(二)烧伤深度的估计

烧伤深度估计一般采用三度四分法,即Ⅰ度为表皮烧伤,反应轻,表现为皮肤发红、疼痛、无小泡、无渗出,对治疗与预后影响不大,在计算面积或输液是一般不予考虑。Ⅱ度(分浅Ⅱ度和深Ⅱ度),浅Ⅱ度:伤及真皮浅层(即生发层及乳头层),表现为超大水疱、红肿、剧痛;深Ⅱ度:伤及真皮深层(即真皮网状层、残留有皮肤附件),表现超小水疱、稍疼。Ⅲ度:伤及皮肤全层、皮下组织,甚至肌肉、骨骼,表现为创面苍白或焦痂、无痛。

(三)烧伤严重程度的分类

1.轻度烧伤　总面积在9%以下的Ⅱ度烧伤。

2.中度烧伤　总面积在10%~30%或Ⅲ度烧伤在10%以下。

3.重度烧伤　总面积在31%~50%或Ⅲ度烧伤在10%~20%;或烧伤面积不足30%,但有下列情况之一者:①全身情况重或有休克;②有复合性损伤;③中、重度吸入性损伤。

4.特重度烧伤　总面积在50%以上,或Ⅲ度烧伤在20%以上者。

5.小儿严重烧伤　重度烧伤:面积Ⅱ度16%~25 %,Ⅲ度6%~10%;特重度烧伤:Ⅱ度25%以上,Ⅲ度10%以上。

【病理生理】

严重烧伤的病理生理过程,一般分为三期。各期之间又相互交错,不能截然分开。

1.休克期　烧伤早期休克是复杂的病理生理过程和临床综合征,是影响全身内环境稳定和免疫机能,以及导致MODS的重要因素。严重烧伤导致休克的主要病理生理变化是烧伤区及其周围和深层组织的毛细血管扩张和通透性增加,大量血浆样体液渗入组织间隙形成水肿及自创面渗出,引起血液浓缩及有效循环血量减少。这种变化不仅在局部,也可不同程度地发生于未烧伤部位和内脏。烧伤区及其周围组织的损伤或组织水肿,或血栓形成等而缺血缺氧,使细胞功能发生改变与细胞代谢发生障碍,乏氧代谢增加,钾离子自细胞内外移,钠离子则进入细胞内,从而加重了休克的发展。体液渗出以伤后6~8h最快,48h达最高峰,以后血管通透性逐渐恢复正常,渗出开始吸收,水肿也逐渐消退。因此,休克多发生在1~2d内,此期救治不当,常导致病人死亡。

2.感染期　休克期过后,感染便上升为主要矛盾。创面的坏死组织和富含蛋白的渗出液是细菌的培养基。由于创面大,皮肤防御机能破坏,加之机体抗病能力降低,更有利于细菌的生长繁殖。严重烧伤感染期是继休克后或休克同时对病人造成的又一严重威胁。烧伤越大越深,感染就越重。创面感染的细菌主要来源是接触、环境和病人本身呼吸道、消化道细菌的感染;其次是残存在健康皮肤上的细菌。细菌一经在创面着床即迅速生长繁殖,并向周围和深处蔓延。开始仅表现为局部感染。这种感染经过适当处理后,加之病人一般情况好,可被控制。否则感染可继续发展,并可入血循环导致严重感染,且伤后3~10d(即渗出回吸收期)为感染高峰期。

近年来研究发现:烧伤后胃肠屏障功能与免疫功能明显下降,不仅并发AGML,而且导致肠道细菌移位,是烧伤后全身性感染或失控炎症反应的主要来源。

3.修复期　烧伤后创面开始修复,修复包括创面和功能修复。浅Ⅱ度烧伤如无感染,2周左右可基本痊愈或痂下愈合;深Ⅱ度无严重感染,3~4周后残存的皮肤附件上皮再生覆盖创面,亦可痂下愈合。但在上皮小岛覆盖前已有肉芽形成,故愈合后可产生瘢痕。而Ⅲ度和严重感染的Ⅱ度烧伤,创面较大,如不经植皮则难愈合。有时形成顽固性溃疡或愈合后生成大量瘢痕。Ⅱ度烧伤的坏死组织形成痂皮,Ⅲ度形成焦痂,大量坏死组织液化,毒素吸收,感染机会增多,且大片肉芽外露,体液大量丧失,可造成严重感染及代谢紊乱。

【治疗原则】

严重烧伤的救治是否及时、得当,直接关系到后续治疗和病人的生命安危。

(一)现场急救

1.消除致伤原因　脱离现场,快速脱掉着火或沸液浸湿的衣服,也可用水浇或用棉被等覆盖着火部位,或协助伤员就地滚动灭火,禁止伤员叫喊和奔跑,防止吸入性烧伤和助长火势。对化学性烧伤用大量清水冲洗。

2.保护创面　用清洁的被单或布料包扎创面,防止创面污染。

3.补液　现场有条件者应建立静脉通道争取尽早补液,否则应口服补液,饮用适量的淡盐开水或烧伤饮料。

4.镇静止痛　如无多发性损伤或呼吸困难者,应给予镇静止痛剂。

5.多发性损伤的处理　对于合并有多发性损伤,如开放性骨折、颅脑、胸肺、腹部等损伤,应迅速进行相应的救治。

(二)转送

严重烧伤应立即进行休克的防治,不要盲目转送。确需转送者,应在休克得到控制后,在认真做好准备、联系、护送工作的前提下,方可考虑快速稳妥的转送。在途中应加强患者生命体征的监护,防止继发性损伤和污染,并备好必要的急救药械。

(三)早期救治

有条不紊地进行一系列早期救治,是决定严重烧伤预后的关键。

1.处理程序 ①询问病史,迅速估计伤情;②镇静止痛(必要时);③迅速建立1~2条较大静脉通道;④确定是否需行气管切开;⑤配血交叉;⑥生化及电解质监测;⑦留置尿管及尿液检查;⑧制定补液及其他治疗方案;⑨决定是否清创及时间、方式;⑩选择包扎或暴露疗法;⑪抗生素的应用及注射TAT;⑫加强监测。

2.防治休克 关键在于预防,尽一切可能避免发生休克。伤后救治晚延迟复苏者,需大量快速补液,已发生休克者更应在单位时间内实行大量液体冲击疗法,切忌陷入重度或不可逆性休克。否则不仅救治困难,且后果极为严重。具体措施如下:

(1)补液:按公式计算,成人伤后第一个24h按每1%面积补液量1.5~18mL/kg(小儿为18~2mL/kg),其中胶晶比例为0.5:1(特重按1:1),另加生理需要量。上述补液量1/2应在第一个8h内完成,剩余量在后16h完成,同时注意纠正酸碱失调。第二个24h补液量,除生理需要量外,约在第一个24h的一半(胶晶比例0.5:1),胶体用新鲜血浆、706代血浆,新鲜血浆应在伤后8h以后补充,以避免随补随出,达不到早期补充目的,反而增加组织间隙液体蓄积,加重组织肿胀。伤后8h以后,毛细血管通透性渐恢复,补充血浆可有效提高血管内胶体渗透压。低分子右旋糖酐的扩容作用是血浆的6倍,是706代血浆的3倍,但无尿、血红蛋白尿病人则不用,否则会出现溶质性肾病导致肾衰,成人用量<1000mL/24h,儿童<20mL/kg·24h。

补液的有效指标为:①病人神清、安静、无口渴;②尿量:成人50~70mL/h,儿童30~50/h;③脉搏有力,四肢暖;④呼吸频率正常;⑤PaO_2正常;⑥心率<100/min,律齐,有力;⑦脉压差>2.7kPa;⑧酸中毒及血浓缩得以纠正。

(2)维持良好的呼吸功能:严重烧伤所致休克,特别是有吸入性损伤者,呼吸功能都有不同程度的抑制,严重者可并发ARDS。因此,保持呼吸道通畅是防治休克的重要措施。对于头颈部或吸入性烧伤发生呼吸困难者,应果断施行气管切开。此外,为了解除支气管痉挛及呼吸道黏膜水肿,可静脉滴注氨茶碱或肾上腺皮质激素,严重者可应用辅助呼吸。对有吸入性损伤者,可辅用高频射氧机,以改善肺泡气体交换,增加氧摄入。

3.保护重要器官功能 由于严重烧伤的应激反应,休克的发生和发展,以及不同程度的呼吸功能不全,可导致重要器官功能受损,乃至发生MODS。故早期应加强各器官功能监测,采取积极有效的措施,保护重要器官功能。

(四)创面处理

对大面积浅Ⅱ度创面可采用暴露疗法,还可应用生物敷料覆盖创面,现代外科技术的发展,对严重烧伤焦痂的处理,主要采用手术治疗。手术切痂不仅能减轻焦痂溶脱而发生的严重感染,而且能缩短负氮平衡时间,促进创面修复,减少并发症,减轻畸形,以及缩短住院时间。要求手术前对病人全身情况、焦痂的范围、部位及供皮区进行全面衡定,设计好手术方案及程序。通常病人渡过休克期平稳后及早进行第一次切痂植皮,切除焦痂20%~50%,并清除一切无活性的脂肪、腱膜及肌肉,彻底止血后用3%H₂O₂、0.95NaCl冲洗创面。应用微粒皮技术,取自体皮1%,剪成微颗粒状,均匀播散于创面上;用异体或异种皮覆盖,覆盖创面最大可达10%。最好在两周内通过2~3次手术,将主要Ⅲ度焦痂全部切除并植上自体或异体(异种)皮。

手术切焦必须注意以下几点:①术前保持焦痂干燥,防止感染;②认真做好病人全身情况及皮肤准备,使伤员处于一个相对最佳状态时接受手术;③准备足够血源,要求每切除1%焦痂备血四肢50mL、躯干100mL左右;④准备好高质量的异体(异种)皮;⑤术前、术中维持体液平衡;⑥手术要求时间短、麻醉易清醒,安全返病房;⑦毒性大的化学烧伤可在伤后48h内进行切痂;⑧电烧伤尽早清创,切除坏死的组织(保留神经),一期行皮瓣或肌皮瓣修复创面。

(五)防治并发症

严重烧伤所致休克、感染、严重脓毒症等,常可导致MODS。因此,伤后并发症的尽早防治,是提高严重烧伤治愈率和减少致残率的重要措施。早期应用抗生素,预防感染,对"高档"抗生素,有关烧伤专家认为:对危重病人,有效抗生素迟用不如早用,一旦进入全身炎症过度反应期,治疗困难,并强调根据病情要"敢用"也要敢停。

(六)营养支持疗法

伤后机体各脏器功能受损,机体免疫功能下降,手术的刺激、创面的修复,都需要消耗大量的能量,故需要给予营养支持,静脉营养可输注新鲜血、白蛋白、脂肪乳剂等;提倡早期胃肠道营养,不仅提供营养物质,还可促进各种消化液分泌,促进胃肠蠕动,促进毒素排出,使肠黏膜屏障功能尽早恢复。

【护理】

1.预防感染 入室应更换穿好工作服、戴帽子、接触患者前应洗净双手。接触大面积烧伤患者时,须特别注意无菌操作。

2.病室要求 病室内保持清洁、舒适,布局合理,便于抢救,减少交叉感染,室温24~28℃,湿度50~60%,重症烧伤,暴露疗法除外。每日紫外线循环风消毒四次。

3.心理护理 针对烧伤患者不同时期病情特点及心理状态、思想活动,积极做好心理护理

4.病情观察 严密观察体温、脉搏、呼吸并注意热型变化,心率、心律变化和呼吸频率、深度,发现异常时及时通知医师,配合抢救。

晨、晚间护理 严重烧伤患者做好晨晚间护理,口腔护理,导尿管护理,健康皮肤清洁每日一次,衣服宽松、柔软。

6.褥疮护理 重视褥疮的预防,按时翻身,骨突出避免受压,保持床单位干燥、平整,潮湿应及时更换。

7.营养护理 鼓励及协助进食,根据各阶段病情需要合理调节饮食。

8.做好静脉穿刺、输液护理 注意保护静脉,并按要求做好静脉切开、套管针穿刺

护理。

9.护理记录　正确及时记录病情变化、生命体征、出入水量、神志、情绪、食欲、大小便及创面情况。

10.康复护理　尽早指导与协助患者进行功能锻炼,减少因疤痕增生引起的功能障碍。

（俞淼　于雪　刘霞　龙金荣　王静）

第三章　颅脑外科危重病

第一节　急性脑疝

脑疝是颅内高压后所引起的一种危及病人生命的综合征。由于颅内压力的不平衡，颅内各腔室间产生压力梯度，部分脑组织从高压区经过解剖上的裂隙或孔道向低压区推移，压迫附近脑干，出现意识障碍、生命体征变化、瞳孔改变和肢体运动及感觉障碍的一系列临床症状，故又称颅内高压危象。由于脑疝急骤发生，压迫脑干，损害生命中枢，处理不及时常可导致病人迅速死亡，所以脑疝是颅内高压病人最危险的并发症。

【解剖学概要】

整个颅腔被大脑镰和小脑幕分隔成三个彼此相通的分腔。小脑幕以上的为幕上腔，又分为左、右两分腔，相应容纳左右大脑半球；小脑幕以下的为幕下腔，容纳小脑、脑桥和延髓。中脑在小脑幕切迹中通过，颞叶的海马回、钩回与中脑的外侧面相邻接，动眼神经自中脑的大脑脚内侧发出，也通过小脑幕切迹在海绵窦的外侧壁上前行至眶上裂。幕上腔的左右两分腔借较大的镰下孔相通，允许左、右大脑半球有较大的活动度。此外，颅腔还有一个出口称枕骨大孔，是颅腔和脊髓腔相连之处，延髓的下端在此处与脊髓相衔接，小脑扁桃体在小脑引体下部两侧，位于延髓下端的背面，其下缘与枕骨大孔的后缘相对。

【形成脑疝的病因】

1.颅内占位性病变　是形成脑疝最常见的病因，颅腔内任何体积较大的占位病变引起颅腔内压力分布不均时，都可引起脑疝。常见的占位病变有：①颅内血肿，包括损伤引起的各种颅内血肿及脑出血引起的脑内血肿；②颅内肿瘤，特别是位于一侧大脑半球的肿瘤和颅后窝肿瘤；③颅内脓肿；④颅内寄生虫病及其他各种慢性肉芽肿；⑤颅内囊肿。幕上占位病变多引起小脑幕切迹疝，幕下占位病变多引起枕骨大孔疝。

2.各种类型的脑水肿和急性脑肿胀　特别是损伤引起的脑肿胀和脑梗死引起的脑水肿，弥漫性脑水肿或脑肿胀可引起小脑幕裂孔的环疝。

3.在上述病变的基础上，一些医源性因素可促使脑疝形成　如做腰椎穿刺释放脑脊液过多、过快，使颅腔与椎管之间、幕上分腔与幕下分腔之间的压力差增大，诱发脑疝。

【病理生理】

当颅腔内某一分腔有局灶性病变时,该分腔的压力比邻近分腔的压力高,脑组织从高压区向低压区移位,形成脑疝。通过小脑幕切迹与枕骨大孔的是极为重要的脑干,移位的脑组织推移并压迫脑干,引起继发性脑干损害;同时小脑幕切迹周围的结构也受到牵拉和压迫而产生症状,如动眼神经麻痹引起瞳孔改变等。脑干的对侧可被推移并挤压于较坚韧的小脑幕切迹游离缘上,产生病变侧的偏瘫。另外,小脑幕切迹及枕骨大孔的被堵塞使脑脊液的循环通路受阻,加速了颅内压的增高,从而造成恶性循环,使病情迅速恶化。脑干受压较久,可使实质内的血管牵拉受压,特别是基底动脉的各穿通支可被拉断,引起脑干内出血,软化;尤多见于中脑及桥脑,出血斑可呈淤点状、片状,甚至直径可达1~2cm 的块状,伴有范围不等的软化灶,有时出血可沿神经纤维而延及内囊。在小脑幕切迹疝中,大脑后动脉可被压于小脑幕切迹的游离缘上而引起枕叶皮层的梗死。

【分类】

根据不同的发生部位,可将脑疝分为小脑幕切迹疝、枕骨大孔疝、大脑镰下疝、小脑幕裂孔上疝及蝶骨嵴疝等;根据疝出的脑组织,又可将脑疝分为颞叶疝、小脑扁桃体疝、扣带回疝。

1.小脑幕切迹疝 又称颞叶疝或天幕疝,指幕上的脑组织(颞叶的海马回、钩回)通过小脑幕切迹被挤向幕下。当颞叶脑组织超过小脑幕游离缘 3mm 以上,就能产生颞叶疝。颞叶钩回疝入脚间池又称前疝;颞叶海马回疝入环池称海马回疝;胼胝体底部和扣带回后部疝入四叠体池称后疝。如各疝合并存在称全疝;两侧全疝合并存在称环疝。

2.枕骨大孔疝 又称小脑扁桃体疝,指幕下的小脑扁桃体及延髓经枕骨大孔被推向椎管内。

3.大脑镰下疝 也称扣带回疝,指一侧大脑半球的扣带回经镰下孔被挤入对侧分腔。

4.小脑幕裂孔上疝 或小脑蚓部疝,指幕下的脑组织(小脑蚓体的上部及小脑前叶)经小脑幕裂孔被逆行挤向幕上,而疝入四叠体池内。

5.蝶骨嵴疝 又称侧裂池疝,脑组织从颅前窝移向颅中窝,或自颅中窝移向颅前窝时都跨越蝶骨嵴,脑组织被蝶骨嵴所压留有压痕,称蝶骨嵴疝。蝶骨嵴疝临床意义不大,主要引起大脑中动脉发生向下或向上的移位,从脑血管造影的正位片上可以做出判断。

【临床表现】

各种类型的脑疝都是颅内压增高引起的危险情况,但因被推移和压迫的脑组织不同,及邻近被牵拉、压迫的神经和血管不同,其临床表现也各异。如小脑幕切迹疝的症状要比枕骨大孔疝明显,且容易识别;枕骨大孔疝则常缺乏特殊性症状,容易被误诊和漏诊。

1.小脑幕切迹疝 小脑幕切迹疝发生后,引起中脑的推移和压迫,动眼神经受到牵张和压迫,出现相应的症状和体征。

（1）颅内压增高的症状:脑疝形成后,脑脊液循环通路受阻,颅内压增高的症状加剧,表现为剧烈头痛、频繁呕吐,并有烦躁不安。

（2）意识改变:由于中脑网状结构上行激活系统受压而出现意识障碍,且随着病情进展而障碍程度加深。表现为嗜睡、浅昏迷以至昏迷,对外界的刺激反应迟钝或消失。

（3）瞳孔改变:首先病侧的动眼神经受牵张而出现病侧瞳孔略缩小,光反应稍迟钝;以后病侧动眼神经受压,病侧瞳孔逐渐散大,略不规则,直接及间接光反应消失但对侧瞳孔仍可正常。随着移位的增加,脑干内动眼神经核受压致功能失常,同时对侧动眼神经亦受牵拉,出现双侧瞳孔散大,光反应消失,眼球运动麻痹,眼睑下垂,眼球外斜。

（4）运动障碍:首先病侧大脑脚受压,出现对侧肢体轻瘫,表现为肢体的自主活动减少或消失,肢体肌力减退;随着脑疝的发展,对侧大脑脚亦受压,出现病侧肢体轻瘫。当脑干严重受损时,出现特征性的表现:头颈过伸,四肢挺直,躯背屈曲,呈角弓反张状,称为去大脑强直。

（5）生命体征紊乱:由于脑干向尾侧移位可使供应中脑的穿支动脉受到牵拉,部分小支断裂、闭塞,造成脑干实质内出血和小块坏死。中脑与丘脑下部连系中断,出现一系列自主神经功能紊乱,生命体征的改变也逐步明显,表现为血压、脉搏、呼吸、体温的改变(血压升高、脉率变慢、呼吸减慢);严重时血压忽高忽低,呼吸忽快忽慢,有时面色潮红、大汗淋漓,有时转为苍白、汗闭,体温可高达41℃以上,也可低至35℃以下而不升,最后呼吸停止,可出现去大脑强直样发作,血压下降,心搏停止而死亡。

2.枕骨大孔疝　枕骨大孔疝因涉及延髓生命中枢,病人在没有发生疝嵌顿前就可死亡,所以局部病理变化往往较小脑幕切迹疝轻,如颅内压增高较慢,疝入的扁桃体具有可塑性,往往并不堵塞枕骨大孔,小脑延髓池也不受阻塞,病人可以没有症状。一旦因咳嗽、呕吐、呼吸不畅、挣扎,或有行气管插管、腰穿等诱因时,可使脑疝突然加重,呼吸停止而死亡。初期因疝出组织可以牵压颈脊神经根,引起后颈部疼痛、压痛,颈项强直;较严重者可有后组颅神经的功能障碍,如轻度吞咽困难、饮食咳呛及听力减退等;病情发展较快者可有血压升高.脉搏缓慢及呼吸深慢等表现,部分病例可出现眼震及小脑体征。锥体束征多数阳性。意识保持不变,没有瞳孔的改变。随着脑疝的发展,病人可有剧烈头痛,反复呕吐,生命体征紊乱,颈项强直。意识改变出现较晚,呼吸骤停发生较早,很少有瞳孔的变化,病人常可突然呼吸停止、昏迷而死亡。

3.小脑幕裂孔上疝　小脑幕裂孔上疝多见于颅后窝占位病变病人,在行侧脑室快速引流时可诱发或加重此疝的形成。小脑幕裂孔疝压迫四叠体和大脑大静脉,可使中脑和大脑深部发生水肿、出血、软化,预后极差;病人除有颅内高压表现外,还有四叠体受压的表现,出现两侧上睑部分下垂,两眼上视障碍,瞳孔等大但光反应消失。可有不同程度的意识障碍,可出现去大脑强直和呼吸骤停。小脑幕切迹上疝引起的意识障碍及阵发性去大脑强直称为小脑性发作。

4.大脑镰下疝　大脑镰的前2/3段容易发生大脑镰下疝,额顶叶下部肿瘤最易引起此疝。额叶内侧面受压于大脑镰下缘,大脑前动脉及其分支胼缘及胼周动脉可受压而被部分阻塞,引起大脑半球内侧面后部的脑组织软化坏死,出现对侧下肢轻瘫、排便功能障碍等症状。

5.蝶骨嵴疝　常只有颅内原发病变引起的颅内高压症状,一般无神经系统损害体征出现。

【诊断】

根据颅内原发病变,颅内高压症状及脑疝发生时造成的神经系统损害体征,结合CT、MRI和脑室造影、脑血管造影等影像学检查,可对脑疝的形成做出诊断。小脑幕切迹疝状明显,神经系统损害体征是诊断的主要依据,特别是瞳孔、神志的改变对判断脑疝的发生、手术措施的掌握具有重要意义,应严密观察。CT对大脑镰下疝的移位较清楚,MRI则对枕骨大孔疝的移位分辨较有价值,小脑幕裂孔上疝进行脑室造影,可见两侧侧脑室对称扩大,第三脑室前部亦扩大,底和后部略向前移,导水管及第四脑室不显,易误诊为第三脑室后部肿瘤,应注意鉴别。蝶骨嵴疝在脑血管造影正位片上可见大脑中动脉向下或向上移位。

【预防】

一旦脑疝形成,严重威胁病人生命。所以,采取适当的预防措施,防止脑疝发生,在临床上极为重要。

1.处理颅内高压　及时、正确处理颅内高压,减轻脑水肿,争取时间进行病因治疗,有利于防止或减轻脑移位或脑疝形成。

2.消除诱因　在颅内高压的情况下,许多因素可进一步促使颅内压增高而诱发脑疝。这些因素包括呼吸道不通畅、咳嗽、呛咳、呕吐、血压不稳定、躁动不安、高温、水电解质和酸碱平衡紊乱,还有一些医源性因素也可促发脑疝,如腰椎穿刺、脑室引流不当可造成颅内分腔压力差进一步扩大,应注意避免。

【治疗】

脑疝是颅内压增高引起的危急情况,必须紧急处理,争分夺秒地进行抢救,以挽救病员生命。除必要的询问病史与体格检查外,应立即快速输给高渗降颅内压药物,以暂时缓解病情,然后进行必要的诊断性检查以明确病变的性质和部位,根据具体情况做手术,去除病因。如一时不能明确病因,或虽已查明病因但尚缺乏有效疗法时,可选择姑息性手术来缓解颅内高压。各类脑疝中,危害最严重的是小脑幕切迹疝与枕骨大孔疝,小脑幕裂孔上疝也对脑干造成损害。大脑镰下疝的治疗以手术切除病侧半球内肿瘤为主。对脑积水病例行脑脊液分流术。

1.小脑幕切迹疝处理原则　及早查明病因,确定病变部位和性质,行紧急手术治疗。在未查明病因前,快速静脉滴注高渗脱水剂,争取做好术前准备,CT扫描确定病变部位和性质。明确诊断后,立即开颅手术去除病因,缓解颅内高压。如诊断不明确,应做紧急颞肌下减压术,情况允许时应将小脑幕裂孔边缘切开,促使脑疝复位。

2.枕骨大孔疝　如病人突然呼吸停止,应紧急做脑室穿刺,缓慢放出脑脊液,使颅内压慢慢下降,然后做脑室引流;同时应做控制呼吸和静脉内快速滴注高渗脱水剂。如呼吸恢复,应首选 CT 扫描,明确诊断;立即开颅手术,去除病因;尽快解除脑疝压迫,敞开硬脑膜减压。

3.小脑幕裂孔上疝　处理原则是手术去除颅内窝病冈,或行枕下减压术。

【护理】

1 严密监测生命体征,瞳孔和意识状态的变化,每 1~2 小时 1 次,或遵医嘱监测并记录。

2 掌握脑疝的前驱症状:头痛、呕吐、血压升高,脉搏加快,呼吸不规则,意识障碍加重,一侧瞳孔散大等。发现异常情况,及时通知医师处理。

3 急性期病人绝对卧床休息,除呼吸、进食、排泄外,医学教|育网搜集整理其他活动需严格禁止。

4 发现脑疝前驱症状,及时遵嘱使用脱水剂。

5 使用脱水剂要绝对保证快速输入,以达到脱水、降颅压的作用。

6 在抢救过程中,注意保持呼吸道通畅,必要时给予负压抽吸痰液。

7 将头偏向一侧,防止呕吐物返流造成误吸。

8 呼吸无规律者,不宜频繁更换体位,但要采取必要的措施防止褥疮的发生,如垫气垫床、软枕,勤擦洗等。

第二节　重型急性颅脑损伤

头部受伤后,按格拉斯哥昏迷分级计分在 3~8 分,伤后昏迷超过 6h 以上或在伤后 24h 内再次昏迷者 6h 以上,排除因醉酒、服大量镇静剂或癫痫发作后所致昏迷,称重型急性颅脑损伤。包括严重脑挫裂伤、脑干损伤、下丘脑损伤及颅内血肿。本节主要叙述重症原发性脑损伤。这类伤员有明显的阳性神经体征和显著的生命体征改变,病情危重,变化快,预后差,轻则留下后遗症,重则危及生命,死亡率达 30%~50%,甚至 70%~80%,需要及时处理或实施急救手术,以挽救病人生命,减轻脑损伤后遗症,恢复神经功能。

【发病机理】

作用于头部的暴力,由于其加速、减速和挤压等作用方式不同,作用在头部的部位不同,导致脑、脑血管或颅神经等颅内结构损伤的部位、性质和程度也不同。了解颅脑损伤的发生机理,对准确的判断伤情和正确实施急救手术均很重要。

(一)直接暴力造成的颅脑损伤

1.直接暴力致伤方式及损伤特点

(1)加速性损伤:头部静止时,被飞来的物体突然击中,头部由静止状态转变为快速向前运动所造成的脑损伤,称加速性脑损伤。在这种受力的方式下,脑损伤主要发生在暴力打击点下面,这种脑损伤叫作冲击点伤。由于头部处于静止状态,损伤发生时脑的运动范围较小,故冲击点发生的脑损伤多较严重,而对冲击部位脑损伤较少或较轻,这是加速性脑损伤的特点。

(2)减速性损伤:头部运动中突然触撞物体而停止造成的脑损伤,见于跌倒或坠落,称减速性损伤。由于头部在运动中突然停止,因惯性作用脑冲撞颅骨内板,所以减速性损伤的特点是冲击点伤和对冲伤均较严重,甚至对冲伤更为严重。

(3)挤压性损伤:见于头部被门抠挤压、产钳夹伤及车轮轧过等,两个相对方向的暴力同时作用于头部而致伤。暴力从两个相对的方向向颅脑中心集中时,除两着力部位外,脑的中线结构损伤亦较严重,脑干受到两侧暴力作用的挤压向下移位,中脑嵌于小脑幕裂孔和延髓嵌于枕骨大孔而致伤。此外,当两颞部受挤压时,暴力可以从两颞向颅底中部集中,造成颅底多发性骨折,可以产生多条颅神经、交感神经和颅内动脉等结构损伤,引起多发性颅神经 I、V、Ⅶ、Ⅷ损伤,Horner 综合征和偏瘫、四肢瘫。

(4)旋转性损伤:暴力作用的方向不通过头部的中心,常使头部产生前屈、后伸、向左或向右倾斜的旋转运动,除包括脑表面与颅骨内面因运动启动的先后不同产生摩擦致伤外,脑组织深层与浅层之间运动速度快慢不同,大脑半球的上部与下部,前部与后部,左侧与右侧的运动方向不同,致使脑内结构产生扭曲和剪力性裂伤。

2.直接暴力的致伤机理　主要的致伤机理有以下几方面。

(1)颅骨变形(包括有骨折或无骨折)冲击下方的脑组织,或骨折片陷入造成局部脑裂伤。

(2)脑直线运动所产生的对冲性脑损伤。

(3)脑旋转运动所产生的对冲性脑损伤和脑内部结构之间的扭曲和剪力性损伤。这三类损伤往往不是独立存在,常常是两种或三种同时发生在同一病人。

3.不同的着力部位与脑损伤的关系

(1)枕部着力:在颅脑损伤中,枕部着力伤最常见,而且由于病人向后倾倒时缺乏自身的保护性动作,脑损伤常较有保护动作的前额部着力或头侧方着力更为严重,死亡率也较高。枕部着力伤的特点是对冲伤多见,且常较冲击伤重。对冲伤多发生在对侧与颅前窝或颅中窝底凹凸不平的骨嵴相摩擦的额叶和颞叶底面。当着力部位靠近枕部中线时容易发生两侧对冲性损伤,钻颅探查应在两侧进行。

(2)前额部着力:前额部着力,脑部伤多发生在冲击点部位,很少见于对冲侧,因枕叶底面在光滑、柔软的小脑幕上滑动不易产生脑损伤。

(3)头侧方着力:头侧方着力时,冲击点伤多见对侧额叶、颞叶底面及颞极与骨嵴摩擦可发生脑挫裂伤。

(4)顶部正中着力:冲击点脑损伤仍发生在两侧顶叶近中线部位,对冲部位是枕骨大孔及其颈椎连接处,可产生原发性脑干或上段颈髓损伤。

(5)面部着力:着力部位愈近颅腔,颅内结构损伤愈重。眶上缘以上部着力常造成严重脑损伤。枢上缘枢上额的中面部着力损伤多较轻,下额水平以下面部着力脑损伤更轻。不管头部着力部位和方式如何,脑表面损伤的分布是以额叶底面、颞叶底面和外侧面为最多,其次见于额叶和顶叶的上面以及大脑下面,其他部位均少见。

(二)间接暴力造成的颅脑损伤

暴力作用于头部以外的其他部位,再传递到颅底和其邻近神经结构面所造成的脑损伤。属于间接暴力致伤,常见的有以下情况。

1.颅骨和脊柱连接处的损伤　高处坠落病人的两足或臀部着地,暴力通过脊柱传递到枕骨基底部,造成枕骨大孔和邻近颅底部线形或环形骨折,导致延髓小脑和颈髓上段的损伤。

2.挥鞭样损伤　行车中突然停车或行跑时突然被一快速运行的物体从后方冲撞人体,病人头部首先是过度伸展,继而又向前过度屈曲,头颈部类似挥鞭样运动,造成脑干和颈髓交界处的损伤。这两类损伤可发生呼吸和循环衰竭,病人迅速死亡,致死率也较高。

(三)开放性颅脑损伤机理

1.火器伤　枪弹伤以贯通伤多见,脑损伤不仅限于伤道局部,还产生膨胀性空腔,对周围脑组织产生压力波,可作用到脑干造成生命中枢的迅速衰竭,伤者多立即死亡;而弹片伤多为开放伤,巨大的弹片可造成弥散性脑损伤。小弹片的不规则平面,虽可造成伤道脑组织的挫灭伤,失活的脑组织较多,但对周围脑组织产生的压力波较少,弹片多停留在脑组织内,脑损伤较枪弹伤为轻,伤后生存率较高。

2.非火器开放性颅脑损伤　损伤主要限于脑伤道的局部。损伤机理类似于加速性损伤。损伤的严重性主要取决于脑和脑血管等结构的重要性。

【病理生理】

重型颅脑损伤形成的病理,可分为原发性和继发性两种,前者形成于受伤的当时,引起的病变为脑挫裂伤,脑挫裂伤常发生在脑皮质表面,也可发生在脑的深部,可见点片状出血,呈紫红色。在显微镜下,新鲜伤灶中央为血块,四周是碎烂的皮层组织,其中有星芒状出血,在其周边区域可见有脑组织各种成分坏死。如脑皮质和软脑膜仍保持完整,即为脑挫伤,如脑实质破损、断裂,软脑膜亦撕裂,即为脑裂伤。由于脑挫伤和脑裂伤常同时出现,不易区别,所以临床上合称为脑挫裂伤。脑挫裂伤的继发性改变,早期为脑水肿、出血和血肿形成。脑挫裂伤灶常伴有邻近局限性脑水肿的弥漫性脑肿胀。由于血脑屏障在脑损伤的早期即出现损害,在结构和功能方面发生改变,血管通透性增加,细胞外液增多,导致脑水肿及缺血和缺氧等一系列继发性病理生理改变。脑损伤后脑水肿包括细胞毒性脑水肿和血管源性脑水肿,前者神经无胞体肿大,主要发生在灰质,伤后多立即出现;血管源性脑水肿主要发生在白质,伤后3~7d内发展到高峰,涉及的范围最初只限于伤灶,尔后向四周扩展,严重者迅速遍及全脑。由于脑水肿使脑体积增大,导致颅内压增高,可造成脑疝。脑水肿较轻者水肿逐渐消退。此外,脑挫裂伤常伴发弥漫性脑肿胀,小儿和青年重型颅脑损伤中多见,一般多在伤后24h内发生两侧大脑半球广泛肿胀,脑血管扩展充血,脑血流量增加,脑体积增大,脑室和脑池缩小;成年人发生率较低,多为一侧大脑半球肿胀,脑中线移位,脑室系统受压缩小,其发病机理尚未明确。脑肿胀轻者,经治疗后恢复良好;严重者迅速产生脑疝而死亡,一部分病员恢复缓慢,且遗有脑功能障碍。

脑挫裂伤被损坏的脑组织最终由小胶质细胞清除,并由星形胶质细胞增生所修复。伤灶小的留下单纯的瘢痕;巨大者则成为含有脑脊液的囊肿,可与脑膜或直接与头皮粘连,成为癫痫的原因之一。如蛛网膜与软脑膜粘连,则可因脑脊液吸收障碍,形成外伤性脑积水。严重的脑挫裂伤,伤后数周多有普遍性脑萎缩出现,脑室相应扩大。

【分类】

1.普重型格拉斯哥昏迷分级计分在 6~8 分;呼吸增快或减慢,但节律正常;循环明显紊乱;瞳孔不等大,光反射正常或减弱。

2.特重型格拉斯哥昏迷分级计分在 4~5 分;呼吸呈周期性改变;循环显著紊乱;瞳孔不等大,光反射减弱或消失。

3.濒死型 格拉斯哥昏迷分级计分在 3 分;呼吸不规则或停止;循环严重紊乱;瞳孔散大、固定,光反射消失。

【临床表现】

(一)原发性重型脑损伤

此类病人头部受伤后立即出现昏迷,且持续 6h 以上;神经系统阳性体征亦伤后即刻出现;血压、脉搏、呼吸和体温有明显变化,常合并颅骨骨折和蛛网膜下腔出血。而重型开放性脑损伤,可见伤口、脑组织碎屑外溢或脑脊液外漏。

1.意识障碍 伤后昏迷时间持续 6h 以上,长者数周、数月,有的持续昏迷或植物生存;亦有病人原发昏迷清醒后,因脑水肿或弥漫性脑肿胀而再次昏迷,出现中间清醒或好转期,易误诊为合并颅内血肿。脑损伤越重,昏迷程度越深。

2.生命体征改变 生命体征有明显改变,体温多在 38℃ 左右,呼吸加快或减慢,严重时呼吸不规则;脉搏加快或缓慢,血压偏高或不稳定。

3.神经系统体征 可有颅神经损害体征,运动、感觉障碍,深浅反射改变和出现病理反射,自主神经功能紊乱及脑膜刺激症状。局灶体征有偏瘫、失语、偏侧感觉障碍、同侧偏盲和局灶性癫痫等。昏迷程度深者,无自动动作,肌张力减轻,深浅反射消失,亦不能引出病理反射,眼球固定不动,吞咽、咳嗽及角膜反射均消失,瞳孔不等大或散大,光反应消失。

4.一般症状 病人清醒后可有头痛、头昏、恶心、呕吐、记忆力减退或定向力障碍,严重时智力迟钝。

(二)原发脑干损伤

暴力直接作用于头部造成的原发性脑干损伤占颅脑损伤的 2%~5%,在重型颅脑损伤中占 10%~20%。由于脑干内有颅神经核、躯体感觉和运动传导束,以及网状结构、呼吸和循环等生命中枢,即使是轻微、小部分的损伤,也可发生严重的临床表现,故其致残率和死亡率均很高。

1.意识障碍 伤后常立即昏迷,持续时间较长,很少有中间清醒期,昏迷程度较深,恢复较缓慢,意识恢复后常有智力迟钝和精神症状。如网状结构受损严重时,病人可长期呈植物生存状态,没有明显的意识活动,仅存在一些咳嗽、吞咽、瞬目等原始动作。

2.瞳孔和眼球运动的改变　脑干的动眼、滑车和外展神经核损伤,可出现瞳孔改变及眼球运动异常。中脑损伤时,初期双侧瞳孔不等大,伤侧瞳孔散大,光反射消失,眼球外斜;两侧损伤时双瞳散大,眼球固定。桥脑损伤时,可出现一侧或两侧瞳孔极度缩小,光反射消失,双眼同向凝视。

3.去大脑强直　是中脑损伤的表现。伸肌中枢失去控制,病人的典型表现是四肢伸直,肌张力增高,颈项后仰,躯体呈角弓反张状态。

4.生命体征变化　脑干损伤时常有明显的呼吸、循环机能紊乱。延髓呼吸中枢损伤时,可导致呼吸突然骤停;损伤高位的呼吸调节中枢则出现呼吸节律紊乱;桥脑下段呼吸中枢损伤时则出现喘息样呼吸。在呼吸机能紊乱的同时,病人出现脉搏速弱或慢而弱,血压低,这种征象称为脑性休克或延髓休克。

5.锥体束征　脑干损伤多出现锥体束征,但两侧可不对称。脑干一侧损伤的典型表现是交叉性瘫痪。中脑一侧损伤时出现同侧动眼神经瘫和对侧上下肢瘫;桥脑一侧损伤时出现同侧外展和面神经瘫、对侧上下肢瘫痪。

6.合并伤　脑干损伤多合并丘脑下部损伤,而单纯丘脑下部损伤少见。丘脑下部损伤可引起意识障碍,体温调节障碍(体温过高或过低)、尿崩症、糖尿病、内分泌机能紊乱及自主神经功能紊乱。

【诊断】

根据受伤史及临床表现可做出重型原发性脑损伤初步诊断。CT扫描能迅速、直接和全面地反映脑损伤的情况与发展规律,明确诊断。MRI扫描无骨伪迹,对散在小量出血及对颅底和脑干等部位的显示比CT清楚,但不如CT迅速,对急性期尤其有烦躁不安者多不采用。腰椎穿刺及脑血管造影对明确诊断可提供帮助。颅骨X线片可了解有无颅骨骨折和骨折碎片、凹陷骨折等。

【鉴别诊断】

1.脑出血　脑出血常突然发病,可有跌倒病史而误诊为颅脑损伤。脑出血病人有脑血管病史,伤较轻而脑症状重,两方面不相一致。

2.脑瘤　发病一般呈慢性经过,但并发梗阻性脑积水或出血时,颅内压急剧增高,症状可突然加重,出现脑疝而昏迷。这类病人跌倒或头部受伤时也易误诊为脑损伤。脑瘤病人伤前有颅内压增高的症状或神经系统体征,要分清前因后果。

3.损伤性休克　脑损伤常有合并伤,出现休克时要鉴别是由哪一种伤所引起的。重型闭合性脑损伤很少引起休克,但有严重合并伤时经常并发损伤性休克,不要误诊为"脑性休克"。

4.原因不明的昏迷　对原因不明的昏迷病人,应仔细追问有无头部外伤史及检查头部有无头皮损伤和头皮血肿,颅骨平片检查有无骨折,B超了解脑中线有无移位及CT脑扫描明确脑部情况。

5.颅内血肿　颅内血肿病人多有中间清醒期,而脑挫裂伤常发生持续性昏迷;颅内血肿者阳性神经体征在伤后逐渐出现,而脑挫裂伤病人伤后即刻出现这些症状。对脑挫裂伤继发颅内血肿者,CT脑扫描能清楚显示。

【治疗】

(一)急救和复苏

颅脑损伤的急救是否正确和及时,是抢救颅脑损伤病人能否取得效果的关键。急救人员先对受伤时间、受伤原因及过程作重点了解,随即对头部及全身情况认真检查,掌握病人的意识、瞳孔、血压、呼吸、脉搏情况及有无严重合并伤。但检查是为了急救,不可因检查过久耽误急救处理;也不可粗心大意漏诊重要损伤,凡是危及生命的征象必先注意,可以边检查边处理。

1.创伤性休克　如诊断肯定,当按抗休克原则处理,但对重症颅脑损伤者大量补液必须严格掌握,除监测血压、脉率、尿量外,有条件时还需测定动脉血乳酸含量,进行血气分析和测量中心静脉压,测量红细胞压积并使之维持在 30%~35%。血红蛋白不低于 100g/L,有利于微循环灌注和组织氧供,如休克好转,应控制输液;如休克恶化,则加强抗休克处理。

2.呼吸道阻塞和心肺复苏　呼吸道阻塞是脑损伤病人死亡的原因之一。重症颅脑损伤病人由于将血块、呕吐物和分泌物误吸入气管,引起呼吸道梗阻而出现窒息。急救时先将病人头部偏向一侧,清理口、鼻腔分泌物;由舌后坠引起的呼吸不畅,应立即用舌钳将舌置于口腔外;对气管内阻塞物,应立即气管插管予以清理,并考虑尽早做气管切开。对并发病引起的呼吸困难,如颈椎骨折压迫颈髓、多根肋骨骨折、血气胸等,必须深入检查,准确诊断,及时与有关科室会诊,进行紧急手术处理,才能恢复正常呼吸。如出现呼吸停止、心搏停止,应紧急进行心肺复苏,以保障脑的血、氧供应。

3.脑复苏　呼吸和循环的维持是脑恢复功能的条件,而脑复苏是复苏的最终目的。为了减轻神经功能障碍而采取的急救措施简写为 ABCDEFG。A——畅通气道;B——建立呼吸;C——建立有效的循环;D——初步诊断;E——手术减压;F——控制输液量,降低颅内压 (脱水疗法);G——颅内压监护及其他监护。ABC 是脑复苏的基础,必须迅速进行。心搏停止后立即开始心脏按压者,脑血流量只能达到正常的 20%;在 3min 后开始按压,只能达到正常的 10%,脑复苏几乎是徒劳无功的;而 5min 后才按压者,脑血流量几乎为零。对严重缺血、缺氧所致弥漫性脑损伤昏迷病人,急救处理措施包括以下方面。①稳定颅外环境:控制平均动脉压为 12kPa;呼吸管制以保持 PaO₂13.3kPa;纠正电解质、酸碱平衡紊乱;保持正常体温及处理高温;给予肾上腺皮质激素(地塞米松 1mg/kg)。②稳定颅内环境:控制颅内压≤2kPa,措施包括脱水疗法、脑室外引流、低温疗法(30~32℃,短时维持)及巴比妥类药物疗法。巴比妥类药物疗法对急性脑功能衰竭者可降低脑代谢及颅内压、降低体温、镇静止痉、清除氧游离基。在颅内压达到不可控制的 5.3kPa 时,可应用硫喷妥钠,开始时剂量为 3~5mg/kg,颅内压下降后用维持量 2.5~3.5mg/kg,临床上使用必须慎重,必须保证稳定而充足的氧供应。

(二)一般治疗

1.一般处理　重症颅脑损伤病人除休克者外均取头高位,头部抬高15~30°,保持呼吸道通畅;昏迷病人禁食2~3h后鼻饲喂食;密切观察病情变化和及时检查,有条件时应在重症监护病房(ICU)观察和护理;入院后24h内,按需要每15min、30min或1h测体温、呼吸、脉搏、血压1次,并检查意识、瞳孔变化,注意有无新出现的症状、体征,做好记录;以后根据病情选择进行。对高热病人应采用物理降温、冬眠低温疗法控制,癫痫发作时及时止痉。贫血者予以输血。注意防治感染和预防应激性溃疡。

2.维持水、电解质及酸碱平衡　重症颅脑损伤病人每24h的输液量为1500~2000mL,早期可保持轻度脱水状态 (体重减轻2%),应保持24h尿量在600mL以上。早期输入10%葡萄糖液,并按每10g糖加入1U胰岛素,以便组织充分利用葡萄糖,2~3d后根据血电解质浓度予以适当补充,纠正失衡;进食或鼻饲后可适当减少输液量,输液速度也应控制,以每分钟4mL为准。据报道,如每分钟以6mL速度输入5%葡萄糖液1200mL,足可引起颅内压增高。对丘脑下部损伤引起的尿崩症,可用尿崩停对抗。

3.脱水疗法　急性重症颅脑损伤的抢救及非手术疗法中,脱水疗法极其重要,可减少脑组织中的水分,降低颅内压,改善脑的血、氧供应,防止和阻断恶性循环的形成和发展。

(1)常用脱水药物的特点及使用方法。

1)20%甘露醇:是高渗性脱水药,效果强,副作用少,不进入细胞内,一般无"反跳现象",是脱水疗法的首选药物。静脉快速输入(10~15min内滴完效果较好)后即起作用,持续5~8h。甘露醇用药剂量1~3g/kg,每4~6h1次,与其他脱水药物交替使用或同时使用可加强其效果。对出现脑疝者,可立即快速滴入20%甘露醇250mL加入呋喃苯胺酸40mg、地塞米松10mg。对严重脑水肿病人,可应用20%甘露醇125mL加入呋喃苯胺酸20mg、地塞米松5mg,每4~6h1次。对休克病人或肾功能不良者,不宜使用此药。

2)25%山梨醇溶液:其作用机理及渗透压与甘露醇相似,剂量和用法也和甘露醇相同,但降压效果差且不持久(维持3~4h),故急救时常不作为首选药物;一般与其他脱水药物交替或合并使用。

3)50%葡萄糖溶液:也是一种高渗性脱水药物,但在体内可迅速氧化而失去其降压效果,故降压效果较差且不持久。由于葡萄糖可以进入细胞内,有"反跳现象",但葡萄糖在氧化后可产生能量,可促进脑细胞的代谢和功能恢复。用量为60~100mL,每4~6h1次静脉推注;一般与其他脱水药物交替或合并使用。

4)50%甘油溶液:渗透性脱水药,作用缓慢,不能作为急救之用。常用50%硝酸甘油溶液250mL快速静滴,每4~6h1次。

5)25%浓缩人血白蛋白:可提高血浆的胶体渗透压,但其降压效果较差,故不作为主要的脱水药物;可与甘露醇联合应用,每次静脉推注20mL,每天2次,或50mL静脉推注,每天1次。

6)呋喃苯胺酸:为目前较普遍使用的利尿性脱水药,对高血压及急性肾功能衰竭病人尤其适用,对休克及低钾者慎用,成人剂量为每次20~40mg,每天1~2次,但要注意纠正水及电解质失衡。

(2)脱水疗法的适应证。

1)重型颅脑损伤,经临床及 CT 检查排除了颅内血肿,但存在严重的脑水肿而出现颅内压增高者,特别是出现脑疝前或脑疝征象者,需做紧急脱水治疗以缓解颅内压力。

2)严重颅脑损伤合并颅内血肿已出现严重颅内压增高或出现脑疝征象,在积极准备手术的同时应用强力脱水治疗以争取抢救时机。

3)对需行开颅术的颅脑损伤病人估计术中将出现明显颅内压增高者,为了防止手术中脑膨出,最好在手术前即应用脱水药物,以利手术操作。

4)手术后预计可能出现脑水肿及颅内压增高者,术后继续脱水治疗。

(3)脱水疗法的注意事项。

1)有严重休克、肾功能不全或心功能不全者不宜行脱水疗法。

2)颅脑损伤而不能排除颅内出血者。

3)已有严重脱水或水、电解质紊乱者。

4)为了提高脱水疗效,应考虑几种脱水药物联合应用,最好不单独应用一种药物。

5)脱水期间注意补充水分及纠正电解质平衡紊乱。

6)强力脱水后有因脑组织缩小而引起桥静脉断裂的可能性,应警惕颅内出血。

4.激素治疗　重症颅脑损伤应用激素的目的,一是应用糖皮质激素以防治脑水肿,二是利用性激素以促进蛋白质合成。

(1)肾上腺糖皮质激素:可改善伤后受损的血脑屏障通透功能,增加损伤区的血流量,稳定细胞膜的离子通道。激素的应用在伤后愈早愈好,因伤后 6h 神经细胞和轴索即可发生明显的缺血、水肿和变性,12~24h 后药物即难以逆转变性。以大剂量的疗效较理想。至于糖皮质激素应用后发生的免疫抑制、消化道溃疡及出血、糖和氮的代谢紊乱等,与剂量大小关系较小,主要是使用时间较长,一般超过 7~10d 后才易发生。使用激素时应注意避免因脑水肿症状减轻而掩盖颅内血肿的诊断;由于可能影响蛋白质合成,所以要注意切口愈合情况;可抑制免疫反应,应加抗菌药物的应用,避免和防止消化道出血而应用抗酸药物或 H2 受体拮抗剂。

(2)性激素:可促进蛋白质的合成,纠正负氮平衡,可用以对抗糖皮质激素的蛋白质分解作用。睾酮是强有力的促蛋白合成药物,常用丙酸睾酮 25~50mg,肌肉注射,每周 2~3 次;或用苯丙酸诺龙 25~50mg,肌肉注射,每周 1~2 次。同时给予高蛋白饮食,以利蛋白合成。女性病人应与雌激素联合使用,每 25mg 睾酮加用己烯雌酚 1mg。长期使用睾酮的男性病人也应每 25mg 睾酮加用 0.5mg 己烯雌酚,以抵消肾上腺皮质功能可能受抑的现象。

5.冬眠低温治疗　人工冬眠与低温合用称为冬眠低温疗法。可降低脑和全身的基础代谢率及降低机体的兴奋性,使机体对内外环境刺激的反应明显下降,从而保护了机体由颅脑损伤所引起的一系列损害。

(1)给药方法:采用肌肉注射、静脉滴注均可,首次剂量用合剂的半量,以后每 4~6h 用 1/2 量或 1/4 量维持。总之,应根据病情调整用量,以保证病人安静、无寒战和血压不低于 9.3kPa 为度。

降温：一般在用药后半小时开始降温，降温方法可采用冰帽、冰袋、冷风或低温室等方法，温度每下降1℃，耗氧量与血流量均降低6%~7%，故降温深度应根据病情而定，最适合的温度为肛温32~34℃。30℃以下易发生心室颤动或其他脏器并发症，35℃以上则不能达到降温效果。

复温：人工冬眠一般持续3~5d，复温时应缓慢进行，先停止物理降温，继之停止用药，让病人自动复温；如复温困难，可加棉被、热水袋或电热毯，亦可使用少量的阿托品、肾上腺素和激素。

(2)适应证：①原发性脑干、丘脑下部损伤，尤其是去脑强直伴有高温等严重表现者；②广泛性脑挫裂伤，并已排除了颅内血肿者；③中枢性高热伴躁动不安者；④预防术后脑水肿的发生和发展；⑤伤后有明显精神症状或谵妄、躁动者；⑥伤后顽固性呕吐(并非为颅内血肿所引起)；⑦伤后因蛛网膜下腔出血所致剧烈头痛、烦躁不安和明显的脑膜刺激症状者。

(3)注意事项：①凡合并有原因不明的休克、疑有颅内血肿正在观察中、伤员已进入全身衰竭、心血管功能有明显障碍的老年人不得使用。②根据病情和体质情况调整药量，对幼儿和呼吸机能不良者则禁用度冷丁。③根据病情可加用其他镇静剂交替使用，以增强效果。但不宜使用兴奋剂，以免产生拮抗降低效能；禁用洋地黄类强心剂，以免发生房室传导阻滞。④应补充应用激素类药物，因低温下机体内激素类的分泌受到抑制。⑤对深昏迷病人可只降温而不用冬眠药物，特别避免应用氯丙嗪，因其抑制三磷酸腺苷酶系的作用，不利于脑水肿的恢复。⑥冬眠过程中应加强护理，病人宜平卧，避免剧烈的体位变动，以防体位性休克；注意保持呼吸道通畅(可做气管切开)及防止肺炎、褥疮和冻疮的发生。

6.高压氧治疗 临床上常发现重型颅脑损伤深昏迷的病人在高压氧治疗后出现清醒早且后遗症少的现象。高压氧治疗可增加血氧含量、血氧弥散及有效弥散距离，提高脑组织氧分压和增加脑氧利用，减轻脑水肿，降低颅内压；高压氧还可增加椎动脉的血流量，使网状激活系统和脑干处氧分压相对增加，具有促进昏迷觉醒和改善生命机能活动的作用。

适应证：原则上凡颅脑外伤无活动性颅内出血或血肿形成者，均可尽早实施高压氧治疗。重型颅脑损伤进行脑复苏者，早期高压氧治疗可挽救生命；对病情稳定者，高压氧治疗可阻断脑缺氧—脑水肿的恶性循环，避免脑组织遭受第二次打击而危及生命；对复苏后期者，高压氧治疗有可能逆转部分细胞缺氧性损害，并可减轻或消除后遗症。

注意事项：①严格掌握入舱治疗指征，对重型颅脑损伤且昏迷者，入舱前必须全面体检，排除气胸、休克、颅内血肿等，并应保证呼吸道通畅，以免发生意外。②严格掌握治疗压力一吸氧时限，以免发生氧中毒。③强调综合治疗，以期达到协同作用。

7. 抗菌药物的应用 开放性脑挫裂伤病人应根据对血脑屏障的通透性来选择抗生素；重型脑外伤昏迷病人应注意防治肺部及泌尿系等发生感染；一旦出现感染，则应根据细菌培养、药物敏感试验的结果及对血脑屏障的通透性来选择药物。

8. 颅脑损伤的营养支持 重症颅脑损伤病人在应激状态下机体代谢发生一系列改

变,呈负氮平衡状态,对糖的利用障碍和对能量的需要增加,电解质失衡,造成病人营养不良,将影响伤口愈合,对感染的抵抗力下降等。正确的营养支持能减轻机体的负氮平衡,增加免疫机能,减少并发症的发生。营养支持治疗方式有两种,全胃肠外营养(TPN)与全胃肠内营养(TEN)。前者适应于颅脑损伤急性期,后者适应于康复期。全胃肠外营养采用静脉导管输注高浓度、高渗透压的营养液;而在胃肠道结构与功能完整的条件下,可选用经胃肠道灌注要素饮食。要素饮食化学成分明确,营养成分全面,由最简单的营养物质单体成分组成,包括单糖、脂肪、蛋白质、无机盐类、多种维生素、微量元素,不需经胃肠道消化或稍经消化即能被机体吸收,是一种理想的营养途径。

9.促进神经细胞恢复药物的应用　促进神经细胞恢复的药物系指能选择性地兴奋中枢神经系统,提高其机能活动和促进大脑功能恢复作用的药物,临床上可酌情使用。常用的有脑复新、脑复康、脑活素、三磷酸腺苷、辅酶A、γ-氨酪酸、胞二磷胆碱、克脑迷等。一种比较多用的能量合剂是:细胞色素C 5~20mg,辅酶A 50u,三磷酸腺苷20~40mg,正规胰岛素6~10u,维生素B_6 50~100mg,维生素C 1~2g和氯化钾1g,加入10%葡萄糖溶液500mL中,静脉滴注,每日1~2次,10~15d为一疗程。

10.颅脑损伤的康复治疗　由于急性重症颅脑损伤的并发症、后遗症较多,康复治疗十分重要,贯穿于治疗的全过程。早期进行预防性康复治疗,以促进创伤的修复和愈合,出血和渗出物的吸收,防止感染、瘢痕形成和褥疮的发生;尔后针对并发症进行康复治疗;后期是康复治疗的中心阶段,主要是对瘢痕形成、昏迷、瘫痪、自主神经功能障碍、颅神经损伤、失语、脑循环障碍、智能和心理障碍、外伤性癫痫等后遗症的治疗。康复治疗的方法和内容很多,如物理疗法、体育疗法、工娱疗法、针刺、气功、矫形和矫形支具等,应根据病情有计划有目的地进行。

11.重症颅脑损伤并发多器官功能衰竭的治疗　重症颅脑损伤病人常并发内脏器官受损而出现多器官功能衰竭,受损伤器官越多病死率越高,所以早期预防和处理多器官功能衰竭对颅脑损伤病人抢救成功具有重要意义。

(1)肺部感染:重症颅脑损伤昏迷病人,咳嗽和吞咽功能减弱,呼吸道分泌物不能主动排出,以及呕吐物误吸,导致肺部感染,引起高热和呼吸困难,加重脑缺氧。治疗:①保持呼吸道通畅:尽早行气管切开,吸痰。②促进排痰:翻身拍背;α-糜蛋白酶雾化吸入稀释痰液;气管内给予抗生素吸入。③根据痰培养选择抗生素,控制感染。④处理高热:冰帽及将冰块置于颈动脉、腋动脉及股动脉处,可取得良好效果。

(2)胃肠道出血:发生率占重型颅脑损伤的4%~6%,以脑干、下丘脑损伤者多见,可在伤后数小时发生,但多在伤后1~2周发生。所以对重型颅脑损伤病人普遍早期使用H2受体阻抗剂进行预防。治疗:①立即停用肾上腺皮质激素;②静滴甲氰咪胍或雷尼替丁,肌肉注射或胃管内注入洛赛克,抑制胃酸;③灌注疗法:云南白药、氢氧化铝凝胶及去甲肾上腺素冷盐水交替自胃管内注入,每2~4h1次。④血色素低时可输血。其他类型多器官功能衰竭,进行相应处理。

(三)手术治疗

一般脑挫裂伤均采取非手术治疗,但如脑挫裂伤较局限而脑组织碎裂严重,局部脑水肿、脑坏死、脑液化；或合并脑疝征象，可考虑开颅，清除糜烂脑组织，并做去骨瓣减压术。对大片颅骨凹陷压迫脑组织及并发颅内血肿者应手术治疗。开放性脑挫裂伤应力争尽早手术清创。

【预后】

急性重症颅脑损伤病人，格拉斯哥昏迷计分在 7 分以上者，90%预后良好；在 7 分以下者，90%预后不良；脑干及下丘脑损伤，预后较差；并发多器官功能衰竭者，预后更差。

【护理】

1.严密观察病情变化　要严密观察患者的意识、瞳孔、生命体征变化。意识是判断患者病情轻重及脑功能状态的可靠指标之一，瞳孔是判断颅脑损伤后病情变化的一项重要指标。如患者处于昏迷状态，脑疝是病情发展最危险的阶段，出现两慢一高即：脉搏慢而洪大，呼吸慢而深，血压升高的表现，多提示颅内压升高。一侧瞳孔进行性散大，对光反射消失，说明已形成脑疝，对手术来说已为时较晚。所以要求护士要有高度的责任心和对病情要有预见性，15~30min 观察一次意识瞳孔生命体征，并及时记录，发现异常及时报告医生，及时遵医嘱对症处理。

2.保持呼吸道通畅　呼吸通畅是重型颅脑损伤患者抢救的关键。由于呕吐，口鼻腔分泌物，无法吸痰，舌根后坠等均是造成呼吸不通畅的原因，易加重脑水肿导致恶性循环。因此必须保持呼吸道通畅，及时清除口鼻腔的呕吐物、分泌物，解除舌根后坠。对深昏迷或昏迷时间较长，呼吸道不畅以及痰液黏稠不易吸出的患者应及时行气管切开。气管切开后应做好以下护理。①气管切开 48h 内要注意呼吸情况及气管切口有无出血渗血，有无皮下气肿及皮下血肿，发现异常及时报告医生处理。②保持气管套管通畅，采用一次性硅胶气管套管，每日更换气管切开敷料 2 次，敷料被痰液或血液渗湿时及时更换，防止切口感染，套管口覆盖双层用生理盐水渗湿的纱布，以保持吸入的空气有一定的湿度，并防止灰尘及异物吸入。③随时吸痰以保持呼吸道通畅，吸痰时操作应轻柔，每次吸痰不超过 15s，连续吸痰不超过 3min，严格执行无菌技术操作，以防交叉感染，并准确记录痰的颜色、性质和量，吸痰过程中要注意观察患者的反应。④每日雾化吸入 2~4 次，定时予气管内滴入湿化液。⑤病室要清洁、安静、舒适，定时开窗和空气消毒，室内温度控制在 20℃~25℃，相对湿度在 60%~70%。

3. 头部引流管的护理　有头部引流管的患者回病房后应首先了解引流管的放置部位，引流目的及注意事项。保持引流通畅，引流管不可牵拉、扭曲、受压，并记录引流液的性质和量。患者外出做检查时应夹闭引流管，以防引流液倒流引起逆行性感染。对烦躁的患者要予约束带适当约束(禁止强行约束，避免颅内压增高)，以防患者自行拔出引流管。

4.饮食护理　在伤后 2~3 天可遵医嘱给予高热量、高蛋白、高维生素易消化饮食，保证营养，促进损伤的修复。必要时予鼻饲流质，鼻饲者一般每次注入流质 200~300mL，2~4h 1 次，鼻饲食物的温度为 38℃~40℃，灌注速度不宜过快，以免造成食管反流，引起吸入性肺炎。注食时应抬高床头 30°，注食前后分别予 30mL 温开水冲洗鼻饲管，注意每次喂食前应抽出少许胃液,无异常时方能注食,若出现咖啡色样液,则暂停进食,及时报告医师;若抽出物为未消化食物,则应根据抽出量来调整鼻饲量及间隔时间。

5.口腔护理 每日用生理盐水或龙掌口含液棉球口腔护理2次,口腔护理时要注意观察口腔黏膜是否完整,舌苔情况以及有无口臭。

6.预防泌尿系感染 重型颅脑损伤患者排尿功能障碍,表现为尿潴留和尿失禁,应留置导尿管。长期留置导尿管易发生泌尿系感染,应每日用0.05%碘伏会阴消毒2次,每周更换导尿管一次,必要时每日行膀胱冲洗2次,尽量缩短留置导尿管的时间。

第三节 损伤性颅内血肿

暴力打击头部,引起颅内出血,聚积到一定程度引起脑受压者称为外伤性颅内血肿。在闭合性颅脑损伤中占10%,在重型颅脑损伤中占40%~50%。是颅脑损伤的主要死亡原因之一。早期诊断是提高治愈率的关键。临床上要严密观察病情,充分利用现有的检查手段,全面分析病情,把握其动态变化。CT的应用提高了早期确诊率,并可清楚显示血肿部位和血肿量,对诊断多发性颅内血肿和迟发性颅内血肿提供了很大的帮助,使治疗方案更加合理,治愈率逐渐提高。

【病理生理】

正常成人颅腔是一个骨质硬壳,颅内容由脑、颅内脑血容量和颅内脑脊液构成。脑组织不可受压,颅腔缺乏膨胀性。因此,当颅内血肿形成时,首先是颅内脑脊液被挤出,最多占颅腔容量的10%。其次是通过反射来减少颅内血容量,其代偿作用可占颅腔2%~7%,总的颅腔代偿容量约70mL。由于发生颅内血肿的同时还有脑挫裂伤、脑水肿等因素影响,一般幕上血肿20~30mL,幕下血肿10mL即可引起症状。当血肿进一步扩大,超过代偿限度,便引起颅内压增高,其危象是脑疝形成。脑疝时由于脑移位、疝出脑组织嵌压和脑干的受压,使脑血液循环发生障碍,引起脑水肿;中脑导水管和脑室脑池受压,引起脑脊液循环障碍,也引起颅内压增高。颅内压增高又进一步加重脑疝,形成恶性循环。如能及时清除血肿,降低颅内压,解除脑疝,阻断颅内压增高的恶性循环,方可为抢救病人生命、恢复健康创造条件。

【分类】

(一)根据血肿症状出现的时间分类

1.特急性颅内血肿 伤后3h内出现脑疝症状者。

2.急性颅内血肿 伤后3d内出现颅内压增高症状者。

3.亚急性颅内血肿 伤后3d到3周内出现脑受压症状者。

4.慢性颅内血肿 伤后3周以上出现脑受压症状者。

(二)根据血肿解剖位置分类

1.硬脑膜外血肿 血肿位于颅骨与硬脑膜之间。

2.硬脑膜下血肿 血肿位于硬脑膜和蛛网膜之间硬脑膜下腔内。

3.脑内血肿 血肿位于脑实质内。

4.脑室内血肿 血肿发生在脑室系统内。

5.后颅窝血肿 位于后颅窝。硬膜外、硬膜下、脑内均可发生。因其位置及临床表现的特殊性,常单独列为一类,以单侧硬膜外血肿多见。

6. 多发性颅内血肿 颅内不同部位发生两个同一类型的血肿 (常见为硬脑膜下血肿),或两个以上不同类型的混合血肿称为多发性颅内血肿。

(三)其他分类

1.单纯性颅内血肿 不伴脑挫裂伤的颅内血肿,多见于硬脑膜外血肿。

2.复合性颅内血肿 合并有脑挫裂伤的颅内血肿,多见于硬脑膜下血肿。

3.迟发性颅内血肿 伤后首次 CT 检查无血肿,以后因病情变化复查 CT 时发现颅内血肿。

4.隐匿性颅内血肿 伤后病情稳定,无明显症状,但 CT 扫描发现了血肿称为隐匿性颅内血肿,多见于额部的颅内血肿。较大的隐匿性颅内血肿,病情容易突然恶化而发生脑疝。

一、硬脑膜外血肿

硬脑膜外血肿发生于颅骨与硬脑膜之间。在闭合性颅脑损伤中占 2%~3%,在颅内血肿占 25%~30%,此类血肿急性者居多占 85%,亚急性血肿占 12%,慢性血肿很少见占 3 %。多见于着力部位。90%的硬脑膜外血肿伴有骨折。出血来源多在骨折损伤脑膜中动、静脉引起,小儿脑膜中动脉沟较浅而发病率较低。其他出血来源为静脉窦损伤、板障出血等。

【临床表现】

硬脑膜外血肿常有昏迷—清醒(或意识好转)—昏迷。中间清醒期的有无与长短,与脑损伤的程度与出血速度密切相关。脑挫伤重可无中间清醒期,出血速度快,中间清醒期较短。病人在中间清醒期内颅内压增高症状明显,常有剧烈头痛、呕吐等,血压升高,呼吸和脉搏变慢。血肿压迫脑皮层功能区,可出现中枢性面瘫、轻偏瘫、运动性失语等。当发生小脑幕切迹疝时,多出现病侧瞳孔散大,对侧肢体瘫痪。如病情进一步发展,脑干受压缺氧,出现双侧瞳孔散大,生命中枢功能衰竭而死亡。

【诊断】

根据以上症状和体征,X 线颅骨平片、A 型脑超声探查以及脑血管造影多数可做出诊断。CT 扫描使诊断更为简便和明确,其影像表现为骨板上梭形高密度影(急性期);如相应部位有颅骨骨折或血肿内有"气泡",也有助于硬膜外血肿的诊断。

【治疗】

1.非手术治疗 对于 CT 发现的小硬膜外血肿可试行。其指征是：①血肿量幕上<20~30mL，幕下<10mL；②意识正常或有轻度障碍经治疗后有明显好转者；③生命体征平稳，脉搏不<60 次/min；④神经系统无阳性体征；⑤CT 显示脑中线移位在 0.5cm 以内者。治疗中严密观察病情，如有加重，及时改为手术治疗。

2.钻孔引流适用于症状较轻、无脑疝发生的病例。钻孔后血肿为液体，引流出的血肿量要足够多。

3.开颅清除血肿 一般先在着力点或骨折处钻孔探查，如血肿已确诊，则根据部位设计骨瓣开颅，以利血肿彻底清除和止血，同时避免因手术造成颅骨缺损。但对脑疝已形成或有明显脑挫裂伤和脑水肿者要同时行减压术。硬脑膜外血肿如能早期诊断、及时手术，病人预后多属良好，死亡率在 10%以下。

二、硬脑膜下血肿

硬脑膜下血肿发生在硬脑膜下腔，是最常见的颅内血肿，在闭合性颅脑损伤中占 5%~6%，在颅内血肿中占 50%~60%。可分为急性、亚急性和慢性三种。这里仅讨论急性和亚急性硬脑膜下血肿。

(一)急性硬脑膜下血肿

常伴有脑挫裂伤，故发生部位多见于额极、额叶下部、颞叶前部。脑挫伤后表面小血管破裂是主要的出血来源；另一出血原因是脑表面的桥静脉撕裂。

【临床表现】

因脑挫伤重，原发昏迷一般比较深，以后因出现血肿，使昏迷进行性加重。颅内压增高症状明显，因病人多昏迷，故表现为喷射性呕吐和躁动。生命体征可呈"两慢一高"的表现。神经系统损害明显，可出现中枢性面瘫、偏瘫，且因血肿形成可逐渐加重。脑疝症状出现较早，甚至 1~2h 即可使病人处于濒危状态。

【诊断】

根据外伤史、伤后昏迷和神经系统损害进行性加重的特点，可考虑颅内血肿的存在，其发生部位多在对冲点、额颞前部及其底面，CT 扫描可明确诊断。

【治疗】

急性硬脑膜下血肿病人病情发展多很快，应抓紧时间手术。一般采用骨瓣开颅法，且范围要够大，以便清除血肿和挫伤的脑组织。脑压增高明显者，术后去骨瓣减压。此类血肿的预后决定于脑挫伤轻重及脑疝形成的时间等因素，死亡率较硬脑膜外血肿为高，可达 50%左右，是重度颅脑损伤主要死亡原因之一。

（二）亚急性硬脑膜下血肿

出血来源与急性血肿相似,但损伤的血管较小,且多为静脉出血。中间清醒期较长,病人可有明显的头痛、呕吐、视盘水肿等颅内压增高症状。局灶症状可有轻偏瘫、失语等。CT扫描为脑表面月牙形等密度区;如果诊断困难,可做增强CT扫描,血肿内侧缘为弧形高密度增强带。其治疗可先钻孔,如为液体可置管引流;否则需开颅手术。预后较急性硬脑膜下血肿为好。

附:外伤性硬脑膜下积液

头部着力时,脑在颅腔内移动,造成脑表面、视交叉池、外侧裂池处蛛网膜撕裂,脑脊液经瓣状的蛛网膜破口进入硬脑膜下腔, 聚积量逐渐增多引起颅内压增高和占位效应。急性者与急性硬脑膜下血肿相似;慢性者常形成包膜,也称硬脑膜下水瘤。

【临床表现】

急性者症状与硬脑膜下血肿相似,有头痛、呕吐等颅内压增高表现;严重者出现意识障碍和脑疝症状。慢性者可有视物模糊、轻偏瘫、精神失常等表现。

【诊断】

因临床表现与硬脑膜下血肿相似,临床上很难将二者区分,往往在手术探查中发现切开硬脑膜后脑脊液喷射状涌出而无硬脑膜下血肿。有了CT后,才得以在术前明确诊断,表现为脑表面新月状低密度区,密度与脑脊液相似。

【治疗】

急性硬脑膜下积液钻孔排液后,脑组织已膨起时即可关闭切口。当时脑组织不能膨起,须在硬脑膜下置管引流,数日后拔管。慢性硬脑膜下积液脑组织因受压时间较长且有包膜束缚,钻孔排液后一时难以膨起,术后置管引流时间适当延长。以后复查CT,根据脑膨起情况决定拔管时间,一般不宜超过7~10d。引流失败者可采用开颅包膜切除术,囊腔分流术,甚至去骨瓣减压。

三、脑内血肿

颅脑损伤后脑实质内出血,直径在3cm以上,血肿量在20mL以上者称为外伤性脑内血肿。多在脑挫裂伤较重部位,或颅骨凹陷骨折刺伤脑深处引起,多与硬脑膜下血肿伴发。

【临床表现】

脑内血肿因为伴有脑挫裂伤,昏迷多为持续性且逐渐加重,中间清醒期较少见。凹陷骨折引起者,中间清醒期较多见。依血肿发生部位不同,可有偏瘫、失语、偏盲等相应的局灶症状。

【诊断】

以往多在清除硬脑膜下血肿时发现浅在的脑内血肿,或当脑压仍较高时用脑针探到深处的血肿。脑血管造影时显示脑内占位病变的征象。CT平扫,显示脑内高密度肿块及其他占位效应。

【治疗】

在清除硬脑膜下血肿后如脑压仍很高,应用脑针向脑内探查,遇有血肿后切开皮层清除之。摘除凹陷骨折时,注意骨折尖端有无血肿。术前已确诊时,做骨瓣开颅,皮质小切口,吸除血肿。

附:迟发性外伤性脑内血肿

据我国文献报道,迟发性颅内血肿以脑内血肿多见,多在脑挫裂伤基础上形成。可能原因有:①挫伤区脑组织缺氧,二氧化碳蓄积引起局部脑血管扩张,进一步产生血管周围出血;②血管痉挛引起脑局部缺血,脑组织坏死,血管破裂出血;③挫伤区释放酶的副产物,损伤脑血管壁引起出血。

【临床表现】

病人伤后首次CT扫描无颅内血肿,经过一段时间病情稳定或加重,再次查CT时发现迟发血肿。也可在病情好转后又突然加重,出现意识障碍,颅内压增高和局灶性体征。血肿清除术后病情恢复不理想或有加重时,均应及时复查CT,有可能发现迟发性颅内血肿。

【治疗】

确诊后及早开颅清除血肿。

四、脑室内出血

自CT应用于临床以来,发现此病并非少见,有人统计在颅脑损伤中发生脑室内出血者占15%~57%。可分为:①原发型,仅限于脑室内出血,可能是外伤时脑室壁瞬间扩张或受到应力作用引起室管膜下静脉撕裂出血,此型较少见;②继发型,脑室邻近部位脑内出血破入脑室,以侧脑室多见,也可发生于Ⅲ、Ⅳ脑室。

【临床表现】

少数少量出血的原发型病人可无昏迷,而表现为头痛、呕吐等颅内压增高症状。多数继发型病人意识障碍较重,瞳孔变化多样,甚至很快出现去大脑强直和呼吸衰竭。第四脑室出血病人可有强迫头位、急性脑积水表现。

【诊断和治疗】

CT是确诊的最好方法,可了解脑室内及其他部位的出血情况。治疗方法主要是脑室引流。术中尽量抽吸血肿,并用生理盐水反复冲洗。脑室内注射尿激酶。可加快凝血块溶解而利于引流。如发生脑积水拔管困难者,应及时行脑室分流术。脑室邻近部位血肿须开颅手术,常同时清除脑室内出血,术后行脑室引流。

五、后颅窝血肿

主要见于枕部着力伤,在颅内血肿中占5%。硬膜外、硬膜下及小脑内均可发生,以硬膜外最为常见。多因枕骨骨折损伤横窦造成出血,也可由枕窦、窦回、脑膜后动脉损伤引起。硬膜下及小脑内血肿是因为小脑表面的血管损伤或小脑挫裂伤引起。血肿以单侧多见,部分表现为骑跨型血肿。约1/3病人因对冲伤合并其他部位颅内血肿,应予注意。

【临床表现】

枕部可见头皮损伤的证据,伤后意识障碍逐渐加重或有中间清醒期。在清醒期病人头痛剧烈、呕吐频繁。颈强直甚至出现强迫头位是本病特征表现之一。有时有眼球震颤、共济失调等小脑体征。瞳孔改变不如幕上血肿时典型,而呼吸改变、双侧锥体束征阳性、去大脑强直等脑干受损症状可较为明显。

【诊断】

根据枕部外伤史、颅内压增高症状、颈项强直、意识改变及呼吸减慢等,可考虑本病。X线平片发现枕骨骨折时要高度警惕。CT可早期确诊并了解血肿多少、第四脑室受压情况和有无脑积水发生。

【治疗】

经CT确诊后,应及早开颅探查。因血肿多发生在一侧,故一般采用单侧枕下直切口,骨窗开颅血肿清除。骑跨型硬膜外血肿幕上部分较多时,将切口向上延长,在枕部再开一骨窗。在横窦处留一骨桥,以利保护。不管何种类型的血肿,均敞开硬脑膜减压,以防术后脑水肿发生引起致命的枕骨大孔疝。少量的颅后窝血肿也可在CT的严密监护下保守治疗。指征是:①血肿量<10mL;②第四脑室受压移位不明显;③无脑积水发生;④无小脑及脑干受压症状。

六、多发性颅内血肿

多发性颅内血肿是指颅内同时存在两个或两个以上的血肿。临床上并不少见,约占颅内血肿的20%。将其单列一类,主要是诊断和治疗有一定困难,易遗漏而造成病人死亡。有条件进行CT检查时,诊断不难。

【分型】

分下列三种类型：

1.同一部位不同类型血肿　着力部位的硬膜外血肿和硬膜下血肿；对冲部位的硬膜下血肿和脑内血肿；硬膜外血肿和脑内血肿很少。

2.不同部位同一类型血肿　骨折线不同部位的硬膜外血肿；对冲点的硬膜下或脑内血肿。

3.不同部位不同类型血肿　着力点的硬脑膜外血肿，对冲点的硬膜下或脑内血肿。

【临床表现】

与其他颅内血肿相似，但伤势更严重，变化更快。

【诊断】

下列情况应注意多发血肿的存在：

(1)枕部或颞部受伤时。其他部位受伤时多发血肿较少见。

(2)伤势严重而查A超时脑中线波无偏移。

(3)清除一个血肿后颅内压仍很高，或发现血肿较少，不足以解释临床症状时。

(4)血肿清除后又出现另一类症状时。

【治疗】

全面分析病情，争取早期诊断。如经CT证实多发血肿，争取一次开颅清除；对术后病人也要严密观察，及时发现迟发的多发血肿。

【护理】

1.瞳孔的变化　早期应每30min观察1次瞳孔的变化，注意与术前和术后的每次观察做对比，如术前瞳孔散大，术后早期已恢复到基本正常水平，若随着时间的推移，一侧或双侧瞳孔呈进行性散大，说明有再次颅内出血和脑疝的可能。

2.意识状态的变化　患者由深昏迷逐渐发展到浅昏迷，或有躁动，说明意识状态恢复；若由浅昏迷过渡到深昏迷，并伴有瞳孔、血压及呼吸的变化，应注意是否有病情进一步恶化的可能，并注意观察颅内引流或复查CT以明确原因。

3.呼吸的变化　呼吸道通畅，并常规吸氧，同时注意患者的呼吸动作、频率及深浅，监测动脉血氧饱和度，对于存在呼吸困难，血氧饱和度低的患者应早期行气管切开术。及时清除呼吸道分泌物，加强吸痰动作要轻柔，每次吸痰<10~15s，以免损伤黏膜，可施以雾化吸入，以预防感染，雾化用药：地塞米松5mg，庆大霉素16万U，α-糜蛋白酶4000U加入生理盐水20mL。

4.血压的监测　严密监测血压的变化，若血压逐渐升高，脉压大，同时脉搏减慢(≤60次/min)，伴有呼吸深大，往往提示颅内压升高危险，血压进行性下降，则观察是否伴有活动性出血(胸、腹腔内再次出血),动态监测血常规,注意观察胸腔、腹腔引流的速度,引流量每小时大于 200mL 时可明确诊断。

第四节 脑出血的外科治疗

脑出血又称自发性脑出血,或非损伤性脑出血,系指由于颅内或全身疾病引起的脑实质内的出血,也可称为出血性脑卒中。在所有脑卒中病人中占 20%~30%,发病率低于缺血性脑卒中,但病情严重且死亡率高。

一、高血压脑出血

引起脑出血的最常见病因是高血压性脑出血,约占脑出血的 2/3。高血压性脑出血传统上都采取内科非手术治疗,急性期死亡率为 40%~75%;仅在内科治疗无效时方采用手术来挽救病人生命,所以术前病情多严重,手术死亡率高,疗效也差。自 1903 年 Cushing 最先采用手术治疗以来,手术死亡率曾长期介于 30%~50%,甚至更高,人们一度认为外科治疗效果不佳。随着脑 CT 技术的应用,能够迅速、准确判明脑出血部位及血肿大小,对手术病人进行合理选择,手术不再仅作为抢救内科治疗无效的垂危病人手段,而是以清除血肿、制止出血及降低颅内压力为目的,取得比较好的疗效,手术死亡率已降至 20% 以下,其中壳核出血者在 10% 以下。目前,在脑出血的外科治疗上,对手术指征的掌握、手术时机及手术方法的选择取得了基本统一的意见,手术已成为治疗脑出血的有力措施之一。

【病因及发病机制】

高血压脑出血多见于 50 岁以上的高血压和动脉硬化病人,约占总数的 2/3 以上,大多发生于血压波动阶段。高血压病引起脑内小动脉管壁上发生玻璃样或纤维样变性和局灶性出血、缺血或坏死,削弱了血管壁的强度,出现局灶性扩张,形成微小动脉瘤。当血压骤然上升至病变动脉管壁不能耐受程度时,血管坏死处漏血或微小动脉瘤破裂,血液流入脑实质内。引起脑出血的其他原因尚有:动脉瘤、脑血管畸形、各种血液病和有出血倾向的情况,脑肿瘤对血管壁的侵蚀也可导致出血,但均较少见。脑出血最常发生的部位是在大脑中动脉深部分支的纹动脉,血液流入基底节,因而大脑基底节出血约占脑出血的 2/3。根据大量病例统计资料,脑出血 53 % 在壳核区,15%在脑叶皮质下白质内,10%在丘脑,10%在桥脑,10%在脑半球内,发生在中脑及延髓的原发性出血极为少见。出血常侵入内囊、丘脑,大量出血时可破入脑室或穿破内层而达到蛛网膜下腔。病理检查时见到出血半球脓肿、充血,切面显示病损区有出血和血块,周围脑组织呈脑软化,并有点状出血,整个一侧大脑半球均有水肿。临床症状是由于出血部位脑组织的破坏,周围和远处脑组织受血肿压迫、推移,脑水肿及脑疝等而产生。及至后期瘀血逐渐吸收,为神经胶质所代替或形成囊肿。

【临床表现】

男性多见,常发生于病人清醒活动时,可能有情绪激动及用力等导致血压突然升高的诱因。按出血的部位分为:①外侧型,位于内囊的外侧;②内侧型,位于内囊的内侧;③小脑型,位于小脑的半球内。

1.外侧型脑出血 又可分为皮质出血、皮质下出血与壳核出血三种。壳核出血即基底节出血,又可分为:①壳核型,血肿直径<3cm,局限于壳核区。②壳核—内囊型,血肿直径>3cm,超出壳核范围,内囊后肢部分受累。③壳核进展型,血肿占据壳核、内囊、放射冠、中央半卵圆、颞叶后部白质或侧脑室。④脑室型,血肿区大,累及内囊、丘脑和大部分脑室系统,特别是第三脑室。皮质与皮质下出血因部位的不同,临床差别很大。多数病人有突然头痛,限于出血一侧。如出血是在优势半球的中央区,有失语、失读、记忆减退、偏瘫及偏感觉障碍;如位于半球的后半部则有同向性偏盲;伈于前半部,则可有握强、吮吸反射、意志消沉、大小便困难及局灶性抽搐。壳核出血表现为局灶性抽搐,两眼转向出血侧。如出血继续,可破入侧脑室而引起继发性蛛网膜下腔出血(3AH),这样出血容易引起颞叶疝及动眼神经麻痹。

2.内侧型脑出血

(1)丘脑出血:丘脑出血又可分为三种。①丘脑型,血肿局限于丘脑外或内侧核群;②丘脑—内囊型,血肿由丘脑向外扩大累及内囊;③丘脑底部—中脑型,血肿由丘脑向内下方扩大,累及丘脑底侧脑室和第三脑室。

(2)桥脑出血:桥脑出血又可分为大、中、小三型。①小型,血肿最大直径<1cm,即不超过桥脑横断面的1/4;②中型,血肿最大直径>lcm,但不超过桥脑横断面的1/3;③大型,血肿几乎占据整个桥脑,也累及小脑。丘脑出血有突发的偏瘫,双侧感觉障碍、麻木,意识障碍较严重,患侧瞳孔缩小,两眼转向偏瘫侧,并伴有眼球下视,可因阻塞第三脑室而引起脑积水。桥脑出血的头痛明显而剧烈,意识很快进入昏迷,瞳孔缩小如针尖样,但光反射存在。眼球运动常很早就消失,且有四肢瘫痪,体温很高,病情进展迅速,多在几小时内死亡。

3.小脑型脑出血 出血多在一侧半球内,常起于小脑半球深部齿核附近。小脑出血可分为三型:①小型,血肿直径等于或<2cm;②中型血肿最大直径为 2~3cm;③大型,血肿最大直径>3cm。少数病人起病急骤,可立即深昏迷,短时间内呼吸停止。多数病人起病稍缓,出血早期意识清楚,常诉枕部或枕项部剧痛,呕吐频繁,眩晕,复视,双眼偏向健侧,却常无偏瘫,可有眼球震颤和病侧肢体的共济失调。1978 年第二届中华神经精神病学会提出的高血压脑出血病人分级方法,根据脑出血的轻重,临床上分为三级。

Ⅰ级:轻型,病人意识尚清或只有浅昏迷,有轻偏瘫。

Ⅱ级:中型,病人昏迷,有完全性偏瘫,但两瞳孔尚等大或轻度不等大。

Ⅲ级:重型,病人深昏迷,有完全性偏瘫及去脑强直,双瞳孔散大,有明显的生命体征紊乱。

【诊断与鉴别诊断】

中年以上的高血压病人,血压控制不甚满意,突发昏迷和肢体瘫痪,脑脊液呈均匀血性,是本病的诊断要点。脑血管造影、CT扫描、磁共振能明确诊断,而且对合理选择手术病人及设计手术方案最有价值。脑出血的主要症状是昏迷,故必须与其他疾病引起的昏迷,如糖尿病、尿毒症、低血糖、肝昏迷、中暑、药物或化学品中毒起的昏迷加以鉴别。脑出血多有局灶性神经系统体征,一般可排除颅外疾病引起的昏迷,辅助检查可帮助明确诊断。

【治疗】

(一)非手术治疗

脑出血病人起病初期应先进行积极的非手术治疗,包括绝对卧床休息,暂禁食以少呕吐及呛逆,适度控制血压,应用高渗脱水剂、肾上腺皮质激素,保持呼吸道通畅及维持水、电解质、酸碱平衡。高热者应予以退热、止痛,以保持病人安静。对腰椎穿刺为血性脑脊液者,可放出适量血性脑脊液,并可反复进行,以促进脑脊液澄清,减少脑血管痉挛。

(二)手术治疗

高血压脑出血的手术治疗是有选择性的,应在非手术治疗未能奏效而出血尚未引起原发的或继发的致命性损害时才有价值。包括两个方面:①出血部位的选择:壳核、脑叶皮质下白质内及小脑半球内出血,经短时间积极的内科治疗而病情不见好转或不稳定时应做手术治疗,而丘脑和桥脑出血不宜作为手术的对象。②病情和手术时机的选择:小血肿没有清除的必要,但病情好转或稳定后一旦又恶化时应尽早手术,特别是出现脑疝趋势时更应争取时间。对已经深昏迷的Ⅲ级病例,手术治疗难以奏效。脑出血的手术治疗,主要目的是清除血肿,降低颅内压,解除脑疝的发生和发展,抢救病人的生命,并改善脑血液循环,促进神经功能恢复。大多数病例在手术时出血已停止,所以止血并非手术的主要目的,但对术中发现的活动性出血应妥善止血。

1.手术措施

(1)根据血肿部位

1)基底节—丘脑出血:①单纯壳核型或丘脑型经内科治疗无效且病情进行性加重者;②壳核—内囊型;③壳核进展型。

2)各脑叶皮质下白质内出血。

3)小脑出血,血肿直径>2cm。

(2)根据临床表现

1)Ⅰ~Ⅱ级病人经内科治疗无效或好转后又恶化,出现颅内压增高或脑疝者。

2)Ⅱ级有脑疝者。

2.手术禁忌证

(1)根据血肿的部位

1)基底节—丘脑出血:①脑室型;②丘脑型;③丘脑—内囊型;④丘脑底部—中脑型。

2)脑干出血。

（2）根据临床表现

1）Ⅲ级者,特别是在发病后数小时内即深度昏迷或去大脑强直者。

2）生命体征不稳定者,如血压过高或过低、高热、脉速、呼吸不规则等。

3）年龄超过 70 岁。

4）有严重心、肺、肝、肾等器质性疾病者。

3.手术前准备　大多数高血压脑出血的手术均为紧急手术,术前处理应与脑血管造影或 CT 扫描同时进行,包括静滴甘露醇、肾上腺皮质激素。保证呼吸道通畅,对血压升高的病人适度降低血压,备血 800~1200mL,头皮准备,导尿等。

4.手术时间　迄今未有一致看法,归纳起来有以下三种意见。

（1）超早期手术:在出血 24h 内手术,不仅能及时解除血肿对脑组织的压迫,而且能减少血肿周围组织的水肿和坏死,促使神经功能最大限度恢复。

（2）早期手术:在出血 1~5d 手术。一般认为出血 ld 内自主神经功能紊乱,生命体征多不稳定,而出血数天后血肿和脑水肿造成的颅内压增高逐渐明显,此时手术效果较好。

（3）晚期手术:在出血 1~2 周后,自主神经功能紊乱及脑水肿多已消退,血肿与脑组织分界清楚,此时手术容易,再出血的机会也减少。

根据以上观点,应从病人临床表现、辅助检查资料、血肿部位等全面考虑,灵活决定。对病情危重者应争取在发病 1~2d 内手术;病情较稳定者,则在发病数天至 1~2 周手术。

5.手术方法

（1）钻洞血肿穿刺术:运用立体定向技术,在最接近血肿处做颅骨钻洞(应避开中央区和语言区),用脑针刺入血肿内,将液态血肿抽吸出,然后在血肿腔内留置一个直径 3mm 的硅胶管,做血肿持续引流;也可向血肿内注入尿激酶促使其液化。手术操作简单,可在病床上进行,对病人干扰小,主要适用于历时 1 周以上、血凝块大部液化的脑出血者,也可作为紧急情况下的抢救措施,但不可作为正规的脑出血手术方法,因为引流效果差,对血肿形成(无液化)者无效,而且减压不充分,难以取得满意疗效。

（2）钻洞血肿碎吸术:是血肿穿刺术的改良方式,应用血肿碎化吸引器将凝固血肿碎化,再抽吸出来。适用范围广,特别是病情危重不能开颅手术的病人,引流效果较好。但由于减压不充分,对疗效有一定影响,至于是否优于开颅手术清除血肿,有待更多的临床总结。

（3）开颅血肿清除术:在直视下手术,特别是应用显微外科技术和双极电凝器,使血肿清除彻底,止血更可靠。此方法是目前常用的方法。一般在接近血肿的非功能区做骨瓣开颅用脑针穿刺血肿定位后,在脑皮层做 2cm 长切口,经此小切口用窄脑压板钝性分入血肿腔,用低压和吸孔较大的吸引器小心吸除血块和血液(高压吸引器可损伤血肿壁和引起出血),轻柔抽吸,并不断用生理盐水冲洗;对与血肿壁粘连较牢的小血块可以不必清除,以免损伤血肿壁引起新的出血。对脑室内血肿,不要损伤室管膜、脉络膜丛和脑室壁上的血管,并要妥善止血,然后在血肿腔内或脑室内放置硅胶管,做术后闭式引流,历时 2~3d。敞开硬脑膜,如脑水肿重者,去颅骨瓣减压。

6.术后处理　除常规的开颅术后处理外,应继续适度地控制血压,以防血肿腔内再出血。为了防止术后的脑水肿,继续应用肾上腺皮质激素殊属必要,一般在术后1周左右减量,而后停药。术后病情又复恶化,应重复CT扫描检查,排除血肿复发。对无血肿复发的病人,则应做血电解质、血渗透压、血气分析等检查,并予纠正。同时,由于高血压病是一个全身性疾病,还应严密注意和调整全身其他脏器的功能,防治各种并发症,才能取得较好疗效。

【预后和疗效】

影响脑出血预后的主要因素有:①血肿的部位和体积。脑干、脑室和基底节深部大出血,不管采用何种治疗预后均差。脑叶浅表出血和壳核出血的手术疗效较好。②意识水平。病人术前的意识水平与预后有直接关系,昏迷愈深,预后愈差。在高血压脑出血中,术前昏迷者的死亡率是意识轻微变化者的3倍。③手术方法。钻洞穿刺法的死亡率高于开颅血肿清除术。④年龄。50岁以上者手术死亡率较年轻者高3~4倍。⑤血压。血压增高的脑出血手术死亡率是正常血压脑出血的3倍。⑥颅内压。术前颅内压明显增高者半数死亡。⑦神经缺失(偏瘫、失语)严重者预后差。⑧合并其他系统疾病者预后差。疗效:近年来手术死亡率多在20%以下,功能恢复率达63%~89%,特别是壳核出血的超早期手术,死亡率在10%以下,功能恢复率达80%~90%。死亡原因:原发病变太严重,术后再出血,严重的并发症如心肌梗死、感染等。

二、蛛网膜下腔出血

自发性蛛网膜下腔出血是指颅内脑外非外伤性动脉破裂,血液进入颅内或椎管内的蛛网膜下腔所引起的一种病理状态。它与脑实质内出血,而后血液进入蛛网膜下腔者不同。蛛网膜下腔出血的发病率为每年10人/10万人,占脑血管病总发病率的9%~22.4%。

【病因】

引起蛛网膜下腔出血的原因很多,动脉瘤最常见(占52%),脑血管畸形及脑动脉硬化次之,其次为各种感染所引起的脑动脉炎,肿瘤破坏血管、血液疾病、胶原系统疾病等。部分病例的出血原因未能明确。随着检查手段的进步,不明原因出血的比例为9%~20%。

【临床表现】

年龄40岁左右发病最多,男性稍多见。半数病例出血前有发作性头痛的前驱期。最常见的症状为突然发生的头痛、恶心、呕吐、意识障碍、抽搐、精神症状等。头痛先由某一局部开始,最先头痛的部位往往提示出血部位。最常见的体征为脑膜刺激征、肢体运动障碍和颅神经受损。昏迷常较浅,持续时间较短。并发症主要有脑血管痉挛、交通性脑积水、再出血、上消化道出血。临床表现除与出血速度、出血量有关外,还与原发病变有关。如颅内动脉瘤病人的脑膜刺激征和颅神经损害症状明显高于动静脉畸形者;而肢体运动障碍、癫痫和失语多见于动静脉畸形。

【诊断】

对突发头痛、昏迷、抽搐、呕吐、颅神经受损、脑膜刺激征阳性者,应高度怀疑蛛网膜下腔出血,进行辅助检查以明确诊断。

1.头颅 CT　首选检查。发病 1h90% 以上病例能发现蛛网膜下腔出血,5d 后为 85%,1周后为 50%,2 周后 30%。颅内动脉瘤多为蛛网膜下腔出血,而颅内动静脉畸形则以颅内血肿为多。

2.脑脊液检查　有诱发脑疝可能,仅限于 CT 未能明确出血者

3.脑血管造影　黄金标准,应行四血管造影,以免遗漏多发动脉瘤或伴发的动静脉畸形。出血后 3d 内和 3 周后造影的并发症最低,因此脑血管造影应选择在这段时间内,此外还应考虑脑功能情况:意识清醒者宜尽早行脑血管造影,病情危重、昏迷伴去脑强直者宜暂缓造影。首次脑血管造影阴性者,2~3 周后(血管痉挛消退)或 6~8 周后(血栓吸收)应重复造影。

4.其他检查　头 MRI 和磁共振血管造影(CTA),后者对自发性蛛网膜下腔出血的病因诊断都有参考价值。经颅多普勒超声检查已作为血管痉挛的常规监测手段。

【治疗】

1.病因治疗　蛛网膜下腔出血复发率高。资料显示:第一次出血死亡率为 12%,首次出血生存者中 69% 发生再出血,再出血死亡率为 72%。因此,及早明确出血来源,去除病因是治疗的关键。蛛网膜下腔出血的原因大多需手术治疗。动脉瘤的直接夹闭或血管内介入治疗可防止再出血,为治疗血管痉挛创造条件。

2.内科治疗

(1)一般处理:患者绝对卧床 3~4 周,头抬高 30。,避免引起血压及颅内压波动的因素,保持呼

吸道通畅,避免用力咳嗽及大便,维持血容量,适当给予镇静剂。

(2)止血:对延期手术或不能手术者,应用止血剂,以防治再出血。但在有妊娠、深静脉血栓形成、肺动脉栓塞时为禁忌证。6-氨基乙酸(EACA),16~24g/d 静脉点滴,连续使用 3~7d,病情平稳后改 6~8g/d 口服,直至造影或手术。氨甲环酸 2~12g/d 静脉点滴,与抑肽酶 30 万~40 万 u 联合应用,疗效优于单独使用。

(3)控制颅内压:当颅内压高于 1.59kPa,意识障碍、神经功能丧失者,可适当应用 20% 甘露醇降低颅压。

(4)脑血管痉挛的防治:3H 治疗(扩容、升压、血液稀释治疗)。维持中心静脉压在 0.49~1.17kPa 或肺动脉楔压在 1.6~1.86kPa,采用药物升压,使血压较正常值升高 40~60mmHg,维持血球压积在 30% 左右。钙离子拮抗剂尼莫地平应在蛛网膜下腔出血后 3d 内尽早使用,连续应用 1~2 周,病情平稳后改口服。

(5)防治并发症:包括防治水电解质紊乱、高血糖、脑积水等。

【护理】

急性脑出血患者术后3天意识清楚,根据病情行基础训练和摄食训练。对重度吞咽障碍者予以鼻饲,中、轻度吞咽障碍者,鼓励其自行摄食,并配合经静脉给予营养治疗。

一、基础训练

向病人讲解训练的目的,增加其协调性,先清洁口腔,观察口腔黏膜及舌有无溃疡等。

1.发音运动 首先对病人进行单字训练,让患者从"我"、"你"开始训练发音,鼓励病人大声说,建立自信心。教病人唱简单歌曲,促进口唇肌肉运动和声门闭锁功能。一般在晨间护理进行,逐渐达到发声、发音准确与协调。

2.舌肌、咀嚼肌运动 在患者未出现吞咽反射情况下,先行舌肌和咀嚼肌的按摩。先让患者张口,将舌尽量向外伸出,然后将舌缩回,闭口作上下牙齿互叩及咀嚼10次,如果不能自行舌运动,护士可用纱布轻轻把持舌,进行上下、左右运动,然后将舌送回原处,以磨牙咬动10次。在三餐前进行,每次15~20min。

3.吞咽动作 对咽部进行冷刺激,可有效强化吞咽反射,促进吞咽力度,每日3次。具体方法是用棉签蘸少许水轻轻刺激软腭、舌根及咽后壁,嘱患者做吞咽运动。

二、摄食训练

1.体位 对卧床患者,一般取躯干仰卧位,头部前屈,偏瘫患者应将背部用靠垫垫起,护士在患者健侧,使食物不易漏出,减少逆流和误咽。对尚能下床的病人,取头稍前屈位,身体倾向健侧30°,可使食物由健侧咽部进入食道。如果偏瘫病人,应将头部转向瘫痪侧80°,使咽部扩大,便于食物进入,以防止误咽。

2.食物的形态 应由营养师将主食配以牛奶、蔬菜汁和果汁等,使食物密度均匀,黏稠适度,色、香、味俱全,利于消化,吸收。

3.摄食量 开始时以3~4mL开始,然后酌情增加,每次进食后,嘱病人反复吞咽数次,以使食物全部咽下,也可饮一口适量的水,去除咽部残留食物。

4.进食物的分配方法 根据不同的需要量,每日合理分配,坚持早餐吃好、中餐吃饱、晚餐吃少的原则。对有精神障碍的病人,应鼓励进食,应开导和启发,设法把预定量协助全部摄入。有的患者进食不张嘴,这时从牙缝中倒一匙水,刺激其张口,一旦开口,就要一口接一口给予,不能间断。对舌肌运动麻痹致搅拌失灵、不能将食物向咽部推动、但吞咽反射仍保留者,可将食物送至患者舌根部,随之用匙轻压舌部一下,引起吞咽反射将食物咽下。为防止误咽,在进食时嘱患者吸足气,吞咽前与吞咽时憋住气,使声带闭合封闭喉部后再吞咽,吞咽后咳嗽一下,将肺中气体排出,以喷出残留在咽后部的食物残渣。

通过上述方法,经训练和进食,患者基本上能进行摄食,并能够促进发声运动,使患者早日康复,减少术后的并发症

（俞淼 朱思良 刘霞 薛兆平）

第四章　颈部外科危重病

第一节　颈部创伤的概述

颈部损伤与身体其他部分(四肢、腰部等)的损伤比较并非常见。然而,由于该部处于上接头颅、下连躯干的特殊位置,确系机体中枢连接全身的桥梁与纽带,一旦损伤,常累及颜面、颅内与上胸的重要器官,因此,颈部损伤显得尤其重要。伤后及时抢救、准确诊断、恰当的治疗有着极其重要的意义。

【分类】

颈部损伤可分为闭合性和开放性两种。

1.闭合性损伤　多见于拳击、勒缢时,除可以引起血肿和皮下气肿(喉和气管的损伤)外,往往导致意识消失、脉搏缓慢、血压下降,同时可出现声门痉挛。一般认为,此种现象是由于颈动脉窦(交感神经和迷走神经)受到刺激,引起脑部反射性血液循环障碍的结果。颈部血肿如果逐渐增大,压迫气管发生呼吸困难时,常提示有血管伤存在,须立即手术修补破裂的血管。喉或气管的钝挫伤往往致喉头水肿,若合并皮下气肿,应立即想到有气管裂伤的可能,严重者可形成纵隔气肿,而导致急性循环障碍,其后果可致伤后早期突然死亡。此时须立即在颈根部胸骨上缘做横切口,使纵隔的气体排出,必要时行气管切开。

2.开放性损伤　如割伤、刺伤、弹伤等,战时较多见。颈部弹伤死亡率仅次于腹部伤、颅脑弹伤而居第三位。开放性损伤所引起的主要危险是大出血、空气栓塞、纵隔气肿,以及由于吸入血液至喉或气管的伤口内而发生窒息。如果伤口发生感染,尚可引起后果严重的化脓性纵隔炎。由于颈部器官易于移动,常易引起伤道变位,血管破裂后仅有少量甚至完全没有外出血,而在颈深部形成大血肿,压迫气管发生呼吸困难。因此,对颈部创伤的范围和严重性,不能完全依靠伤口的大小和组织受伤的范围判定,而与伤口和颈道的深浅和方向密切相关。往往一侧颈部的小盲管伤可能会在对侧造成严重的创伤。颈部的大血管破裂,可发生严重的大出血,常来不及救治而死亡;大的颈静脉破裂,除出血外主要危险是空气栓塞;食管和气管破裂后,血液吸入气管不仅发生窒息,还可引起致命的肺部感染。

【急救处理】

1.急救颈部创伤有呼吸道阻塞和大出血　须立即现场紧急处理。若为颈部大动脉出

46

血,可于胸锁乳突肌中点、环状软骨平面,以手指对着第六颈椎横突压迫颈总动脉,可减少出血量,也可用纱布直接填塞压迫止血;但不能用绷带环绕颈部包扎,以防压迫后因出血、水肿而引起窒息。此时可用胶布环绕颈部固定,或将病人健侧臂上举为支架,施行伤侧颈部与健侧上臂环绕加压包扎。气管损伤时,为防止分泌物、血液或呕吐物吸入气管内引起窒息,急救时应取俯卧位,并注射阿托品以减少呼吸道分泌物。有呼吸道阻塞或有可能发生阻塞时,应立即做气管插管、环甲膜切开或气管切开,同时给予氧疗。

　　2.清创　清创前若存在休克,须先输血并进行抗休克治疗,再处理创面。若创口表浅,可用局麻;若创口深,尤其是有缺氧、气急表现者,则需用气管插管全麻。清创时应注意以下几点:①扩大创口,尽量显露伤道,以便达到能充分清创、仔细引流的目的。②靠近颈部大血管的穿透伤,应仔细探查有无血管损伤。若为颈总动脉或颈内动脉破裂,应行血管修补或血管移植;颈外动脉及其分支或椎动脉出血可以结扎;若为大静脉破裂应迅速以纱布块压迫伤处,防止空气继续吸入;一侧颈内静脉破裂难以修复时可予以结扎。③喉和气管创伤清创时必须防止过多地切除组织,以免缝合后导致喉头和气管狭窄。术后常规给予氧气吸入,并禁用吗啡。④咽和食管损伤,多与颈部其他组织的创伤同时发生,故在处理颈部其他组织的创伤时,应考虑到有无咽和食管损伤,尤其是咽和食管后壁的小穿孔常易被忽略,但此种穿孔可致颈深部和纵隔的严重感染。⑤甲状腺损伤可据情行贯穿缝合或部分切除术。⑥胸导管损伤创 El 内有乳白色液流出,清创时须将胸导管结扎。

【护理】

　　1.加强巡视,及时发现病人生活需要,并及时解决。
　　(1)按时给予鼻饲流质及喂水。
　　(2)按时给病人喂药。
　　(3)及时传递便器并及时倾倒。
　　2.将生活用品放到病人伸手可及处。
　　3.将信号灯放到病人伸手可及处,并及时应接红灯。
　　4.输液的病人需加强巡视,随时观察液体的速度、液体是否通畅、病人有无输液反应及局部有无肿胀。
　　5.保持床单位的清洁、平整,如有污染,及时更换。
　　6.落实晨晚间护理,使病人保持清洁、整齐、舒适。
　　7.病情稳定及好转时,应指导病人逐步地增加活动量,并协助完成部分生活护理。
　　8.病情允许时,可协助病人下床活动,用轮椅推病人户外活动,或陪病人户外散步。

第二节　勒(缢)伤

　　将绳索环绕颈部,用手或其他机械力使绳索在颈部绞紧,引起颈部软组织的损伤并伴有严重缺氧,甚至窒息而死亡。此种死亡称为勒缢死或绞死。

【病理】

勒伤致死(即勒死)和缢死的死亡机理基本相似,都是借助绳索压迫颈部呼吸道和血管的作用,引起脑循环和呼吸功能障碍,致严重缺氧窒息死亡;或通过刺激颈部神经反射性引起心搏骤停而死亡,所不同者是机械作用力的方式、大小和作用部位不一。

勒死常用的工具有绳索、皮带、布带、电线、毛巾、长袜等,用上述工具勒紧颈部打结固定,以达到绞死的目的。也有将绳索打结固定后,再插入棍棒扭转,绷紧绳索以达到勒死的目的。勒死多为他杀,自杀少见。根据其绞勒的手段和方式不一,可以鉴别是他杀还是自杀。

灾害性勒死更为少见,可见于新生儿脐带绕颈或婴儿被衣被等物缠绕颈部的勒死;或见于精神病病人,因无人照看,被保护性捆绑,偶尔发生灾害性勒死;工厂生产过程中意外勒死也有所见。

【临床表现】

单纯性勒伤,除颈部受伤的局部遗留有皮肤擦伤、皮下淤血、皮肤青紫,勒伤力大可出现索沟外,临床并无其他特殊表现。但勒伤常因严重缺氧而死亡,可见下列表现。

(一)尸表征象

1.索沟的特征 索沟常位于甲状软骨或其以下部位,很少位于甲状软骨上方,即比缢死索沟的位置低。索沟的方向一般呈水平走向,闭锁呈环形,无提空现象。索沟的数目常为1~2条,各处深度比较均匀;若局部垫有柔软物,则该处索沟较浅。他勒索沟较自勒索沟深,索沟的宽度与绳索的宽度一致。值得注意的是,婴儿和儿童颈部较短,颈部皮肤自然皱褶处常与索沟类似,切不可误认为勒沟。索沟的颜色与绳索质地有关。粗糙而坚硬的绳索绞勒,常伴有表皮剥脱,皮下出血,其索沟颜色为褐色或深褐色,两索沟间有出血点。

2.颜面部征象 勒死者颜面部多呈发绀、肿胀,且多伴有点状出血,眼睑结膜可见斑点状出血,眼球可向外微突,舌尖多位于齿列之间或露出齿外,有时可见El、鼻腔黏膜或鼓膜出血。

3.体表损伤和异物 勒死者常因抽搐、碰撞、搏斗和抵抗,胸背部被压迫,往往在体表造成损伤。被勒颈时,由于搏斗、自卫,受害人的手掌中有时可握有加害人的衣扣、衣服碎片、毛发等物,指甲床内可能藏有加害人的血迹。

4.颈部内部征象 由于受绳索外力的作用,颈部皮下软组织可发生肌肉纤维断裂和出血,出血灶可为点片状,甚至呈弥漫性出血。甲状腺、咽喉黏膜、扁桃体等处淤血和出血,声门可出现水肿。甲状软骨、环状软骨和舌骨大角可发生骨折。若勒颈暴力较大时,颈椎棘突可发生骨折。此外,可出现颈总动脉内膜横裂,脑和脑膜高度淤血和出血,支气管内常见血性泡沫、肺淤血和肺气肿。若窒息过程较长时,肺呈高度积血水肿,严重者可发生出血性水肿。

（二）勒死与缢死的鉴别

勒死的性质：勒死多为他杀，用勒颈的方法自杀者亦可见到。自勒者绳索绕颈圈数较少，多仅一个结，常位于前方自己易打结处，尸体常呈仰卧位，肘关节弯曲，有时双手紧握绳索，现场安静，门窗紧闭。他杀者则绳索绕颈多道，且道道皆紧，打结多为死结，绳结可在颈部侧方或颈部，有时可见数根绳索，各打死结，更证明为他杀。现场因搏斗而零乱，死者多有抵抗伤，女性要注意有无被强奸。灾害性勒死极为罕见，多属婴儿或精神病病人意外死亡。

【治疗】

颈部勒伤的严重后果是勒死，如果绳索勒颈是一过性的，尚未因缺氧而造成窒息前，即把勒颈的绳索压迫解除，一般不会造成严重损害，无须特殊治疗。故一旦被发现勒颈现象，就应立即解除对颈部的压迫（即松解绳索），有效地防止急性缺氧而引起窒息，以杜绝勒死惨重后果的发生，解除压迫后立即给予氧气吸入。若有喉头水肿呼吸困难，紧急时立即行环甲腺穿刺或切开，并行气管切开，辅助呼吸。

第三节　颈部血管损伤

枪伤、刺伤、切伤、爆炸伤和车祸，均可能造成颈动脉或合并颈静脉损伤。常见的损伤类型为侧壁伤、撕裂伤或断裂，也可发生动静脉瘘。症状有伤口出血或脑神经功能障碍，局部可扪及血肿。颈部动脉横断伤，且伴有严重神经障碍体征者，即或手术修复动脉裂口，终会因脑缺血时间过长而神经功能不得恢复。因此，只有对未引起严重脑神经功能障碍的颈动脉损伤病例，经做动脉修复术后才能取得效果。颈动脉吻合或移植术时，可考虑采用内、外支架转流法。有学者提出，术中阻断颈总动脉血流后，可测定颈内动脉压力；如果收缩压在 6.67kPa（50mmHg）以下者，说明同侧脑半球血流不足，应该使用颈动脉内或外转流法进行动脉修复。颈外动脉、椎动脉或颈内静脉损伤可做结扎术。如果颈内动脉挫伤缺损，可做颈外动脉与颈内动脉交叉吻合术。

（一）颈部动脉损伤

颈部大动脉的损伤常引起猛烈的出血，在短时间内即可导致病人死亡。如果伤道狭窄（刺伤或弹伤），血液不能向外流出，则引起很大的血肿，不但压迫气管而使呼吸困难，往往还可形成搏动性血肿（假性动脉瘤）；如果同时损失颈部大静脉，则往往可在颈总动脉和颈内静脉间形成动、静脉瘘。在颈部大动脉的损伤中，以颈总动脉的损伤最为常见。紧急处理：可在锁骨上方将颈总动脉直接压向颈椎横突，手术处理须在胸锁乳突肌内缘进行切开显露。在 40 岁以上的病人，结扎颈总动脉或颈内动脉易引起同侧大脑半球的严重循环障碍（约 40%病例），因而可发生偏瘫或死亡；在年轻病人，因颅内两侧颈内动脉间经动脉环的侧支循环尚充分，结扎颈总动脉或颈内动脉后多不发生严重后果。原则上，在颈总动脉或颈内动脉损伤时,应尽力施行修补、对端吻合或血管移植手术。锁骨下动脉损伤时,如果加以结扎,引起上肢坏死的可能虽然不多(约10%病例),但仍应急诊,施行动脉修补、对端吻合或血管移植手术为原则。显露锁骨下动脉常需切断锁骨和前斜角肌。在颈部除颈总动脉、颈内动脉和锁骨下动脉三条主动脉外,其他动脉如颈外动脉等损伤时,均可在其损伤处的上下予以结扎,而不致发生严重后果。破损的管壁应加切除,以避免发生继发感染和术后再出血的危险。

(二)颈部静脉损伤

颈部大静脉(颈内静脉、颈外静脉、锁骨下静脉)的损伤,虽然也能引起严重出血,但其主要危险是发生空气栓塞。尤其是颈根部的静脉,其壁与颈筋膜粘连,在损伤后静脉腔不易陷缩,仍继续张开着,促使空气侵入。空气进入静脉时,常伴有吸吮声,病人有恐惧、呼吸急促、脉搏快而不规则,以及胸痛等症状。大量空气进入心脏内,心脏搏动立即停止,病人立即死亡。

大静脉出血的紧急处理措施是暂用手指或绷带加以压迫。手术处理时应将病人的头、颈、躯干上部降低,同时给予加压呼吸。一般都在静脉伤处的上下予以结扎,不致发生严重后果。但在结扎颈内静脉时,据统计有3%的病人死亡,其原因是对侧颈内静脉的发育不全。因此,在颈内静脉损伤时,仍应以施行静脉修补、对端吻合或血管移植手术为原则。在发生严重的空气栓塞时,立即试行右心室穿刺,吸出空气,有时能挽救病人的生命。

(三)颈根部或胸廓出口处的血管损伤

该部位的穿通伤、刺伤或钝性损伤均能使主动脉弓分支血管损伤,如无名动脉、锁骨下动脉、颈总动脉及其伴行静脉。该处损伤的潜在危险在于早期症状模糊,不易诊断。Lim 1982年报道,约有1/3病例无明显临床征象。局部可能有大出血或内在血肿,或可扪及震颤,远端动脉搏动减弱或消失;如血肿压迫食管,可出现吞咽困难;如有皮下气肿,则提示并发气管、肺或食管损伤。必要时可做主动脉造影术。锁骨下动脉及腋动脉损伤常伴发肩关节脱位、骨折、臂丛神经损伤,应仔细检查,以明确诊断。手术切口必须充分暴露该处动脉,常用胸骨正中劈开切口或锁骨上切口,并切除锁骨内侧段,迅速控制损伤动脉的上、下端,做血管重建术。必要时做前胸切口,可探查胸内血管。颈部血管损伤的处理:

1.颈总动脉和锁骨下动脉损伤 根据Inni等报道,很多颈动脉损伤经立刻结扎或修复后,都发生了死亡或偏瘫。因此对颈动脉损伤采取了延期修复,而在紧急手术,只做简单的清创术,小心勿使血块脱落。预防感染,观察有无搏动性血肿的继续扩大。在出血已停止或血肿已局限化的病例,可等到已形成假性动脉瘤或静脉瘘后再做修复手术。Hughes认为,即使伤后1天仍有出血的病例,只要不影响呼吸,仍以延迟手术为宜。此种处理方法亦适用于锁骨下动脉。对于已有颈总动脉和颈内静脉的动静脉瘘形成病例,修复手术应在急性期进行,不但操作容易,且效果亦较好(Haimovici,1973)。若在修复以前已出现神经症状,早期修复可使神经症状减轻或消退。若症状出现为时过久,则无恢复的希望。

2.在胸出口处修复大血管 由于解剖学关系,暴露较为复杂,为了控制受伤血管的出血,首先要暴露其近侧的血管,腋动脉损伤可经锁骨下暴露,但其第一段损伤或锁骨下动脉损伤,则须先做锁骨上切口,用以控制锁骨下动脉,切除锁骨近侧段,然后延长切口由锁骨下暴露腋动脉。锁骨下动脉近端、无名动脉或颈总动脉损伤,可做第三肋间隙与锁骨上联合切口,切除锁骨近段和胸肌;亦可做锁骨上与胸骨联合切口,切除胸骨。

3.术后处理血管修复后,有人用不同程度的制动,有人则鼓励自动或被动性运动。比较一致的意见是:合并骨折者,术后要上石膏管型,将管型剖为两半,再用绷带包扎。股骨骨折要用骨牵引。在没有骨折的病例,可只用石膏托固定 2 周。受伤血管常常发生痉挛,修复后的血管亦可因痉挛而使血流中断。使血管闭塞的另一原因是血栓形成,故对痉挛和血栓的防治是处理血管伤的重要问题。

(1)血管痉挛的处理:因挫伤、挤压和撕裂伤引起的血管痉挛,手术暴露后可见管径明显变细;严重者可呈白色索条状,可使少量血液通过,或完全闭塞使血流中断。一般可用温水湿敷或 2%~5%罂粟碱湿敷、1%~2%普鲁卡因湿敷或外膜剥离(动脉周围交感神经切除)等解除之。有些顽固性动脉痉挛不能用上法解除者,陈中伟和于仲嘉医师所用节段性加压扩张术获得了良好效果。

节段性加压扩张的方法,是将痉挛的血管暴露后剥离其外膜,从痉挛的血管近端开始,在间距 5cm 处夹住,并将其分支夹住,用较细的针头,将温热的肝素盐水溶液(肝素 65mg 稀释于生理盐水 1000mL 中)加压,由管壁穿刺注入。扩张后,逐段将血管夹下移,使痉挛血管逐段扩张。交感神经节阻滞、补充血容量和注意保暖,也是防治血管痉挛的有效措施。据陈中伟等报道,针刺相关穴位及耳针(交感、内分泌等穴)对解除血管痉挛也有良好效果。

(2)抗凝剂的使用:血栓形成是手术失败的重要原因之一。由于受伤修复后的血管易有血栓形成,故术后常规使用抗凝剂。常用的抗凝剂是肝素和低分子右旋糖酐等。

1)肝素:肝素的抗凝通过以下作用:①在开始凝血时,它可防止因子Ⅸ被因子ⅩⅠ的激活;②肝素有抗凝血酶作用,可抑制纤维蛋白原被凝血酶变成纤维蛋白;③大剂量使用,可防止凝酶对血小板的作用,可减少血小板的黏着性。肝素发生作用迅速 (10~15min),作用消失很快(2~6h)。一般静脉注射每日用量为 200~300mg,加于 5%葡萄糖液 1000mL 内静脉滴注;亦可每 4~6h 静脉注射 50~100mg。肝素在应用中是否已起到作用,很难测定。个别病人对肝素的反应不同,用后常有渗血现象,出血明显时,可用鱼精蛋白中和之。

2)右旋糖酐:是分子量和分子大小不同的葡萄糖聚合物的混合物。分子大小和结构不同的右旋糖酐有不同的作用,特别在对血球和血液黏稠度的影响方面。临床使用有二种制剂:①右旋糖酐 70,平均分子量 70000,一般用生理盐水配成 6%溶液;②右旋糖酐 40,平均分子量 40000,用生理盐水配成 10%溶液,临床应用以低分子者为好。低分子右旋糖酐的抗凝机制说法不一。这些说法是:①可降低血的黏稠度;②可改变血小板的数目;③可在血管内膜的表面形成一薄膜,用以阻止由血管壁而来的凝血酶原;④可增加红细胞的电荷,因而增加了红细胞互相排斥之力,避免了互相集结。这些说法虽然不一,但其抗凝作用已得到了一些实验和临床的证实。每日用量可为 500~1000mL,静脉滴入,连续使用数天,并不发生毒性反应,对休克伤员可用至休克恢复以后。使用低分子右旋糖酐的禁忌证是：血小板减少症、充血性心力衰竭和肾脏疾患。低分子右旋糖酐注射后,约70%在数小时内由肾脏排出,故有一定利尿作用,但也容易引起水电解质特别是钙离子的丢失,故在使用中须注意电解质的调整。其他并发症是出血和过敏反应,但较少见。

3)双香豆素:主要作用是抑制肝脏产生凝血酶原。用药后在24~48h后才起作用,但维持时间较长,可由肠道吸收,故适宜口服,开始用量可为每日150~200mg,2d后减为每日25~50mg。在服药期间,每日要检查凝血酶原时间,若凝血酶原时间减至正常人的10%~20%,服药量应减半,减至10%以下时应立即停药。

使用双香豆素的并发症是凝血酶原过低,引起血尿和黏膜出血。发生出血后,除停药外,须立即静脉注射维生素K1或输入新鲜血液。注射维生素K1后,约6h起作用。

4)阿司匹林:有减少血小板黏附聚集和血球集结的作用,可改善微循环。每日剂量可为15~3.0g,分3次服用。

以上抗凝药物,肝素和右旋糖酐作用快,但维持时间短,故适于在短期内(3~6d)使用。对血管挫伤较重,需要长时抗凝者,则宜换用双香豆素,一般可用至2~3周。

第四节　颈部气管损伤

颈段气管损伤,临床上多见于青壮年,因此年龄组的人是工农业生产和各行各业的主力军;老年人和儿童也有发生。颈段气管损伤的原因很多,概括为机械性、物理性和化学性三大类。各类中又因具体情况不同而损伤程度、范围也不同。颈段气管损伤的同时常伴有喉部损伤。

【病因与病理】

颈段气管损伤的原因有机械性、物理性和化学性三类。

(一)机械性损伤

1.闭合性损伤　多发生于车祸的摔伤、压伤、挤压伤或撞击伤;也发生于工矿或建筑业中的工伤事故,如从高处坠落、车辆冲撞、大面积塌方等致气管穿孔、破裂或离断;还见于打架斗殴时的拳击、棍伤、扼伤、扭伤等;又如矿井内的瓦斯爆炸后混合气体的巨大压力冲击波,亦可引起颈段气管破裂或断裂。

2.开放性损伤　与闭合性损伤不同,颈部皮肤和气管黏膜均有破损的创口。平时有刃器伤或切割伤;战时多为火器伤,如枪弹或弹片伤,损伤可为贯通型或盲管型;刎颈或被杀亦可造成颈段气管损伤。在开放性创伤中,较严重者为纵隔穿透伤所造成的气管、支气管裂伤。如仅颈段气管损伤,则可形成皮下气肿,后果尚不严重;如同时伤及颈部大血管,则后果不堪设想。胸段气管损伤可形成纵隔气肿,伤员可因休克、窒息而死亡。以上所述为来自气管腔外的力所造成的气管损伤,称为腔外伤。腔内伤多为医源性,如:①病人全麻半清醒状态做气管插管时,头部躁动或操作者技术不熟练,均可损伤喉部或气管内黏膜。如病人频繁刺激性咳嗽,则可使插管下端不断碰撞气管壁,造成气管黏膜损伤。②自主呼吸不能或呼吸力弱的病人,需借助于呼吸机辅助呼吸。长期用带气囊的插管或带气囊的气管套管,气囊持续充气,压迫气管壁,使黏膜缺血、坏死,造成气管型假膜性气管炎。严重者假膜剥离阻塞气道而致窒息死亡。③尖锐异物刺伤气管或穿透气管壁,造成黏膜感染、糜烂。④气管切开的小儿或少年,如插入过粗的气管套管,亦可造成气管黏膜的缺血坏死。国外有人报道(Nordin,1979),套囊的充气压力达 6.7kPa(50mmHg)时,黏膜内血管将受压力缺血;如仅为 2.7~53kPa(20~40mmHg),则黏膜不受损伤。

(二)物理性损伤

平时气管的物理性损伤多为热灼伤,即吸入一种干热气体或高压蒸汽所引起的气管黏膜灼伤,往往同时伴有面部皮肤灼伤。干热气体或高压蒸汽多发生于通风不良的环境。战时气管灼伤多见于燃烧弹、原子弹和热核武器的爆炸;亦可由于在枪、炮弹引发的大火环境中停留,吸入热空气所致。气管黏膜灼伤后,发生局部充血、水肿、渗出、坏死。肿瘤病人的放射性治疗,如放射量设计不当,亦可造成气管灼伤。由于 X 射线的穿透力强,易被深层细胞吸收,如大剂量的照射,则其破坏力较强,日后形成严重瘢痕狭窄。

(三)化学性损伤

常见于化学工业中 NAbbedl。在生产过程中因操作不当,或因设备陈旧,使有害气体跑漏挥发,而污染空气。长期慢性吸入有害气体,可以严重损害身体健康。有害的刺激性气体多种多样,可因其种类、浓度、水溶性及吸入时间的长短不同,决定气管黏膜的损伤程度和范围。

总之,浓度越高、水溶性越大的气体,对气管黏膜的损害就越重。如水溶性大的刺激性气体氨,低浓度时仅对黏膜有刺激作用,使黏膜充血、分泌物增多,高浓度时则引起上呼吸道炎症,并可致肺充血、水肿及出血。又如水溶性小的刺激性气体光气,因其水溶性小,在上呼吸道时遇水分很少溶解;继续深入肺泡后,则损害肺泡壁,使肺毛细血管的内皮损伤并破坏其渗透性,大量液体渗出后入肺泡,引起急性肺水肿。故水溶性小的气体对气管黏膜损伤轻,而对肺泡的损害却很重,应该引起重视。化学毒剂或毒气对气管、支气管黏膜的损伤见于战时,最常见的是磷。当含磷炸弹、燃烧弹等爆炸后,磷的颗粒附着于呼吸道黏膜上并不断氧化燃烧,引起气管黏膜的深度烧伤直至气管黏膜上皮及黏膜下各层破坏和坏死。磷还可由烧伤面被吸收入血内,发生全身性作用,引起肝脏等脏器的损害。

【临床表现】

按其病因,可有不同的临床表现。

1.机械性损伤　如为轻微裂伤或钝伤,可有短促干咳及轻微疼痛;裂伤较大者,有剧烈咳嗽及呼吸困难,可因缺氧出现青紫,甚至咯血。开放性损伤者,可出现皮下气肿或纵隔气肿。如气管裂伤口与颈外相通,可听到气管内气体吹出的声音。如同时损伤颈部大血管,则可造成深部或纵隔血肿,血可流入气管内引起窒息死亡。

2.物理性损伤　热灼伤引起的气管黏膜损伤,病人可出现疼痛,咳嗽时加重,分泌物增多等表现。如同时伤及喉头,则伴有声嘶,严重者可出现呼吸困难。

3.化学性损伤 低浓度慢性吸入气管损伤者,可有流涕、喉痒、咳嗽等症状;如引起明显的气管、支气管炎症和肺炎,则出现体温升高,咳嗽加剧,痰液增多等表现。短时高浓度的化学性损伤,可出现反射性喉痉挛而窒息,或引起气管黏膜脱落阻塞呼吸道而窒息,出现全身性变化者则后果更为严重。

【诊断】

开放性机械性损伤的诊断不难,闭合性损伤的诊断在无呼吸困难的情况下行支气管镜检查即可明确诊断。物理性和化学性损伤,经详细询问接触史,出现上述症状,诊断亦无多大困难。

【治疗】

(一)机械性损伤

1.维持呼吸道通畅 此为首要任务。在出现呼吸困难时,首先插入带气囊气管导管,气囊充气后之气管插管有以下作用:①防止伤口血液流入气管内;②可自导管内吸出气管内血液及分泌物,保持呼吸道通畅;③需要时可用人工呼吸器辅助呼吸。气管插管最好不超过72h;如届时仍不能拔管,应行气管切开术。

2.止血 对严重出血,充分暴露伤口方能看清出血部位,竭尽全力结扎所有出血点。如有大血管出血,应先以指压住出血部位,控制出血,在充分暴露后探查,视情处理。如无法修复血管,应行结扎,以避免致命性大出血。

3.伤口局部处理 轻微气管裂伤,无须局部处理,只需在损伤部位的下方行气管切开,使气流改道,给裂伤口以恢复的机会;如为断裂,应立即进行吻合;如为较大裂伤,应行修复缝合。掌握的原则是气管内黏膜要完整,不留创面,以防肉芽生长,日后形成瘢痕而狭窄。如黏膜缺失过多,应就地取材(用筋膜或血管壁)修补缺损处。

(二)物理性损伤

1.早期气管切开 气管灼伤病人多同时喉头灼伤,容易发生呼吸困难,早行气管切开,增加呼吸道内有效呼吸量,随时吸出分泌物,保持下呼吸道的通畅,防止下呼吸道分泌物潴留而造成的肺内感染。

2.肾上腺皮质激素的应用 对部分喉及支气管痉挛的病人,应短时内快速注入大量肾上腺皮质激素(翁瀛,1984)。可在1~5min内静注氢化可的松1500~3000mg,或地塞米松120~200mg,可以使症状缓解。肾上腺皮质激素的应用,还可以防止日后的瘢痕形成。

3.全身治疗 早期输液应以胶体液为多,非胶体液不宜过多,以免促使肺水肿的发生。如发生肺水肿,应积极处理,控制输液量,使用利尿剂。应鼓励病人咳嗽,帮助痰液引流,保持呼吸道通畅。加强气管切开的护理,雾化吸入湿化剂,以利痰液排出。全身应用抗生素,以防止呼吸道感染等。

(三)化学性损伤

(1)有呼吸困难或痰液较多者,应行气管切开。

(2)雾化吸入与刺激性有害气体或毒气相对抗,中和或稀释药物。输液以减少全身性吸收,增加排泄。

(3)全身性治疗:进行输血、输液等支持疗法.加强护理,使用全身抗生素以防感染等。

(4)对症处理局部情况,如气管内有伪膜,应设法取出,以防呼吸道阻塞。

【护理】

向病人讲解相关知识,解除其紧张、恐惧心理,增强病人战胜疾病的信心,以最佳的心理状态配合治疗护理。佩戴颈托,限制过屈和过伸,减少颈部活动。头颈躯干保持在同一水平面上,翻身要同轴,侧身时头下垫枕,保持头颈躯干在同一轴线上。严密观察病人生命体征的变化,如病人呼吸过快、胸式呼吸或腹式呼吸减弱,血氧饱和度降低,需行气管切开,呼吸机辅助呼吸。定时翻身、叩背,促进排痰,预防坠积性肺炎等肺部并发症的发生。病人要卧床休息,减少不必要的搬动。经常按摩受压部位,减少身体突出部位受压时间过长,促进血液循环,防止褥疮发生。每日口腔护理一次,保持口腔清洁,防止口臭、口垢,观察口腔黏膜有无糜烂及出血,如发现异常及早处置。进食易消化富含营养食物。

第五节　甲状腺功能亢进症危象

甲状腺功能亢进症危象(简称甲亢危象),是甲亢病人长期未经治疗或治疗不当,或未控制病情在应激情况下,致甲状腺激素合成和分泌加速,释放入血过多,引起高热、失水、衰竭、休克、昏迷等危重状态。如未及时救治,易危及生命。

【病因与发病机理】

引起甲亢危象的常见原因是创伤、感染、糖尿病酮症酸中毒、妊高征等。甲亢手术诱发的甲亢危象,都在术后 36h 内发生,其原因除术前准备不充分,甲亢程度较重外,手术操作时过多挤压,分离切割甲状腺组织使大量甲状腺素进入血液。甲亢病人在采用放射性碘治疗前,未能控制甲亢症状或放射性碘使腺体损伤(放射性甲状腺炎),甲状腺激素骤然释放入血过多,均可引起甲亢危象。少数甲亢病人虽已经进行抗甲状腺药物控制,甲状腺功能处于正常状态,但因紧张、劳累或药物中断时也可以发生。其发病机制主要有以下两个方面。

1.机体氧化作用增大　甲状腺激素释放入血过多,机体氧化作用增大,磷酸化相应不足,致产热和耗热均增加,能量产生减少,促使脏器,特别是肾上腺皮质、肝、脑等功能衰竭。发生高热、失水、衰竭等严重症状。

2.交感神经兴奋增强　血中甲状腺激素水平升高,使交感神经和肾上腺素能神经活性增加,儿茶酚胺释放增强;甲状腺激素尚可直接增强儿茶酚胺类活性、增加组织对儿茶酚胺的敏感性,致神经及心血管系统症状更为严重。儿茶酚胺类激素分泌和释放增加,但因代谢亢进致肾上腺皮质激素分解和代谢加速,导致肾上腺皮质功能不足,加重失水、休克。

【临床表现】

男女均可发病,但以女性及中老年人多见。甲亢危象的发病率占整个甲亢病人的 1%~2%。甲亢危象的发病多在数日以内,继之出现下列各系统症状和体征。

1. 代谢亢进症状 体温迅速升高,在 1~2d 可达极度高热,通常在 39℃以上,可至 41℃,且持续不降,一般退热药物及降温措施均无效。高热同时多汗或大汗淋漓,皮肤湿热、潮红,继之汗闭,皮肤干燥、失水。

2.神经及精神系统症状 病人多有精神紧张、恐惧感,或有变态心理,极度烦躁、焦虑,手抖和震颤加重。继之乏力、嗜睡、谵妄、昏迷。老年甲亢危象病人可出现神志淡漠、少语、嗜睡等症状,称为淡漠型甲亢危象,容易误诊和漏诊而危及生命,应予以注意。

3.心血管系统症状 心悸、气促加重,脉率增快,心动过速达 120~180 次/min。可出现心律失常,以期前收缩多见。中老年病人易出现心房纤颤,甚至心力衰竭,血容量降低,血压下降,周围循环衰竭。

4.消化系统症状 食欲锐减、恶心、呕吐、腹泻,少数危重病人因肝脏葡萄糖醛酸转移酶活性下降,胆红素转化障碍,发生黄疸、肝脏增大、肝功能异常,为极凶险的征兆。

【诊断】

(一)临床特点

主要诱因有感染、手术前准备不充分、重症创伤、严重精神刺激等。早期表现为原有的症状加剧,随着病情的发展,可出现烦躁、呼吸急促、恶心、呕吐、腹泻、大汗、体重锐减,体温可高达 10℃以上,心率在 160 次/min 以上,甚至出现虚脱、休克、嗜睡、昏迷等。

(二)辅助检查

1.甲状腺摄 ^{131}I 率 在服 ^{131}I 3h 超过 30%,且高峰提前。

2.血清甲状腺素测定 包括总甲状腺素(TT4)、总三碘甲状原氨酸(TT3)、游离甲状腺素(FT4)、游离三碘甲状原氨酸(FT3)均升高显著。甲亢危象在以往未做出甲亢诊断又无明显突眼及甲状腺肿大的病人中,极易误诊和漏诊。特别是老年甲亢危象病人应予以注意,以免失去救治时机而危及生命。因此,特别要注意鉴别诊断。

【治疗】

甲亢危象的防治应以预防为主,如患者接受手术前应有充分的术前准备,出现感染时应积极控制感染。一旦出现危象,则应采取以下措施。

(一)降低甲状腺激素水平

应快速降低甲状腺激素的合成、分泌与释放,以降低其作用。

1.抑制甲状腺激素的合成 常用抗甲状腺药物抑制甲状腺激素的合成,有甲巯咪唑(他巴唑)、甲亢平、甲(丙)基硫氧嘧啶类药物。首选丙基硫氧嘧啶 400mg,每 6h1 次,必要时可从鼻胃管注入。该药尚可抑制周围组织中的 5 脱碘酶,降低 T4 转换成 T3。亦可采用他巴唑 20mg,每 6h1 次口服。

2.抑制甲状腺激素释放　碘剂可抑制甲状腺素的释放。在上述药物应用 1~2h 内,静脉或口服大量碘溶液,可在 10% 葡萄糖溶液 500mL 中加入碘化钠 0.25~0.5g,静脉滴注 12~24h,或口服复方碘溶液每日 30 滴左右,并逐渐在 2 周内停用。碘剂对术前已 1mL 服碘剂的外科甲状腺大部分切除手术后的危象无疗效,因已出现碘脱逸现象。此外,亦有报道采用造影剂胺碘苯甲酸(ipodate)更有效,因含有高浓度碘(617mg 碘/1g),更能阻滞甲状腺激素的释放。胺碘苯甲酸剂量为每日 1~3g,口服。

3.降低周围组织对甲状腺激素的敏感性　β 肾上腺素能阻滞剂作用迅速,对危象效果佳。其中普萘洛尔除了有降低周围组织对甲状腺激素—儿茶酚胺的反应外,还有抑制外周 T4 转换为 T3 作用,故首选,通常 20~40mg,每 6h 口服 1 次,或 1mg 经稀释后静脉注射,视需要可间歇给 3~5 次,但应有心电监护。对伴有心力衰竭、Ⅱ°以上房室传导阻滞、心房扑动、支气管哮喘者应慎用或禁用。这时可选用胍乙啶或利血平。胍乙啶可使组织贮存儿茶酚胺消耗且可阻滞节后肾上腺素能神经释放儿茶酚胺。按 1~2mg/kg 用药,但有直立性低血压的副作用。利血平可使贮存的儿茶酚胺消耗。通常 1~2.5mg 肌肉注射或口服,每 24 小时可用 4~6 次,对休克或虚脱病人禁忌。

4.降低血中甲状腺激素浓度　特殊严重的甲亢危象病人,血液中甲状腺激素浓度极高,用抗甲状腺药物和碘剂不能立即生效,可用下列方法迅速降低血中甲状腺激素水平:①血浆除去法:取病人血 300~600mL,快速离心后,将分离的红细胞加入乳酸盐复方氯化钠溶液中,在 3h 内静脉输注完,如此可重复应用,每 6~8h1 次,甲亢危象可迅速缓解,血中甲状腺激素水平显著降低。②换血疗法:抽取病人血液 300~500mL 后,输入同型等量血液,每天 2~3 次。

(二)降低应激

肾上腺糖皮质激素可减轻危象对机体的应激作用,对可能存在的肾上腺皮质功能不足达到替代治疗作用,并有降低甲状腺激素的分泌和抑制 T4 转换成 T3 的作用。高热、低血压者更宜使用,可应用氢化可的松 200~400mg 静脉滴注,24h 内可重复使用,病情好转逐渐减量至停药。

(三)纠正水、电解质失衡

及早应用生理盐水、平衡盐溶液、葡萄糖液每天 3000~5000mL,以纠正失水,补充血容量,可使血压回升,循环改善。根据血清电解质浓度及心电图监测,如有低钾血症时应补充钾盐。如有严重代谢性酸中毒时,可用碳酸氢钠液静脉滴注。

(四)抗休克

在输液和应用糖皮质激素后血压如仍未回升,循环衰竭严重时,可用血管活性药物,如间羟胺 5~20mg 加入 5% 葡萄糖 500mL 滴注。同时监测血压和尿量的变化。

(五)抗感染

根据甲亢危象病人体内感染状况,适当应用抗生素。严重者应予以大剂量广谱抗生素静脉滴注。

及早控制感染,有利于甲亢危象早期缓解。

（六）一般治疗

甲亢危象病人因长期处于高代谢状态，体内营养底物消耗过多，机体虚弱，故应重视加强营养支持，补充足够的能量。同时消除引起甲亢危象的诱因。

1.吸氧予以持续给氧，流量为 2L/min 以上。

2.降温 ①物理降温法：在头部及大动脉处放置冰帽、冰袋，酒精擦浴，冰生理盐水保留灌肠；②药物降温法：氯丙嗪 25~50mg 肌肉注射或静脉滴注，可降温，且可阻滞中枢神经冲动，如 2h 内体温仍未降，可重复应用 1 次。特殊高热时用醋氨酚（又名对酰氨基酚或退热净）300~600mg 每 4~6h1 次口服。甲亢危象高热时忌用水杨酸类退热药，因该类药物可增加游离甲状腺素和氧耗，对甲亢危象的处理更为不利。

3.镇静 中、青年甲亢病人神经兴奋性异常增强，焦虑、烦躁、谵妄等加重病情的发展，应予以镇静剂治疗。通常用：①安定 5~10mg，每 4~6h 一次，肌肉注射或静脉滴注。②苯巴比妥钠 0.1~0.2g 肌肉注射。③水合氯醛 15~30mL 保留灌肠，均可收到镇静之效。

4.营养支持 甲亢危象病人急需营养支持。神志障碍、吐泻严重的病人应 TNP 支持。衰竭病人输全血、血浆、复方水解氨基酸、三磷酸腺苷、辅酶 A、胞二磷胆碱等能量制剂。大量维生素 B 族如维生素 B1、维生素 B6 每天 100~200mg，肌肉注射；维生素 C 2~5g，静脉注射或静脉滴注。甲亢危象好转后也可从鼻胃管注入富含高蛋白质和维生素的流汁食物，如牛奶、鸡汤、肉汤等。神志恢复后应鼓励其进食流质或半流质食。在充分营养支持，补足热量和能量后，常有利于甲亢危象早日缓解。

（七）去病因治疗

1.紧急甲状腺次全切除术 少数中年女性甲亢危象合并妊娠时，可在上述急诊处理，待甲亢危象缓解后，于低温下行甲状腺次全切除术，可获得母子安全的明显疗效。

2.控制感染 感染是重要的诱因，多为急性感染，尤其是上呼吸道感染，需联用强效广谱抗生素。

（八）并发甲亢性心脏病或心力衰竭的处理

在充分应用抗甲状腺药物的基础上，降低甲状腺功能亢进，使其恢复正常甲状腺功能状态，甲亢心脏病亦可随之改善。并发充血性心力衰竭时应用洋地黄类强心药、速尿等利尿剂。

【护理】

（一）一般护理：

1.休息 甲状腺危象要保持病室安静，通风，无强光及其他不良刺激；保证患者绝对卧床休息，避免精神刺激，控制探视。

2.卧位 甲亢危象患者要采取侧卧位或者侧俯卧位，头部放平偏向—侧，以便于呼吸道分泌物的排出，防止肺部并发症的发生。

3.饮食 指导患者增加营养，选择高热量、高蛋白、高维生素饮食，禁用浓茶、Coffee 等兴奋性饮料，必要的时候放置胃管，维生素量要足，特别是 B 族和维生素 C。

4.褥疮的预防 因患者持续高热，潮湿多汗，甚至大汗淋漓，加上患者烦躁，谵妄抽擦,极容易损伤皮肤,引起感染。所以每日用温热水擦浴—回,并且更换衣服,同时注意保暖,防止受凉而加重病况。保持床铺平整,无褶,床罩要清洁,干燥。昏迷患者要定时翻身,并用樟脑酒精对骨骼突出位置进行按摩,检查受压位置有无红、紫、破溃,以预防褥疮的发生。

5.记录出入量 腹泻、呕吐量和尿量要准确记录,以作为指导每日补液量的根据和了解肾功能的变化,要每日结算—回,每天包括24h内的出入总量。昏迷患者因尿潴留又未设法排空膀胱量使出入量发生误差,所以要常常观察膀胱充盈情况。

(二)病况观察和护理:

1.严密观察病况变化,注意血压、脉搏、呼吸、心率、心律的变化,每15至30分测量—回,作好重症记录。如果有异常要及时通知大夫处理。记录液体出入量。

2.输液时要注意滴速,保持输液通畅。输入碘化钠溶液时,需要用黑纸将输液管、输液器罩上,以避免光照。碘溶液对血管刺激较大,注意不要漏到血管外,要避免浓度太高或者滴注速度过快,以防引起静脉炎与组织损伤。

3.患者体温过高时要及时降温,避免加重脑耗氧量。可以选用氯丙嗪降温。该药即有降温作用,又可阻滞中枢神经冲动,亦可以采用物理降温,方法为头部带冰帽,四肢大血管处放置冰袋等。降温时需紧密观察体温下降情况和—般状态,防止因体温骤降而发生虚脱。

4.甲亢危象患者可出现烦躁、谵妄、抽搐甚至昏迷。所以在治疗过程中要严密观察神志的变化,给予专人护理,加床栏,防止坠床。治疗开始后要紧密观察昏迷程度的改变,并且记录时间,及时报告大夫,以便及时调整治疗方案。神志恢复后亦不能大意,以防因其他原因再度昏迷。

5.因患者恶心、腹泻、呕吐极其严重,造成体液大量丢失,引起血容量不足、电解质紊乱等,因此迅速补液是治疗甲亢危象的—个重要措施,亦是某些药物的重要给药途径;

与此同时还要注意液体的滴速,因为甲亢危象患者大多伴有心功能不全,因此滴速不宜太快,避免加重心脏负荷。依据医嘱所进液体的类别、先后顺序仔细认真核对,严格执行。

6.患者出现呕吐、恶心时,可针刺人中、合谷、曲池等穴位位,必要的时候给予维生素B_6、胃复安等。腹泻严重时,要注意肛周护理,便后清洗肛/门,预防肛周感染,同时要保持被褥的干燥清洁。

7.当患者出现四肢乏力、萎靡不振、肚胀、肠鸣音减弱或者消失,心音低钝时,要尽快补钾,调整饮食,鼓励患者进含钾很高的饮食。出现全身乏力等其他严重缺钾表现时,要及早抢救。及时吸氧,保持呼吸道通畅,协助患者咳嗽时头偏向—侧,以免痰液无力咳出,阻塞呼吸道,必要的时候可拍背协助排痰。补钾可依据缺钾的轻重给予口服或者静脉点滴。点滴时速度不宜过快,浓度不宜太大。—般每天总量3~5克,加入5%葡萄糖1000~1500mL,每天100mL溶液里含钾0.3克为好,1h输入氯化钾不超过1g,滴速每分40滴为好。补钾时要注意患者的尿量,严格把握见尿补钾的原则。

8.紧密观察血压、脉搏的变化是确定休克和监测病况进展的重要措施。当患者出现脉搏细速,血压降低、脉压进—步缩小,尿量减少时,表示病况危重,要马上报告大夫及时处理。

9.观察神志、皮肤的变化当患者出现烦躁,皮肤苍白,然后表现神情淡漠,反应迟钝,口唇肢端发绀、四肢湿冷等,为病况严重表现,需要报告大夫马上采取抢救措施。

(刘霞 龙金荣 叶元元 王静 马淑颖)

第五章 心外科危重病

第一节 肺栓塞

肺血栓栓塞(pulmoary thromboembolism)是指肺动脉及(或)其分支由血栓阻塞,致使所支配肺组织供血阻断而引起的病理和临床状态, 是最为常见的一种肺栓塞(pulmonary embolism)。当阻断肺血流而发生肺组织坏死时, 称为肺梗死(pulmonary infarction)。血栓大部分来源于下肢深静脉或右心腔内血栓脱落,其次来自盆腔静脉。当静脉系统内血栓形成,栓子脱落随血流经腔静脉到右心房、右心室,再排出到肺动脉或其分支,则阻塞分流,导致肺栓塞。此时出现低氧血症,并致使肺动脉压升高,右心负荷增加,出现急性右心衰竭;同时心排出量下降,血压下降,严重者危及生命,可以发生猝死。

【病因】

1.身体不活动　术后长期卧床,尤其是侧卧时,一侧肢体压迫另一侧肢体,阻碍正常的静脉回流。

2.外伤　多见于骨折或血管损伤,静脉壁粗糙,易形成附壁血栓。

3.血液高凝状态　目前机制不明。

4.其他　可能与老年人的各器官系统功能衰退、心脏病和癌肿有关。静脉栓塞的转归:①自溶,约占半数以上,Flance 术前给病人 125I 标记纤维蛋白原系统扫描,发现术后第一天 29 例有静脉栓塞,而第二天只有 6 例;②形成肺栓塞,尸检证明,静脉栓塞形成肺栓塞者约占 1/3 以上;③黏着于静脉壁,被静脉瓣截留,形成机化栓子。

【临床表现】

1.症状　突然发生呼吸困难、气促、胸痛、心悸、窒息感、剧烈咳嗽或咳暗红色或鲜血痰、中度发热,重者烦躁、焦虑、出冷汗、恶心、呕吐、昏厥、血压急剧下降甚至休克、大小便失禁,可迅速死亡。小的肺栓塞可无明显症状。

2.体征　呼吸增快,可达 40~50 次/min。心率加快,重者可有发绀。肺大块梗死区叩诊浊音,呼吸音减弱伴有干、湿性啰音。如病变累及胸膜,可出现胸膜摩擦音和胸腔积液体征。血压降低。心浊音界扩大,胸骨左缘第二、三肋间浊音界增宽,搏动增强,右心室抬举性搏动,肺动脉瓣区第二心音亢进,并有收缩期和舒张期杂音。三尖瓣区收缩期杂音及舒张期奔马律。可有心律失常,如房性、室性早搏,心房颤动,心房扑动,阵发性心动过速,心室颤动,心脏停搏。右心衰竭时,颈静脉怒张,肝肿大有压痛,肝颈静脉返流征阳性,可有黄疸,以后有下肢水肿。少数病人可有血栓性静脉炎的体征。

【诊断】

(一)病史

具有可能形成静脉血栓的基础致病因素,如下肢静脉血栓、心脏病、恶性肿瘤、长期卧床、外科手术、骨折、分娩。

(二)临床表现

根据上述症状和体征。

(三)辅助检查

1.血液检查 血白细胞可轻度增高,血沉增快。血清乳酸脱氢酶常增高(一般在肺梗死 4d 后出现)。血清胆红素轻度增高。血中纤维蛋白降解产物及可溶性纤维蛋白复合物增高。血气分析示 PaO_2 多低于 10.7kPa,$PaCO_2$ 正常或降低。

2.心电图 多有非特异性 ST-T 波改变,可有肺性 P 波,电轴右偏,顺钟向转位,右室肥厚,右束支传导阻滞,心律失常等。少数病人出现 I 导联 S 波深,ST 段压低,Ⅲ导联 Q 波显著和 T 波倒置,呈 S I Q Ⅲ T Ⅲ 型。上述心电较变化,可于起病 5~24h 出现,随病情好转大部分在数天至 2~3 周恢复。

3.X 线检查 典型表现为楔形阴影,尖端指向肺门,但临床较少见。多呈浸润阴影,可单发或多发。多呈片状,圆形,或椭圆形阴影,亦可见肺不张,病变侧膈肌升高。可有少量胸腔积液。病变部可表现为肺纹理减少。重症可出现肺动脉段明显突出,肺动脉主干增粗,心影增大,上腔静脉和奇静脉阴影增宽。X 线表现多在起病后 12~36h 甚至数天后才出现,部分病例及小肺动脉栓塞早期,胸部 X 线可正常。

4.肺扫描征象 ①肺灌注扫描:用。99m 锝等标志的人体人血白蛋白静脉注射后进行肺扫描,如动脉被栓塞,该动脉供血区则出现放射性分布稀少或灌注缺损。本检查有简单、安全、可反复进行的优点。由于灌注扫描缺损可见于肺炎、肺癌、肺结核等多种疾病,因此须参考肺通气扫描判断。②肺通气扫描:用放射性气溶胶雾化吸入,观察肺通气扫描核素的分布,反映肺通气情况,如灌注扫描缺损而通气扫描正常,即肺无血流,有通气,则诊断肺栓塞。如灌注和通气均有相应的缺损,不能确诊为肺栓塞,这也可见于其他肺实质病变,应进行肺动脉造影。

5.肺动脉造影 是目前诊断肺栓塞最特异的方法,可显示栓塞的部位、大小,特别是对未完全堵塞血管的肺栓塞,仍可显示有充盈缺损。同时可测血流动力学变化,如右房、右室压,肺动脉压和肺楔压。适用于临床和核素扫描可疑或需要手术治疗的病例。该检查有一定危险性,必须慎重对待。肺动脉造影不能显示<0.2mm 内径细血管的病变,因此多发性小栓塞常易漏诊。

6.肺栓塞的 CT 征象 肺栓塞的 CT 诊断主要依靠 CT 血管造影(CTA)。其直接征象为在纵隔窗观察到增强肺动脉中栓子所形成的充盈缺损、管腔狭窄及梗阻。可以表现为中心的、偏心的或附壁的充盈缺损,造成管腔不同程度的狭窄或完全性梗阻。间接征象有

"马赛克"征,即由血管梗阻造成区域性血流灌注减小,使正常和过度灌注区形成明显密度差,构成肺野"黑白镶嵌"现象;此外,还有肺出血、肺梗死、继发性肺炎以及陈旧瘢痕条索和伴发胸腔积液等表现。仅有间接征象不足以诊断肺栓塞,但在某些病例仅能见到管腔内的直接征象时,间接征象有助于确定诊断。

7.其他 下肢静脉造影、电阻抗式多普勒超声检查,可检出下肢静脉血栓,对肺栓塞的诊断有一定的参考价值。

(四)鉴别诊断

本病须与急性心肌梗死、主动脉夹层动脉瘤、肺炎、肺水肿、肺不张、哮喘、胸膜炎、气胸、肺肿瘤等相鉴别。

【治疗】

治疗原则是对症处理、溶栓、抗凝治疗,以及外科手术。

(一)一般治疗

(1)立即给予氧气吸入以改善缺氧状态。

(2)静脉注射阿托品 0.5~1mg 以改善肺血管和冠状动脉反射性痉挛,必要时可每 1~4h 注射 1 次。也可用 654-2。还可静脉注射罂粟碱 30mg,每小时 1 次。

(3)胸痛剧烈者可用哌替啶(度冷丁)50mg 肌肉注射,或吗啡 5~10mg 皮下注射。焦虑者可用安定。

(4)抗休克治疗,可静脉滴注多巴胺、间羟胺或多巴酚丁胺。如无效可短期应用大剂量糖皮质激素。

(5)心力衰竭或心房颤动常用毛花苷丙(西地兰)0.2~0.4mg 或毒毛旋花子苷 K0.125~0.25mg 静脉注射。快速室性心律失常用利多卡因静脉注射。

(二)溶栓疗法

大块肺栓塞或伴有休克者早期应用溶栓治疗。近期做过大手术、分娩、严重创伤、颅内出血、严重高血压等禁用。最好在发病 6h 内应用,24~48h 用药疗效尚佳,超过 5d 基本无效。

常用药物有:

1. 链激酶(streptokinase) 有抗原性需做过敏反应。首剂 25 万 u 加入生理盐水 100mL,静脉滴注 20~30min,以后每小时 10 万 u 连续静脉滴注,维持 24~48h。如通过右心导管将药物直接注入有栓塞的肺动脉内效果更好。有人主张短期大剂量给药,即 100 万 u 溶于 5% 葡萄糖液 100mL,1h 滴入。用药过程中要注意出血倾向,如有出血可用 6-氨基己酸治疗。此外,还宜在每 500mL 液内加入氢化可的松 50mg 或地塞米松 2.5mg 以减轻寒战发热等副作用。

2.尿激酶(urokinase) 无抗原性,溶栓作用略强于链激酶,出血并发症较少,但药价较贵。首剂 4000u/kg,10min 内静脉输入,继之每小时静脉滴注 4000u/kg,维持 24~48h。有人提出 200 万 u 冲击量 1 次静脉滴入可提高疗效,但可增加出血倾向。

3.组织型纤维蛋白溶酶原激活剂(tissue type plasminogen activator,t-PA) 是存在于

组织中的一种酶,可将纤维蛋白溶酶原转变为纤维蛋白溶酶而起溶解血栓的作用,它能选择性地与血栓表面的纤维蛋白结合,在局部起作用,不致引起全身性出血。疗效高,并发症少,无抗原性。开始时静脉滴注50mg,2h内滴完,如无效继续滴注40mg,4h内滴完。

4.其他制剂　尚有单链尿激酶型纤维蛋白溶酶原激活剂(SCUPA)、甲氧苯基化纤维蛋白溶酶原—链激酶激活剂复合物(APSAC)等。

(三)抗凝疗法

轻中度肺栓塞可行抗凝治疗,成功地溶栓后可继以抗凝治疗。抗凝治疗有助于防止肺栓塞的再发作,可防止已形成的栓子增大及新栓子形成。应用肝素50~75mg,静脉滴注,每4~6h1次,每次给药前查凝血时间,使之维持在正常的两倍左右,借此来调整剂量。也可持续静脉滴注肝素,250~300mg/d,或100mg深部肌肉注射,每8h1次,查凝血时间。肝素用药3~5d,继以口服抗凝药物治疗。由于口服抗凝药需要1~3d方起抗凝作用,因此肝素须与口服抗凝药重叠应用1~3d。口服抗凝药有新凝片(sintron)首剂12~16mg,第2日4~8mg,以后1~4mg/d;华法林(warfarin)首剂15~20mg,第2日5~10mg,以后2.5~5mg/d维持,查凝血酶原时间在正常的1.5~2.5倍,据此调整剂量。El服抗凝治疗疗程6周到6个月。

(四)手术治疗

1.肺动脉血栓摘除术　对巨大肺栓塞伴有休克,并有溶栓禁忌证者可考虑此手术。开胸后在体外循环下,切开肺动脉取出栓子。手术死亡率高,应取审慎态度。

2.下腔静脉阻断术　有反复栓子脱落导致肺栓塞者或有感染性栓子者可行此手术。可用腔静脉夹、滤过网等方法将栓子筛住,防止栓子进入肺动脉。

【护理】

1.适宜的治疗、休息环境　患者的房间应该舒适、安静,空气新鲜。

2.绝对卧床休息　防止活动促使静脉血栓脱落,发生再次肺栓塞。

3.注意保暖。

4.止痛　胸痛轻,能够耐受,可不处理;但对胸痛较重、影响呼吸的患者,应给予止痛处理,以免剧烈胸痛影响患者的呼吸运动。

5.吸氧。

6.监测重要生命体征:如呼吸、血压、心率、心律及体温等。

7.定期复查动脉血气及心电图。

8.观察用药反应。

第二节　多根多处肋骨骨折

肋骨骨折在胸部创伤中较为常见。可分为闭合性骨折和开放性骨折两种。折断的肋骨可为单根或多根,每根肋骨又可有单处或多处骨折。本节仅讨论多根多处肋骨骨折。

【病因】

肋骨骨折 多由外来暴力所引起。骨折可发生在暴力作用处,即为直接暴力骨折;也可发生在暴力作用以外的部位,即为间接暴力骨折。

1.直接暴力骨折 如硬物直接撞击胸壁,使肋骨在受伤部位向内弯曲而折断,骨折端易移位,刺破胸膜、肺组织及肋间血管,从而产生气胸或血胸。子弹或炸伤引起的骨折常为粉碎性骨折。

2.间接暴力骨折 胸廓前后方受暴力挤压,肋骨过度向外弯曲,常致肋骨中段折断。如挤压伤、坠落伤所致的骨折。这种骨折多在肋骨角处折断,且易多发。也有暴力撞击前胸而发生后肋骨折,或暴力作用于后胸而发生前肋骨折。

3.其他 当肋骨本身有病理变化存在,如营养不良、原发或转移性肿瘤时,稍遇外力就可发生骨折,称为病理性骨折;老年人肋骨存在非病理性的退行性变化,当胸部肌肉急剧而强烈地收缩,如咳嗽、喷嚏时,也可致肋骨骨折。

【病理生理】

多根多处肋骨骨折时,被折断的肋骨的前后端均失去支持,使该部胸壁软化,产生浮动。当吸气时,胸腔内负压增加,软化部分不是正常地抬高而是向内凹陷;呼气时,胸内负压减小,该部胸壁向外凸出,与其他部位的正常胸壁运动方向正好相反,即称为反常呼吸运动同时由于胸部的创伤和骨折,引起剧烈疼痛,严重地限制了胸廓的活动幅度。上述的这些病理生理改变对呼吸机能的影响很大,加之这种损伤常伴有不同程度的肺损伤,故容易导致呼吸衰竭。此外,骨折端刺破胸膜或肺组织,可产生气胸、血胸,出现呼吸困难、皮下气肿和咯血等表现。病人呼吸短促、不敢咳嗽、咳痰,致呼吸道分泌物滞留,则易引起肺不张和肺炎。

【临床表现】

(一)症状

肋骨骨折最显著的症状是局部疼痛,深呼吸、喷嚏和咳嗽时疼痛加剧。骨折端刺破肺组织可有咳血。这种严重的胸部创伤,可因支气管阻塞致肺不张,或伴有肺撕裂伤,支气管断裂等其他损伤,还可因伤侧的胸壁浮动,反常呼吸及纵隔摆动,可发生呼吸困难,严重者出现青紫。甚至发生急性呼吸功能衰竭。

(二)体征

骨折部位压痛,双手挤压胸廓时,骨折部位疼痛加重。扪诊可触及骨擦感并可闻及骨擦音。骨折区的胸壁扁平而失去正常的弓形,吸气时胸壁可见凹陷,呼气时胸壁凸出,即反常呼吸。骨折端刺破胸膜和肺,胸膜腔内空气经胸膜裂口进入胸壁和皮下组织,导致皮下气肿,扪诊时则有捻发感和捻发音。同时常合并有气胸和血胸,并出现相应的症状和体征(另节叙述)。病人多因疼痛而不能深呼吸,则伤侧呼吸音低。还由于深呼吸和咳痰动作受限,分泌物潴留于支气管内,可致肺不张,此侧听诊呼吸音明显低下或无呼吸音。

【诊断】

根据胸部外伤史、伤处疼痛、压痛、胸壁浮动、反常呼吸、局部肿胀、骨擦感和骨擦音,诊断容易确立。胸部 X 线检查可了解肋骨骨折的部位和数目,还可了解有无血、气胸等并发症或胸内其他脏器的损伤。

【治疗】

多根多处肋骨骨折时,由于胸壁浮动、反常呼吸等,对呼吸及循环功能造成严重影响,须积极妥善处理,否则易导致严重的呼吸和循环功能障碍。处理原则包括:①对伴有休克、张力性气胸或严重血胸者,应尽快做相应的急救处理,以挽救生命;②矫正胸壁浮动,消除或减轻反常呼吸运动,促进肺复张;③通过有效的咳嗽、吸引或其他方法,去除呼吸道分泌物,以防止窒息和呼吸道阻塞;④预防感染。

矫正胸壁浮动的方法有以下几种。

(1)包扎固定法:以厚敷料垫盖在骨折处的胸壁上,中等力量加压,宽胶布固定,并用绷带或胸带捆扎。

(2)骨折内固定法:将靠近后部的两个肋骨骨折端分别钻洞,用不锈钢丝穿过并扭紧,或用钢板、螺丝钉固定。一般只需固定靠近后部的肋骨。若合并有胸骨骨折,只需施行胸骨内固定,同样可达到治疗肋骨骨折的目的。

(3)悬吊牵引法:以布巾钳或不锈钢丝绕过折断的肋骨,用绳连接牵起,悬吊固定在床架的固定滑轮上,坠以重物牵引。这种治疗病人常需卧床 1~2 周,易致全身其他并发症,且不易防治急性呼吸功能衰竭。

(4)胸壁外固定牵引法:在胸壁浮动区的中央,选一根下陷的肋骨做牵引点,以 1%普鲁卡因局麻后,用消毒的特制肋骨牵引钩沿肋骨上缘刺入皮肤,紧贴肋骨的胸膜面,绕过肋骨并将其钩住,提起并固定在牵引架上,调节肋骨钩螺丝的松紧度,使浮动的胸壁复原。这种方法能迅速改善呼吸功能,外固定牵引架应安放在胸壁的合适部位,并选择无骨折的胸壁做支撑点。固定完成后,病人可搬运并尽早下床活动。固定 4~6 周,待骨痂形成后方可拆除。

(5)呼吸机内固定法:胸壁浮动是否应手术治疗的意见长期存在争议。Brauer 于 1909年认为,连枷胸的"钟摆气流"是引起缺氧和呼吸障碍的重要原因。据此,肋骨牵引和加压包扎以控制反常呼吸的治疗方法沿用至 70 年代。20 世纪后期,蒋耀光等对钟摆气流研究后指出,呼吸困难系肺挫伤所致。此外,60 年代末期对越南战场高发的"DA LANG"肺的研究发现创伤后 ARDS,此发现使原有的"呼吸机内固定法"风靡 10 余年。1975 年以后认为呼吸机不能固定连枷胸而只能治疗肺挫伤的低氧血症。故对连枷胸主张早期手术固定辅以机械通气治疗肺挫伤 ARDS。

【护理】

多段骨折病人之护理:在多根多段肋骨骨折时,可因前后端均失去支持,而造成该处胸壁浮动,称为连枷胸。大块胸壁浮动,可出现呼气时胸壁向外凸起,吸气时胸壁内陷的反常呼吸,以至引起肺部的通气和气体交换功能减退,甚至呼吸循环功能紊乱。护理时需严密观察病人的血压、脉搏、呼吸,如病人有血压急骤下降、脉搏细弱、快、气短等,应及时告知主管医生,警惕可能有胸腔内脏器损伤大出血。如合并有血、气胸时,应及时给氧气吸入,或行胸腔穿刺、胸腔闭式引流。也常行肋骨牵引固定术,以牵引连枷胸,矫正胸部反常呼吸。如胸壁浮动范围小,一般局部加压固定即可,给适量的镇静止疼剂以减少疼痛。镇痛剂一般不用吗啡,因吗啡有抑制呼吸的作用。

第三节　气管、支气管损伤

气管或主支气管损伤可发生于颈部或胸部的贯通伤、穿入伤,如刀伤、枪伤或其他刃器伤;还可发生于严重的挤压伤,如塌方、车轮辗压、车祸撞击等胸部损伤。此类伤多伴有胸内大血管损伤或张力性气胸,病情凶险,常在未得到及时治疗前而迅即死亡。若能早期发现、早期治疗,效果则良好。损伤性气管、支气管破裂的发生率据国内文献报道占胸外伤的 0.8%~1.7%。破裂可发生于气管或支气管的任一部位,但 80% 位于距隆突 2.5cm 以内。由于颈部气管受下颌骨、胸骨和脊柱的保护,故较胸内气管、支气管损伤的机会要少。

【病理生理】

当胸部发生闭合性损伤,胸部受重物的撞击或挤压,其造成气管、支气管破裂的机理与以下因素有关。

(1)胸廓横径突然增大,两肺同时向外侧牵拉,使左右主支气管在隆突部处于紧张状态,当压力超过一定限度时即发生破裂。

(2)受伤时,病人常紧急屏气,声门完全紧闭,气管腔内压急剧升高,冲击管壁,致气管或支气管的软骨环发生破裂。

(3)减速运动伤,两侧肺门位于脊柱的两侧,当人体前胸突然受到暴力撞击时,悬垂的双肺向后、向两侧运动,由于气管和主支气管比较固定,可因突然受到牵拉而撞击到脊柱的两侧缘,产生剪应力,使主支气管破裂或完全断裂。

【临床表现】

气管、主支气管破裂的病情多十分严重,若未得到及时的诊断和治疗,多数伤员因急性呼吸衰竭而在短期内死亡。少数病人可自行渡过急性期,在伤后数月或数年,因支气管断裂肺萎陷而就诊。

1.颈部气管破裂　多数伴有血管及食管损伤,主要表现为呼吸困难、皮下气肿和伤口漏气。

2.胸内气管、主支气管破裂　其表现与断裂的部位及邻近组织的损伤密切相关,大致可分为以下两种类型。

(1)气管、支气管破裂口与胸膜腔相通主要表现为张力性气胸。紧急胸腔闭式引流后,气体不断逸出,肺不复张。病人表现为呼吸困难、咯血、皮下气肿、纵隔气肿,严重者出现青紫。伤情严重者,因张力性气胸而出现极度呼吸困难,唇及颜面青紫,伤情发展迅速。病人可因严重缺氧而昏迷,也可因大咯血阻塞呼吸道而窒息死亡。病人多呈昏迷状态,气管和纵隔向对侧移位,伤侧出现广泛皮下气肿和纵隔气肿,叩诊呈鼓音,听诊呼吸音消失。

(2)气管、支气管破裂口不与胸膜腔相通可无气胸或仅有轻微的气胸,皮下气肿多见,尤以颈部明显。由于裂口被周围组织阻塞,病人可无咯血。少数裂口位于纵隔内,若双侧胸膜已破,早期表现为胸部皮下气肿,纵隔胸膜可起活瓣作用,随着纵隔内压增高而出现双侧张力性气胸。一些小的支气管裂口可自行愈合,很少因感染而形成支气管胸膜瘘。有些因瘢痕性收缩后而形成狭窄及不全性梗阻。若主支气管完全断裂,则可形成一侧肺不张。

【诊断】

(1)有胸部的贯通伤、穿入伤或挤压伤病史。

(2)有上述临床症状和体征,尤其是胸部闭合性损伤所致的张力性气胸、纵隔气肿及严重的呼吸困难、青紫等。

(3)胸部 X 线检查:病人情况许可时,应摄胸部 X 线正、侧位片以及卧位片,以便了解胸伤的全貌,如气胸、纵隔气肿、血胸、肺萎陷、纵隔及气管位置、膈肌损伤、肋骨、胸骨骨折等。若主支气管断裂可见周围出现气体,站立位胸片显示伤侧肺因失去主支气管近端的悬吊作用而坠入胸腔底位心膈角处,称肺坠落征。高压胸片、肺门断层等可显示支气管锐角扭曲或气柱中断。

(4)纤维支气管镜检查:可直视受伤支气管腔内情况,还可进行选择性造影检查。

(5)早期诊断依据:①受外伤的暴力大,发生多发性肋骨骨折、胸壁塌陷;②大面积皮下气肿并逐渐扩大;③早期即出现严重的呼吸困难、发绀,甚至昏厥;④胸腔闭式引流不断排出大量气体,其他症状无好转或反而加重;⑤胸片显示伤侧严重肺萎缩、纵隔移位,可见肺坠落征;⑥纤支镜或气管造影可做出定位和确诊。

【治疗】

1.急救措施 首先应行紧急胸腔穿刺和肋间插管胸腔闭式引流术,以解除威胁生命的张力性气胸。适时进行气管切开术,可避免因声门关闭而致气管、支气管内压力上升,以减轻气管、支气管裂口的漏气,减轻气胸、皮下气肿和纵隔气肿,还可及时清除呼吸道的分泌物和血液,以及进行人工辅助呼吸(HFV)。待伤情好转后再考虑进一步的处理。

2.早期气管、支气管修补术 经上述急救处理,病人病情稳定后,即应争取早期手术修补气管或支气管的裂口。

(1)颈部气管破裂病人取仰卧位,先在低位做气管切开,然后解剖找到气管破裂口。若为部分裂伤,则缝补裂口;若为完全性断裂,则将远端气管断端解剖剥离出来,修整后再做气管端端吻合术。

(2)胸内气管主支气管破裂常见肺门后上方纵隔胸膜下有积气或气泡冒出,经此剪开纵隔胸膜,探查破裂部位、范围和损伤程度,再决定手术方式。显露右主支气管时,宜结扎、切断奇静脉;显露左主支气管时,避免伤及肺动脉,喉返神经和食管。气管支气管裂口或断端,须将断面边缘修整,缝合时务将黏膜对齐,也可行间断黏膜外对端缝合。同时应切断下肺韧带。

3.后期处理　主要依据肺部情况确定。若支气管远端和肺无感染,应尽可能行重建术;若支气管断裂的远端已有感染或因肺不张伴有不可逆的肺纤维化,一般不做重建手术,宜行肺切除术。

4.气管、支气管破裂的修复手术　术者必须与麻醉师密切合作,行支气管插管麻醉,也可用较长的单腔插管,剖胸后将导管插入健侧主支气管,以保证术中气体交换。解剖时先显露远端支气管,吸净其内的积血及分泌物,再于近端肺或瘢痕、肉芽组织内解剖显露近端支气管断端(多于断裂时缩入纵隔内),用组织钳夹持其边缘将其提出,仔细修剪两断端,显露软骨环,松解下肺韧带和肺门蒂组织。气管、支气管勿游离过长,以免影响其血运,尽量使两断端管径相近对合正确。吻合时采用 1 号丝线或细尼伦线做黏膜外间断对端结节缝合,线结打在腔外,应使吻合良好,完全无张力。吻合完毕于附近胸壁切取一带蒂胸膜片覆盖并固定于吻合口周围,尔后检查远侧肺的膨胀情况,必要时进行鼓肺,以促使肺组织复张,并试验检查吻合口有无漏气。冲洗胸腔,放置上、下两根胸腔引流管,接水封瓶。术后注意清除呼吸道分泌物,保持气道通畅,注意伤侧呼吸音,必要时摄胸片观察肺膨胀情况。给予呼吸道雾化吸入抗生素,鼓励病人努力咳嗽,将积聚在小支气管内的脓状分泌物尽快咳出,以促使肺复张。还有人主张术后可行纤维支气管镜检查,彻底吸痰,并观察吻合口情况。若发生吻合口狭窄,须两周以后开始在支气管镜下扩张,每周 1~2 次,直至吻合口通畅为止。

第四节　张力性气胸

张力性气胸亦称高压性气胸或活瓣性气胸,是一种危及伤员生命的胸部损伤。气体来源于较大的肺裂伤,亦可来源于支气管破裂或食管损伤。

【病因】

当胸部遭受到直接暴力或间接暴力损伤后,致肋骨骨折,骨折端内陷刺破胸膜,进而刺伤肺组织或支气管、食管等,裂口与胸膜腔相通,且形成活瓣。吸气或咳嗽时,肺内压力升高,活瓣开放,空气进入胸腔;呼气时活瓣关闭,气体不能排出。胸膜腔内气体不断增加,压力增高,即形成张力性气胸。此外,某些开放性损伤,若胸壁伤口较小,而且与胸膜腔以活瓣形式相通,吸气时敞开,呼气时关闭,外界空气不断进入胸膜腔,压力迅速升高,亦可形成张力性气胸。当胸膜腔内气体增多,压力急剧上升后,伤侧肺被空气压缩而萎陷,并将纵隔推向健侧,使健侧肺间接受压,上、下腔静脉失去胸腔内负压的作用,加之有移位扭曲,静脉回流受阻,故而在短期内可导致呼吸、循环衰竭。

【临床表现及诊断】

1.症状 伤员受伤后短时间内即出现显著的呼吸困难、发绀,严重者出现烦躁不安、甚至休克、昏迷。

2.体征 伤侧胸壁饱满,呼吸运动明显减弱,常伴皮下气肿及纵隔气肿,气管、纵隔向健侧移位。伤侧叩诊鼓音,心浊音界移向健侧。听诊呼吸音消失。

3.胸腔穿刺 穿刺针一进入胸腔,针栓即被顶出。排出大量气体后,短时间内胸膜腔内即又有大量积气重新形成张力性气胸。部分病例可同时伴有血胸。

4.X线检查 胸透或胸片可见伤侧胸腔内大量积气,肺被压缩而完全萎陷,纵隔显著移位。

【治疗】

治疗原则是迅速排出气体,伤侧胸膜腔减压,并及时解除对肺和纵隔的压迫。

1.现场急救 立即用12~16号注射针头于锁骨中线第3肋间插入排气,并用橡皮管连接于水封瓶,使胸内积气能持续排出。紧急时或需要转运伤员,可于注射针头的尾端加一橡皮手指套,指套顶端剪一小口。伤员呼气时小口开放,气体即可排出;吸气时橡皮指套与针头尾端紧贴闭合,外界空气不能进入胸腔,如此可逐渐将胸腔内气体排出。

2.胸腔闭式引流 经肋间穿刺排气只是暂时性的急救措施,治愈张力性气胸则需做胸腔闭式引流术。由于外伤性气胸大多与血胸同时存在,故宜选择伤侧腋前线第6或第7肋间隙安置闭式引流管,连接于水封瓶。若肺损伤较轻,闭式引流即可将气胸解除,多于3~7d排气停止,若经胸部X线检查肺已复张,则可拔除引流管。

3.复合伤的处理 若经闭式引流后仍有大量气体或新鲜血液持续排出,则可能有支气管断裂或肺广泛裂伤或胸腔内血管破裂,此时则应及时行剖胸探查术;若合并有肋骨骨折,则需做相应的固定;若为火器、刃器所致的胸壁开放性损伤合并的张力性气胸,除按上述方法排气减压外,还应及时予以清创、缝合、包扎。

【护理】

1.严密观察患者生命体征的变化,注意意识、瞳孔,观察胸部和腹部体征及肢体活动情况等,了解有无复合伤。

2.保持患者呼吸道通畅,如出现呼吸困难、发绀现象,应立即给予吸氧,氧流量2~4L/min。

3.多根多处肋骨骨折患者出现反常呼吸时,应配合医生采取紧急措施固定。

4.出现张力性气胸应迅速配合医师在患者锁骨中线第2肋间行粗针头穿刺减压。

5.出现开放性气胸应立即用凡士林纱布及厚棉垫加压封闭伤口。

6.血胸患者应密切观察血压、脉搏、呼吸等情况,如出现失血性休克应迅速建立静脉通路,按医嘱补充血容量。

7.行胸腔闭式引流术患者按胸腔闭式引流术后护理常规护理。

8.行胸带固定的患者要经常检查胸带是否松动。

9.疑有心脏压塞的患者,应积极配合医师紧急处理,按医嘱尽快准备剖胸探查术。

10.按医嘱给予抗生素和止痛药物。

11.协助患者进行有效的咳嗽排痰和深呼吸锻炼,观察并记录痰量及性质

第五节　大量血胸

【病因】

1.胸部创伤　在胸部创伤中,血胸的发生率很高。积血可来源于损伤的纵隔血管、心脏、心包、膈肌、胸壁、肺组织破裂或多处的联合损伤。

2.医源性　可来源于胸腔穿刺、锁骨下静脉穿刺所致的血管损伤,外科手术尤其是肺胸膜剥脱术易发生术后血胸。

3.自发性　少数病人可出现自发性血胸。

【病理生理】

心脏、大血管损伤所致的血胸,伤员多死于现场。临床常见的血胸多为肺组织和胸壁血管损伤所致。血胸的严重程度与失血的速度、失血量及对呼吸循环功能的影响直接相关。积血量在500mL以下的少量血胸,病人可无明显压迫或失血表现,立位X线检查可见肋膈角变钝或被充盈;积血量在1000mL左右的中等量血胸,病人明显的胸内压增高症状和失血性休克表现,立位X线检查可见阴影达到胸腔中部;积血量超过1500mL的大量血胸,病人感严重胸闷、胸痛及呼吸困难,并有严重失血性休克表现,X线检查见整个胸腔出现阴影、伤侧肺完全萎缩、纵隔明显向健侧移位。临床上大部分病侧血胸与气胸并存,对病人的影响也比单纯血胸更为严重。血液在胸腔内由于肺的呼吸运动和心脏的搏动起去纤维作用,故可较长时间保持液体状态。经过一定时期,积血刺激胸膜,产生渗液,渗出的纤维素敷盖于胸膜表面,形成凝血性血胸,可使肺的呼吸功能减弱。血液积聚于胸腔可因细菌感染而发生脓胸,有时还可发生胸壁蜂窝组织炎。

【临床表现】

1.症状　血胸的症状因出血的速度和出血量而异。少量血胸无明显症状,只能在X线检查时发现。中等量或大量血胸则有急性失血和休克的表现,病人面色苍白、气促、口渴、呼吸浅快、脉搏细速、血压下降。积血压迫肺和纵隔,并影响健侧肺功能和静脉回流,病人

则有呼吸困难和组织缺氧的各种相应表现。

2.体征　大量血胸时肋间隙饱满,叩诊呈实音。若同时存在气胸,则上胸部呈鼓音,下胸部呈实音。听诊伤侧肺呼吸音明显减弱或消失。若出血为进行性,则上述表现可逐渐加重。

【诊断】

1.病史　对有胸部外伤、手术或穿刺病史者,伴有胸腔积液体征,则应考虑血胸的诊断。

2.X线检查　胸腔内少量积血,可见肋膈角变钝或消失;大量血胸时,伤侧呈现片状密而均匀的阴影,纵隔向健侧移位;若血胸与气胸同时存在,则可见胸腔内气液平面。

3.胸腔穿刺　若能抽出不凝固血液,即可确定诊断。抽出的血液可进行血细胞计数和细菌培养来明确有无继发性感染,并为选用有效抗生素提供依据。

4.早期活动性出血的判断　可根据以下几项指标进行判断:①经输血后病人情况无明显改善,呼吸、脉搏、血压仍不稳定或继续恶化;②经胸腔闭式引流管不断流出鲜血,或经胸腔穿刺抽出积血后又迅速积血,或抽出的血液很快凝固;③血细胞压积、血红蛋白或红细胞计数持续下降。

【治疗】

血胸的治疗可因是否存在活动性出血、出血的速度和量、是否存在感染及病程而采取不同的措施。

1.单纯性血胸　血胸若同时伴有气胸,则宜于腋前线第七肋间行胸腔闭式引流术。若为单纯性血胸,于腋后线第八、九肋间胸腔行穿刺,抽出胸腔内积液,以尽量抽净积血为原则,可使肺迅速复张。穿刺须在严格无菌的条件下进行。X线复查若又有积血,则再行穿刺抽液。

2.进行性血胸　凡有进行血胸,出血量大而且速度快或伴休克,在输液输血补充血容量的同时,立即做剖胸探查进行手术止血。如为肺撕裂伤出血,应妥善修补;心脏或大血管损伤出血,应施行可靠的修补止血;胸壁血管损伤出血,应给予结扎或缝扎止血。

3.感染性血胸　对血胸伴有感染者一经证实,均应及时做胸腔闭式引流术。

4.机化性血胸　胸腔内积血如未及时给予引流则可发生机化,胸膜外有增厚的纤维层形成,此时应行纤维板剥脱术,切除其纤维层,以促进肺复张。手术时间宜在伤后 4~6 周进行。

第六节　损伤性膈肌破裂

【病因】

胸部闭合性创伤产生膈肌破裂或膈肌受刀刃、枪弹的直接损伤,均可引起创伤性膈疝。膈肌破裂,尤其是破裂较大者,由于胸腔内为负压,腹内脏器很易疝入胸腔。膈肌破裂有的能在伤后复苏和治疗过程中得到早期诊断,尤其是左侧膈肌破裂伴脾破裂者。有的则因伴随伤复杂而严重,乃至影响或掩盖膈肌破裂的诊断。右侧膈肌破裂时,由于有肝脏可暂时堵住其裂口,或肝脏疝入胸腔后在 X 线片上误以为是右膈肌升高或右下肺挫伤和实变,因此其症状不如左侧明显,容易误诊和漏诊。左侧膈肌破裂时,胃、横结肠、脾及小肠均可疝入胸腔。

【临床表现】

急性期病人由于伤侧肺受压萎陷,心脏被推向对侧,则产生呼吸和循环障碍。其主要表现为剧烈胸痛、呼吸困难、发绀和创伤性休克。部分外伤后膈肌裂伤小,或为腹腔脏器遮掩,或疝入胸腔的脏器不多,或为网膜封闭,则诊断多被遗漏,病人进入潜伏期。此期间,病人可毫无症状。大部分潜伏期的病人在外伤后 3 年内常因腹内压增高等诱因进入肠梗阻或绞窄期。此时病人症状明显,除胸痛、呼吸困难等症状以外,还有急性机械性肠梗阻的表现,如出现腹痛、呕吐等。疝入的肠管还可能发生绞窄、穿孔,此时病人呼吸困难进一步加重,胸腔内大量积气积液,可很快发生中毒性休克,若治疗不及时,很快死亡。体检胸部,叩诊有浊音和鼓音区,呼吸音减弱或消失,有时可听到肠鸣音或气过水音。

【诊断】

根据病史和临床表现即可做出初步诊断。摄 X 线片可见到在胸腔内有含气、液体的胃肠影像或实质性脏器影像,若吞入少量钡剂,则可确诊。此外,若在插胃管时遇到困难或插入胃管后摄 X 线片,发现胃管全部位于胸腔内,也可确诊。

【治疗】

穿透性创伤性膈肌破裂一旦诊断确立,就应及时手术修补。非穿透性膈肌破裂多合并有腹内脏器损伤,故应经腹手术,同时行膈肌修补和处理损伤的腹腔脏器,但当疑有胸内脏器也同时损伤时,则应另做胸部切口或延长腹部切口至胸部,以便处理胸内脏器的损伤。若无腹腔内脏损伤,或诊断被延迟的慢性膈疝如肠梗阻时,则可经胸腔行膈肌修补术。当慢性膈疝合并肠梗阻甚或绞窄时,应采用胸腹联合径路,在处理梗阻肠管的同时修补破裂的膈肌。无论采用哪种径路,膈肌裂口均宜采用粗丝线直接缝合关闭,若缺损太大不能直接缝合时,则用自体组织(如阔筋膜)和人工材料如 Marlex 网、硅橡胶片等进行修复。

第七节　胸腹联合伤

胸腹联合伤是胸腹部创伤中较严重和复杂的一种损伤，休克发生率高达60%以上，死亡率达25%~35%。胸腹联合伤除胸腔和膈肌损伤外,常合并有腹腔内多个脏器同时损伤。伤员不仅有呼吸、循环功能障碍,同时还有胸腹腔脏器破裂、出血、胃肠穿孔污染等,可产生严重感染和休克。故病情往往非常凶险,伤情复杂,若诊断不及时或处理不当,常导致病人很快死亡。

【病因】

1.战时损伤　胸腹联合伤多见于战时,其发生率约占伤员总数的0.29%。致伤原因大多数为弹片伤和枪弹伤。致伤类型有盲管伤、贯通伤及切线伤等。

2.平时损伤钝性伤　如车祸、挤压、高处坠落、高建筑物倒塌、重物撞击胸部等可同时产生胸部损伤、膈肌破裂和腹内脏器损伤。锐器刺伤、火器伤等开放伤较为少见。

【临床表现】

胸腹联合伤常兼有胸部和腹部损伤症状,临床表现复杂,症状和体征各不相同,严重者出现呼吸困难、发绀及休克。胸部损伤后因胸腔的稳定性和完整性遭受破坏,导致呼吸、循环功能紊乱,如出现颈、胸壁皮下气肿、纵隔气肿、移位、反常呼吸、呼吸困难、咯血、青紫甚至休克。腹部损伤的主要表现为内出血,如血腹、呕血、便血、血尿等,严重者出现失血性休克。若有空腔脏器损伤则出现腹痛、恶心、呕吐、腹肌紧张、腹部压痛及反跳痛,严重者出现感染性休克。

【诊断】

胸腹联合伤伤情复杂,临床表现严重,容易漏诊。当胸部损伤表现明显时,只注意了胸部伤而忽略了同时存在的腹部损伤;或当腹部损伤表现明显时又易忽略胸部损伤的存在。应根据外伤史、症状和体征、辅助检查及全面了解伤情,综合分析及时做出诊断。一般认为,若胸部损伤出现腹部表现,或腹部损伤出现胸部症状,则应考虑胸腹联合伤。胸部或腹部损伤后,伤员出现严重的呼吸困难,难以纠正的休克,大量胃肠内容物污染胸腔、腹腔,以及腹内出血、腹膜炎表现等,都能做出胸腹联合伤的肯定诊断。若为开放伤则应按照体表伤口所在位置、伤道走行方向判断体内受伤的组织和器官,如锐器斜刺入下胸部,可同时刺破膈肌、肝脏或胃、脾等;火器贯通伤则要考虑受伤时的体位及金属异物在体内遇阻力所产生的方向偏移。胸部贯通伤凡有一处伤口在第6肋平面以下者即可形成胸腹联合伤。X线检查是诊断胸腹联合伤的常用而可靠的检查手段,摄立位或卧位X线胸腹平片,若发现有血气胸、肋骨骨折、纵隔移位、膈下游离气体、胸内有肝、胃、肠等疝入,多可明确诊断;还可确定异物的位置。当疑有腹腔内出血或腹膜炎时应及时做诊断性腹腔穿刺检查,必要时可行腹腔灌洗;当疑有胸腔内出血或积气时,可行胸腔诊断性穿刺。胸腹联合伤有时诊断较为困难,为避免漏诊,凡出现下列情况之一者,应高度怀疑胸腹联合伤的存在:①胸部损伤后,腹部出现内出血、弥漫性腹膜炎表现,或腹部渐塌陷、胸部能闻及肠鸣音;②经胸穿刺能抽出消化道内容物,或经胸腔引流管或胸背部伤口流出消化道内容物;③腹部损伤并有严重的呼吸困难、青紫、皮下气肿、触及肋骨或胸骨骨折、气管和纵隔移位;④胸腹部 X 线摄片发现腹内脏器疝入胸腔,或进口位于胸部的火器伤金属异物位于腹腔内;⑤胸背部的多处盲管伤,伴有明显的腹部损伤的表现。

【治疗】

胸腹联合伤伤情复杂,救治困难,预后难测。治疗时应按医疗急救原则,分别轻重缓急,有重点有步骤地进行。首先应紧急处理严重威胁伤员生命的损伤,如呼吸功能紊乱应迅速改善呼吸功能;对失血性休克者应尽快恢复有效循环血量等。此外,还应及时进行手术处理。

(一)急救

1.改善呼吸　迅速疏通呼吸道并保持其通畅,斜坡卧位,给氧,加压包扎胸部伤口,纠正反常呼吸运动;胸腔穿刺抽气、抽液或胸腔闭式引流。

2.纠治休克　扩容、补液、输血;心包穿刺以解除心包填塞;酌情使用血管活性药物。

3.处理合并伤　若合并有颅脑损伤、骨折等,应视具体伤情进行适当的处理、包扎和固定。

(二)手术治疗

1.手术原则　①处理严重威胁伤员生命的出血;②闭合胸部创口,改善呼吸功能;③缝合破裂的组织和器官;④清除严重挫伤的组织;⑤恢复胸腹腔的完整性。

2.术前准备　除进行上述必要的急救处理外,还应常规留置胃管、导尿管,大剂量联用抗生素以预防或控制感染。

3.手术方法　对胸腹联合伤手术治疗的途径主要依据胸腹腔脏器损伤的具体情况而定。可选择胸腹部分别切口,也可选择胸腹部联合切口。对胸部损伤伴血气胸的伤员,应先行胸腔闭式引流术,既可治疗,又可借以观察伤情,只有当胸内发生大出血、心包填塞、气管或主支气管断裂才是紧急剖胸探查的手术适应证,此类损伤占胸部损伤的 2%~5%,故需开胸者为数不多。腹腔脏器的损伤,则应行剖腹处理,若腹腔穿刺阳性,进行性贫血或有腹膜刺激征,应及时行剖腹探查,根据具体伤情而做相应的处理。一旦发现有突入胸腔的腹内脏器,则应及时还纳回原位,并修复膈肌破口。

4.术后处理　除继续抗休克治疗外,还应行胸腔闭式引流、膈下双套管引流;胃肠减压、合理使用抗生素,以及防治并发症。

【护理】

1.严密监测生命体征　胸腹联合伤合因病情危急,来势凶猛,伤势严重,临床表现复杂,因此要严密监测生命体征,及时发现病情变化,积极配合医生进行抢救。严密观察病情变化,做到早发现早处理。生命体征的监测:若出现心率变快,血压急剧下降。伴头晕、面色苍白、四肢冰冷等可能是心脏严重受压或大量内出血,应及时报告医师尽快做出处理。吸氧,氧浓度3~4L/min。对呼吸困难者,行气管插管呼吸机辅助呼吸。患者常取伤侧高坡卧位,躯干微屈,以减少腹腔脏器疝人胸腔及对胃肠的牵拉 。

2.抗休克 胸腹联合损伤患者因失血量多,有效循环血量减少,血压下降,短时间内可因失血性休克而死亡。要迅速应用静脉留置针建立两条以上静脉通路,积极补液、输血,补充血容量,纠正失血性休克。

3.保持呼吸道通畅 清除口腔及咽部异物,使呼吸道通畅,对休克或昏迷病人取平卧位,头偏向一侧,防血块、呕吐物堵塞气道引起窒息。立即给予鼻塞或鼻导管吸氧,创伤严重者行气管插管,以改善缺氧状态,维持有效的呼吸功能。血压平稳又无禁忌的患者取半卧位,胸部有开放性伤口,应立即用无菌纱布封闭,使开放性气胸变成闭合性气胸。对张力气胸可在伤侧第2肋间锁骨中线处插入一粗针头,减轻胸腔内压力,然后行胸腔闭式引流术,尽快改善呼吸功能。

4.加强心理护理 胸腹联合伤的患者病情急、重,需立即进行手术。绝大多数患者都存在紧张、恐惧,部分有窒息感,甚至有临终样的恐惧感,处于这种精神极度紧张状态下施行手术是非常不利的。因此,我们要以和蔼亲切的语言对病人进行安慰和解释,对手术可能留用氧气导管、引流管、胃肠减压管、胸腹引流管、导尿管等的重要性和目的,均应作详细介绍;使患者消除不良的心理因素,树立战胜疾病的信心,主动配合手术及护理。

第八节 心脏大血管损伤

心脏大血管损伤并不少见。武汉大学附属第一医院30年心胸外科急诊819例,心脏大血管损伤占3.2%。本章重点介绍作者的抢救经验和体会,对主动脉破裂进行讨论,并介绍近年来有关急诊室开胸救治心脏贯通伤的新成就。

一、急性心包填塞

【心包的应用解剖】

心包位于中纵隔内,是一个密闭的腔,囊壁由纤维层和浆液层构成。纤维层韧厚,弹性差,故急性心包内压力增加时,容易产生心包填塞征。浆膜层又分为脏层和壁层两部分,脏层心包贴在大血管起始部的称血管外膜,贴在心脏表面的称心外膜。脏层心包在心脏和大血管根部反折到壁层形成壁层心包。大血管根部被脏层心包分隔成两组:主动脉和肺动脉隔为一组,形成心包横窦;上下腔静脉和左右肺静脉隔为一组,形成斜向间隙称心包斜窦。心脏手术时常以此为标记安置束带或探查有无畸形血管。心包腔为一狭窄的间隙,腔内正常可有20~50mL的浆液,心脏跳动时起润滑作用。心包腔的绝大部分围绕在左右室和心尖部,对心脏搏动十分有利,此处也是积液常聚积的地方。心包积血时,由于搏动的搅拌作用,纤维素容易在该部沉积,是为缩窄性心包炎粘连最韧厚处。另一方面,左心室搏动最活跃,把纤维素沉着物推向搏动稍差的右室面,因而手术时可见右室面纤维板增厚明显。心包上方由纤维性心包经气管前韧带与气管相连,前方经上下胸骨心包韧带附着于胸骨,借此心包和心脏能比较稳固地固定在中纵隔内。心包下方以疏松的结缔组织与横膈中心腱和左侧部分膈肌相连,所以,临床上常以剑突旁膈下途径行心包穿刺,此途径较为安全。心包前方右侧胸膜反折可达正中线,而左侧下方有一 8cm×10cm 的三角区,无胸膜覆盖,相当于左胸骨旁三、四、五肋间,此区域亦常作为心包穿刺或心内给药的途径,一般不会损伤胸膜腔。心包外侧,左右各有相应的膈神经紧贴心包外壁下行,为缩窄性心包炎切除范围的标记。心脏手术时心包引流切口也常位于膈神经后方。

【病因】

急性心包填塞是指心包腔内液体急剧聚积,临床多见于血心包。心包囊不能迅速伸张扩大,导致心包内压力增高,妨碍心室舒张期充盈,静脉血液不能充分回入右房右室,导致中心静脉压升高。回心血量减少,必然产生心搏量和血压下降、脉压变小、心输出量下降,为代偿上述变化,心率呈现增快。

急性心包填塞最常见的原因为:

(1)心包、心脏和大血管外伤破裂出血。

(2)急性心肌梗死后心脏室壁瘤的破裂,冠状动脉瘤或主动脉瘤破裂。

(3)急性全身感染或邻近器官组织感染穿破至心包腔的产气菌感染。

(4)医源性:如心脏术后出血、心肺复苏并发症、血管内插管或心脏起搏导线引起心脏穿孔、冠状动脉造影、心血管造影等所引起的并发症。

(5)其他较少见的原因有:心包结核或新生物出血,坏血病或血小板减少症、血管胶原性疾病等引起的出血。心包内压力增高的程度与下面因素有关:①心包顺应性;②积液量增长速度;③心脏正常或有病理性增大。

心包的弹性虽小,但在一定范围内其内压可保持相对稳定,一旦超过阈值,压力即迅速上升。动物实验充分证明此现象。临床工作中,常遇到积液增长速度快,积液量仅150~200mL 即可引起心包腔内压明显上升,产生严重的心包填塞症状。所以,对急性心包填塞十分危重的病人,如能及时给予穿刺减压或做彻底引流,均能挽救其生命。但是,慢性心包积液,由于心包顺应性增加,即使积液至数百毫升,也不致引起心包内压显著上升。

于心包内注入生理盐水至160mL 时,心包内压力曲线陡然上升,此时心室不能充分舒张,舒张期充盈不良。因为右心室的舒张期充盈有赖于静脉压和右室舒张压之间的梯度,若心包腔压力使右室舒张压上升,使舒张早期的迅速充盈消失,则回心血量减少,心搏量下降,静脉压升高。最初代偿性心动过速尚能维持心输出量,交感神经兴奋增强,心收缩力也增加了心脏射血分数。当心包腔压力进一步增高,超越其代偿能力,则产生 Beck 氏三联征,甚至发生心搏停止。

【诊断】

急性心包填塞的诊断主要依据病史和临床症状。

(一)病史

有外伤、感染、曾安置起搏器等病史,心包有原发肿瘤(如间皮瘤)突然恶化等。

(二)Beck氏三联征

传统认为三联征是病人必有的典型征象。但据Shoemaker观察,仅占外伤病人的35%~40%。心影缩小征亦不多见。

1.静脉压增高 静脉压可高达20~30cmH$_2$O以上(1cmH$_2$O=98kPa),颈静脉明显怒张。急性病人肝脏可不增大。

2.血压下降 动脉压进行性下降,脉压缩小,表明病情危重。可出现休克征象,烦躁、面色苍白、皮肤湿冷,甚至意识丧失。

3.心脏大小 心脏不一定扩大,心音遥远、低沉,心前区不能触及心尖搏动。

(三)X线检查

急性小量心包积液(尤其是心包内出血者),量虽小,因心包内压迅速增高也可产生严重填塞症状。成人心包积液少于250mL,X线难以显示,所以心脏轮廓并不扩大。若病情允许透视或计波摄影,则可见到心脏搏动微弱征象。

(四)奇脉

正常吸气时,动脉收缩压可下降1.3kPa以上,故奇脉会被误解为正常深吸气期动脉压下降的夸大现象。吸气时心包内压力下降,右心室充盈量增加。然而在心包填塞时,由于左右心室竞争心包腔有限的空间,且室间隔左移,故左室充盈较易受影响,以致左室每搏量下降。此外,由于吸气时肺静脉压力比心包腔压力下降较多,故肺静脉容量扩大,这也减少了左心室的充盈,心搏量下降,出现奇脉。

(五)心电图

可呈现低电压,对急性心包填塞并无特殊意义。积血者可出现高尖T波。心脏破裂出血,可出现心动过缓,心电-机械活动分离。积液量大者,因心脏在心包内摇摆,心电轴随心脏跳动有交替性改变。

(六)超声心动图

如病人情况允许,此项检查对心包积液病人是一种最简便、准确的非侵入性诊断方法,可见心包腔内液性暗区。急性心包填塞病人在呼气末及舒张期末右心室面积明显减少,提示右室受压。若行心包穿刺,则右室受压征消失。

(七)心导管检查

心导管检查证明,心包填塞时早期代偿机制是中心静脉压升高。心包内压力也升高,心室早期快速充盈受阻,以致舒张早期中心静脉压和心室压力短暂下降现象都消失。此外,在整个舒张期,所有心内压力均与心包内压力相等。若有左室功能不全,则左室、左房及肺毛细血管楔压高于右室压。

（八）心包穿刺

既是诊断又是治疗的重要手段。

【鉴别诊断】

1.急性充血性右心衰竭　心脏急剧增大,而 X 线检查肺野清晰。也可出现血压下降,中心静脉压上升,但极少发生奇脉。超声波检查无心包积液特有征象。

2.风湿性心脏病充血性心力衰竭　听诊有瓣膜杂音。心包腔可有少量积液,但较少见奇脉。既往有较长期风湿病史,起病缓慢。

【治疗】

根据血液动力学的变化,急性心包积液(血)立即出现静脉压升高,继而产生动脉压下降。这两个阶段对诊断及治疗有重要意义。前者为早期诊断的重要指标,若动脉压下降,表示病程已至晚期,则抢救时间迫在眉睫,不容迟缓。

（一）治疗原则

(1)胸部损伤后,若心包填塞症状发展缓慢,或经穿刺治疗后,积液非血性或系旧积血,症状明显缓解,可以严密观察。若再出现填塞症状,应考虑手术探查。

(2)心包填塞症状发展迅速,常有心脏损伤存在,试验穿刺可取得黏稠全血样积液,即使症状能得到片刻好转,也应积极进行手术治疗。穿刺阴性,并不能完全排除心脏损伤,应根据体征及时手术探查。

(3)为了维持心室充盈压,应用血管扩张剂可增加心搏量。异丙。肾上腺素增加心率及心肌收缩力,心搏量增加,并降低周围血管阻力,故可用以改善心包填塞病人的心输出量。去甲肾上腺素为 α 受体兴奋剂,增加血管阻力;洋地黄由于有增加后负荷的作用,也不能增加心包填塞者的心搏量,故心包填塞病人不宜使用。

（二）心包穿刺术

1.指征　①心包填塞症状危及生命;②收缩压较正常值低 3.4kPa 以上;③呼吸紧迫,进行性低血压,颈静脉怒张;④诊断性穿刺。

穿刺包应包括:短斜面长穿刺针(16~20 号)、30mL 注射器、三通接头及连接橡皮管、带导线的鳄鱼夹、止血钳、5mL 注射器及 1%普鲁卡因、手套及无菌巾。另备心电图仪、除颤器及急救药品。

2.穿刺途径　①胸骨旁穿刺:胸骨旁 1cm、第五肋间为无胸膜区(有慢性阻塞性肺部疾病病人例外),此途径简便,不损伤胸膜,但有损伤冠状动脉左前降支的危险。②剑突旁穿刺:在剑突与左肋弓角下方 1cm,经膈肌穿刺心包前下方,是目前最常用的途径。但在肝脏肿大时不宜采用。③心尖区穿刺:由左锁骨中线内侧第五肋间穿刺,易损伤胸膜及肺脏,产生气胸危险性较大,且易损伤心脏,现已少采用。

3.剑突旁穿刺方法　病人体位取坐位、半卧位、平卧位均可,烦躁者,术前注射安定。用局部麻醉药在穿刺点先做皮丘,并向深部浸润。穿刺针与腹壁成 30°~45°角刺入。一般进针 3~5cm 可达心包壁,术者有"抵抗感"后,轻微用力将穿刺针稍推进 2~3mm 即进入心包腔,此时应有"突破感"。连接三通接头、30mL 注射器及橡皮管即可反复抽吸排出心包积液。为安全起见,将鳄鱼夹与穿刺针头座部相连,导线另一端与心电图胸前导联相接。用心电图监测,进针过程中,ST 及 PR 段都抬高,则表明已触及心包,而且心包腔内无积液;若有 ST 段抬高,并有摩擦感,说明已触及心室;如果 PR 段抬高,说明触及心房。在监测下可防止穿刺针进入没有积液的心包腔;也可及时后退穿刺针,避免心肌或冠状血管损伤。如果抽出血液而无 ST 或 PR 段移动或心律失常,则说明血液不是由心腔抽出来的。如果病人有陈旧性心肌梗死,室壁瘢痕化或有浸润性心肌病,针头进入此心肌的电安静区而无心电图变化,术者应注意此特殊情况。

抽出积液是否心腔血液?抽出物若为血样心包液体,血细胞压积应低于静脉血,不凝固,滴在纱布上中心呈深红色斑,外周是浅红色晕圈;而心内血液则为均匀扩散呈深红色斑点。若仍不能鉴别,可经穿刺针注入靛青蓝绿染料,若穿刺针至心内,则用光电密度计在耳郭处可测知染料已通过人体。抽取积液应分别送常规检查、细胞病理学检查及细菌培养。

(三)心包造口引流术

心包造口的手术指征是急性化脓性心包炎并发严重心包填塞。此法不仅可以充分引流心包积液,且可提供心包病理检查标本。手术损伤小,可在局部麻醉下进行,不必开胸,对呼吸循环功能扰乱少。对非常危重且急迫需要心包引流抢救的病人,常取得较好的效果。但也有引流不畅,拖延病程,引流后可能后遗缩窄性心包炎等缺点,需再次手术治疗。近 10 年来,若病人一般情况能耐受,对急性化脓性心包填塞病人行急诊心包切除术,效果也很满意。

手术方法:

1.胸骨左旁心包造口术 1%普鲁卡因局部浸润麻醉,于胸骨左旁 2cm 自第三至第五肋软骨做直切口,肋间组织再次浸润。剥离第三、四肋骨骨衣,切除该段肋软骨。于第四肋间做心包穿刺试验,证实心包积液诊断,缝扎第三肋间血管,此处血管多已分为上下两支,应分别予以处理。纵行切开心包,心包液送细菌培养及药敏试验,取小块心包组织送病理检查。吸尽脓液;若有局限分隔腔隙,可用手指轻轻分离,任其自然引流。收效明显,血压上升,脉压增宽,填塞症状立即改善。术后取半卧位,敷料湿透,及时更换。术后 10d 左右可能再出现轻度填塞症状,根据作者临床观察,多数病人心包腔为增生肉芽组织,给予强心、利尿处理,待粘连肉芽组织逐步吸收,症状可逐渐缓解。极少数病人因引流不畅有局限积液者,可行手指探查分离引流。心包造口 4~6 周自行愈合。

2.剑突下途径 局部浸润麻醉后自剑突沿左肋弓做弧形切口,切除剑突。切断腹直肌鞘及部分腹直肌附着部,可显露膈面心包,试验穿刺确诊后,切开心包引流。此途径暴露较上者差,故较少采用此法。

(四)急诊心包切除术

由于麻醉技术的进步和抗生素发展,成为当前专业医师常选用的术式。病人取平卧位,左侧垫高 30°。沿第四肋间做前外侧剖胸切口,经第四肋间进胸。以大纱垫保护游离胸腔,经试验穿刺证实诊断后,在左膈神经前 2cm 处切开心包,向右尽可能达到右膈神经前方大血管起始部,使右心室、左室及心尖部裸露,心脏表面稠厚脓液及纤维素沉着,可用温生理盐水反复冲洗。取出大纱垫,清理胸腔,于腋后线第六或第七肋间放置多孔胸腔引流管接水封瓶。丝线分层结节缝合胸壁各层。术后全身使用广谱抗生素控制感染,加强呼吸道和引流管管理,保证术侧肺充分膨胀,并注意支持治疗。术后大多数病人胸部切口一期愈合,极少遇到切口感染。

二、闭合性心脏损伤

早年曾有"commotio cordis"一词,当时认为系外伤后心脏功能性改变。现今证明钝性暴力作用人体,尤其是前胸部,能引起多种类型心脏结构的病理改变,称为闭合性心脏损伤。闭合性心脏损伤常同时合并有身体其他部位损伤,心脏体征及症状常被掩盖,诊断也常遗漏。ParmLey 总结 353 例尸检,发现胸部挫伤引起心脏破裂的病例中仅 1 例能生前明确诊断。作者医院有 2 例前胸钝性冲击伤病人,因不能及时就诊而死亡,尸检证实为钝性外伤性右心室破裂。

【损伤机制】

现代高速动力交通工具日益增多,胸部挫伤在交通事故中并不少见。由高速运动突然减速是最常见产生损伤的剪切应力。车辆冲击的力量及突然减速的惯性作用,使人体内脏和血液循环反流,致心脏受到损害。损害范围大小及严重程度取决于与生物力学有关的力的大小,作用时间长短和减速变化快慢。用牛顿运动定律表示:$F=MA$,在减速情况下则 $F=MD$,$D=V2-V1/t$。F 为作用于脏器的力,M 为受力脏器的重量,D 为减速程度,$V1$ 为起始速度,$V2$ 为终末速度,t 为速度变化时间。心脏位于脊椎和胸骨间,直接挤压暴力可能造成心脏损伤。若受伤时间恰在心脏充盈期,则易致心脏破裂。飞机飞行坠落丧生者80% 有心脏损伤。外力作用于腹部、下肢,则通过"流体冲击效应"(hvdrolic ram effect)迫使腹内脏器向上移动而造成心脏损伤,病人胸部并未受到暴力直接作用。Arenberg 曾观察,凡有肋骨骨折的病人,胸内脏器损伤反而少见,主要因为作用力在胸壁,缓解了暴力的冲击作用,胸内脏器得到了保护。Ferguson 支持上述理论,他观察 19 例外伤性室间隔缺损病人,仅 5 例并发有肋骨或胸骨骨折。

【分类】

心脏各部分结构和所处解剖位置不同,对暴力耐受也不一致。常见胸部闭合性损伤引起的心脏损害有:

1.心包　①破裂;②血心包或心包填塞;③心包炎。

2.心肌　①挫伤;②破裂;③室间隔穿孔;④晚期瘤样变。

3.瓣膜、腱索、乳头肌损伤。

4.冠状动脉　①挫伤及栓塞;②破裂伤;③冠状动脉瘘。

【常见的闭合性心脏损伤】

(一)心包破裂

1.心包破裂的发生率 根据 ParmLey 在 546 例闭合胸部挫伤尸检中统计,有心包破裂者 71 例。但对实验室动物模型观察,其发生率甚高,18 只犬中有 14 只产生心包破裂。撕裂多位于心脏基部,近心浆液膜反折处,呈横形撕裂。本症的最大危险是心脏通过破裂口疝出至心包外发生嵌顿,这也是急性死亡的主要原因。暴力若为垂直方向,心包破裂多在膈神经之前上方或后方,左侧破裂较右侧多见,常并发心脏挫伤。

2.临床表现及诊断 单纯心包破裂可无显著临床症状,若破裂口很小,心脏挫伤又不严重,可不产生任何特殊症状。若破裂口较大,最危险的情况就是出现心脏脱位疝入胸腔,产生心脏受束缚症状,静脉回流障碍、静脉怒张、心音微弱、心动过速及低血压;也可出现冠状动脉受破裂口边缘压迫,产生心肌供血不足征象。心脏脱出并非全是伤后即刻发生,有的出现于心包破裂数日后。

X 线检查:心脏脱出时心脏轮廓外周有局部隆起阴影。若同时有肺不张、血心包或室壁瘤则不易鉴别。并发气胸者,空气进入心包,有气心包征容易明确诊断。

心电图检查:因心脏移位,则心电轴偏移,并常见 ST-T 改变及束支传导阻滞。一旦心脏复位,心电图立即恢复正常。

3.治疗 紧急开胸探查,将心脏复位,并关闭心包裂口。关闭时心包留小口做引流。若破裂在膈神经前方,则需在后方另做小切口,以便心包引流;若仅为气心包或破裂口甚小又无临床症状者,则无须特殊治疗。

(二)心脏挫伤

1.定义 凡钝性暴力造成心脏损伤,而不合并原发心室破裂或心脏内结构损伤者称心脏挫伤。心脏外科医生往往认为心脏挫伤无足轻重,其实愈来愈多的报告证明许多外伤病人不幸因此丧生,所以本症再不能不引起临床医师的注意了,需用现代病理概念去认识心脏挫伤。早在 17 世纪,Broch(1676)、Bla:ncard(1688)、Nebel(1696),以及 Akenside(1764)报告了胸部受非贯通性暴力冲击,引起心脏挫伤晚期死于心室或心房破裂。至 1935 年 Beck 做了动物模型的病理观察,提高了对心脏挫伤的认识。

2.心脏挫伤的病理变化 心脏挫伤的程度,可以从微小的心外膜裂伤到大片心脏损害。往往心外膜小片状出血,其下方可能有大块心肌挫伤。有时外膜下仅仅出现水肿,而病理检查可见系列变化过程,心肌纤维损坏,甚至变性、坏死,修复期的白细胞浸润,以及瘢痕形成。严重室间隔挫伤病人,其心脏表面可能检查不出受挫伤痕迹,此种病理改变与心肌梗死病理改变截然不同,前者由正常心肌组织突然成为损伤组织,而后者有逐步变化的病理过程;但是二者的病理组织学变化又极相似,都具有心肌细胞坏死,中性白细胞浸润,出血的吸收,瘢痕愈合。故晚期对两者的诊断必须根据病史、病程特点、冠状动脉情况等鉴别。大面积心肌损坏,大多早期即死亡,死亡原因包括心室纤颤、心搏骤停、心室破裂或心衰等。

3.诊断 临床诊断较困难,主要是与心肌梗死的鉴别。

(1)胸痛:根据文献资料,心肌挫伤病人大多数有胸痛。胸壁损伤也出现疼痛,但深呼吸时疼痛加重。心肌梗死时也有胸痛,但其疼痛能被冠状动脉扩张药物缓解。

(2)心电图检查:心电图改变是诊断心脏挫伤的重要依据。每例胸部挫伤病人均需记录心电图,或用心电图监测,病情变化时也可作为对比资料。

(3)心肌复极异常:受伤后24~48h出现ST-T段改变,并能持续存在数月。其图形与心肌梗死病人并非完全一样,其发生变化过程也不同。心电图异常超过1个月以上,提示损伤较严重或并发左室壁瘤形成。

(4)心律失常和传导障碍:房性和室性心律失常较房室传导障碍多见。最多见者为室性早搏、心动过速、心房扑动或心房纤颤;也可产生左、右束支传导阻滞,甚至完全性心脏传导阻滞,后者需起搏器治疗。心律失常原因至今仍未肯定,可能与对损伤的反应、神经体液反射、冠状动脉痉挛,或心肌内出血等因素有关。Glinz报道108例心脏挫伤心电图情况如下:正常心电图13例,室性心律失常24例,其他心律失常及传导阻滞35例,心电复极异常(心外膜下损伤,非特异性ST-T变化)66例,梗死性心电图3例。

(5)血清酶的测定:心肌、脑、骨骼肌以及其他组织器官受到损伤、中毒或药物作用,组织细胞酶可释放到体循环中,通过血清酶含量的测定可估计组织损坏的程度和变化过程。血清酶的变化对急性心肌梗死的诊断和预后十分重要,对心脏挫伤也具有一定的意义。临床上常用的检查有如下几项:

1)肌酸磷酸激酶(CPK)与其同工酶(CPK-MB):正常血清CPK含量可至50IU。

广泛骨骼肌损伤后可达3000~4000IU。心肌梗死与单纯心脏损伤时CPK不会有这样高的数值。原发性心肌病、心肌炎、心包炎、脑损伤及脑血管意外、糖尿病酸中毒、急性酒精中毒、甲状腺机能不全、外科手术后(包括心脏手术后)、冠状动脉造影和心导管检查均可检出CPK升高。故单纯测定CPK对心脏挫伤无特异性。

CPK同工酶测定有助于鉴别是心肌疾病或非心肌疾病。正常人的CPK几乎都是来自骨骼肌的肌酸激酶CPK-MM,另外一部分来自心肌的肌型肌酸磷酸激酶CPK-MB,其数值少于CPK总量。心肌梗死及心肌挫伤时CPK总量升高,CPK-MB升高15%~20%,而骨骼肌损伤时一般只有CPK—MM值升高。所以CPK-MB升高对诊断心脏外伤有重要意义。

Glinz测定12例心脏挫伤病人,受伤当天均有CPK-MB升高(30~45IU),伤后3~4d下降至正常(小于10IU),而骨骼肌损伤CPK-MB不升高。

其比例数值按下式计算:

CPK-MB测出值

CPK值总量

若比值超过8%,则提示心脏挫伤。

2)乳酸脱氢酶(LDH)与LDH同工酶:此酶见于各种组织。心肌梗死后8~48h血清LDH量升高,可持续2周。此外,在肺梗死、肝脏疾病、肾栓塞、巨细胞性贫血、白血病,LDH均可增高。

LDH同工酶LDH1和LDH2测定对心脏损伤有特殊意义。骨骼肌损伤,LDH血清含量不增高。心脏挫伤病人,受伤当天 LDH1、LDH2 血清量均增高,并持续保持 2 周。

3)血清谷草转氨酶(SGOT):血清谷草转氨酶升高最显著的是肝脏损害。心肌梗死病人血清含量也可较正常高 10 倍。在心肌炎、心动过速(140 次/min 持续 30min 以上)、心导管检查、休克、肺梗死、肌病、肌肉损伤以及用避孕药,均可引起 SGOT 增加。心脏挫伤后 SGOT 仅有轻度增高,故 SGOT 检测对诊断心脏挫伤无显著意义。

(6)放射性核素示踪:非侵入性放射性同位素显影技术已应用于心肌梗死的诊断及确定梗死面积,目前也应用于诊断心肌挫伤的范围和程度。

目前常用的同位素为 201 铊,99 锝—焦磷酸亚锡 (99mTc-Sn-polyphosphate, 简称 Tc-pyp")。

缺血心肌不能吸收铊,因此,做心肌扫描检查时,在缺血或梗死范围放射性同位素活性减低,即所谓"冷点"。心肌病和左束支传导阻滞时可出现假阳性 99mTc-pyp 用于心脏挫伤诊断,其作用恰与上者相反,心肌缺损后心肌细胞缺血或死亡,必然有钙离子向细胞内转移过程,在线粒体内形成氢氧磷石灰,应用磷石灰标记的磷酸盐复合物 99mTc 焦磷酸盐向损伤心肌细胞内转移,病变区域心肌的放射活性增强,即出现"热点区"。此种监测宜在伤后近期连续、定时(3~4d 内,每隔 30~40min)测定。初步临床应用测定结果与心电图、血清酶检查有一定关系,其规律性有待进一步探讨。

(7)心排出量测定:临床工作中不易察觉心脏挫伤后对心排出量的影响。将合并低血容量心脏挫伤病人除外,监测单纯心脏挫伤病人,20%~80%病人心排出量下降。

总之,心脏挫伤应引起重视,目前尚无完善的诊断标准。心电图正常的病人,胸部有闭合性损伤,并不能完全排除心脏挫伤。测定 CPK-MB,LDH1,LDH2 及放射性核素示踪检查,对诊断有很大帮助。心脏挫伤可导致严重后果,但较缓和外力的损伤,只要给予严密的监测,也可获得较好疗效。在受伤后几天内随时可以出现心律失常,故应予以严密监测;严重病人可以产生心源性休克,心功能不全;心包积液病人甚至在受伤 7 周后仍可出现心脏破裂。Glinz 报告 108 例心脏挫伤病人,受伤当天有心律失常者 40 人,急性心功能不全 17 人,心包填塞 2 人。

4.治疗 对疑有心脏挫伤的病人,应在加强监护病房(ICU)进行心电图监测。纠正低血容量及缺氧情况。严格计算输液量,避免过量输血,最好以中心静脉压及肺动脉楔压测定值作为调整输液依据。治疗方法类同心肌梗死。因外伤病人常有低血钾,故应特别注意补充钾离子。测定 100 例住院胸外伤病人血钾含量,平均为 3.4mmol/L,最低在 2.3mmol/L。洋地黄类药物的应用,仅限于心功能不全病人。低血压时,应立即给予多巴胺、异丙肾上腺素或肾上腺素。有心包填塞征者,按心包填塞处理。

主动脉内气囊反搏(IABP)是一项对心脏严重挫伤合并心排血量显著下降的急救治疗措施。实验外科已为临床工作提供了新途径。动物模型于受伤后立即采取反搏措施,心排血量下降在 25%~50%范围以内者效果较好。若心排血量无明显降低,说明心脏挫伤轻微,则不应使用 IABP。不适当采用反搏装置时机体压力感受系统能反馈反搏装置造成的异常搏动能力。

5.预后 若病人受伤入院后短时间即死亡,则心脏挫伤的诊断就难以成立。若入院后

24h 监护治疗情况稳定则预后好。有的可遗留长期心律失常,一般持续到受伤后 1~3 年。心电图不正常大多为心肌复极障碍,也有出现陈旧性损伤情况。

(三)外伤性室间隔缺损

1.有关应用解剖 心脏位于胸骨与脊柱之间,后方为椎体,无退让性。前面为胸骨体,胸骨体与肋软骨相连,受外力作用时,有一定的活动范围,故心脏易遭受暴力引起挤压。

(1)右心室:左右心室并非一球形心腔的二等分。右心室为一扁平的锥形心腔,覆盖于左室的右前方。正中劈开胸骨切口,可见右室全貌,其左界为左冠状动脉前降支。右室可分为漏斗部、窦部、小梁化部。其前壁为右心手术主要切口途径。常用切口均在右室上部,不能在后下方三尖瓣前乳头肌附着点和肌小梁结构处做手术切口。

三尖瓣:分为隔瓣、前瓣、后瓣。前瓣叶最大,是维持三尖瓣功能的主要部分。后瓣叶最小功能也不如前瓣重要。隔瓣向前横跨膜样间隔中部,将膜样间隔分为心房部和心室部。三尖瓣环在室间隔附着部比较固定,变化较小,三尖瓣环在心室游离壁的附着部可随心室腔的扩大而延长,以致形成关闭不全。隔瓣与前瓣交界处距房室结、膜部间隔、主动脉瓣环很近,手术时容易受损伤。三尖瓣成形术主要是将附着于右室游离壁的瓣环缩短。

乳头肌:前乳头肌最粗大和心室间隔有许多大肌束相连,其中一条较粗的肌束称调节束,通过游离心室腔连于前乳头肌和室上嵴之间,内有右束支分支,手术时该肌束易被误伤。圆锥乳头肌由室上嵴下缘发出,其腱索分布在隔瓣与前瓣交界附近,是右心内手术主要的外科标志。

(2)室间隔:在左右室间略呈水平向左前斜行。

室间隔右室面可分为四个部分:

1)漏斗部室间隔:位于肺动脉和三尖瓣之间,包括各种肌束,行走于间隔上的肌束称隔束,向右室前壁绕行的称壁束。漏斗部间隔在左右心室流出道之间和主动脉瓣紧密联系,此处有缺损,手术修复时易伤及主动脉瓣。

2)膜部室间隔:其后上方以三尖瓣环与膜样间隔心房部分相移行,其下方为肌部室间隔的嵴,其前方漏斗部肌肉,上方为隔瓣前端与主动脉瓣环相邻。膜部室间隔是先天性心脏病室间隔缺损及其他复杂畸形的好发部位。

3)肌部室间隔小梁化部:为室间隔最下部,因有许多肌肉小梁故名。室间隔缺损偶尔发生在此部位,肌小梁间隙易造成术中遗漏。肌部室间隔为心肌梗死并发室间隔缺损的好发部位。外伤性室间隔破裂多靠近心尖部。

4)膜部室间隔的后下缘:是心脏传导系统经过之处,易受损伤。希氏束自房室结发出穿过中心纤维体沿膜部间隔的后下缘行人心室,希氏束主干很短,穿过中心纤维体后即分为左束支和右束支。左右束支骑跨于肌部室间隔上缘的嵴上。右束支为一单束,左束支呈扇形分布。左右束支走行于室上嵴的下缘,经过调节束到达前乳头肌基底部,其末梢分布于右室内壁。Barry 做实验观察,在心脏舒张晚期或收缩早期,即当心脏充盈时,受暴力冲击,易造成心室间隔穿孔。也可能由于心室间隔在心尖部结构薄弱,该处易发生室间隔穿破。

2.诊断在严重心脏挫伤时,可造成心内结构复合损伤,如腱索断裂、乳头肌损伤、二尖瓣和三尖瓣瓣膜损伤并发充血性心力衰竭。诊断有时可能遇到困难,尤其是先天性室间隔缺损的外伤病人,病变性质更难以区别。典型单纯室间隔穿孔的病人,既往身体健康心脏无杂音,忽然在胸部外伤后,胸骨左缘出现收缩期震颤及杂音,以第三、四肋间最明显,此乃诊断主要体征,也可能不并发休克。晚期病人心电图呈现心电轴左偏,左前半束支和/或右束支传导阻滞,也有心律失常者。当然,最确切的诊断方法,需施行超声或导管检查,决定左向右分流部位及程度。

一般症状:有胸前区疼痛、呼吸急促等。巨大穿孔受伤后即出现严重心衰征象。穿孔小者,血液动力学影响不显著,可无症状,而在数年后体格检查时才发现心脏杂音。

3.治疗 室间隔穿孔较小者给予观察,亦有自然闭合的报道。严重心衰,药物治疗无效,应立即采用手术治疗。室间隔穿孔修补术:手术时机以在受伤后 8 周为宜。此时穿孔边缘纤维环形成,修补时应选用毛绒聚四氟乙烯或 Goretex 补片,提高治疗效果。Peirce 报告 18 例室间隔穿孔,10 例 2 周内因心衰死亡。由于麻醉和体外循环技术进步,对急诊疑有室间隔穿孔病人早期做心导管检查确诊后,可紧急手术治疗。但穿孔边缘不整齐,且组织脆弱,每针均需以垫片加强,否则缝线易造成心肌撕裂。

(四)心脏破裂

1.病因 心脏破裂常见于闭合性胸部损伤病人;其次为医源性破裂,如胸外心脏按压急救过程、心脏外科二尖瓣闭式分离术、二尖瓣置换(高架生物瓣)并发症。心脏任何部位均可破裂,以右室破裂最多见而左房破裂较少见。根据 575 例心脏破裂尸检资料,各房室发生比率为:右室 160 例(28%),左室 158 例(27.5%),右房 149 例(26%),左房 108 例(19%)。胸部闭合性损伤引起心脏破裂的预后远较穿通性损伤严重,主要因为挫伤和挤压的钝性暴力引起裂伤范围广泛。Bright 报告 152 例右心室破裂病人,仅 30 例受伤后存活 30min。近年来有少数心房破裂手术修复治愈的报告,这些病例因心脏填塞程度不严重,而得到了手术抢救机会。

2.诊断 心脏破裂多数在损伤当时死亡。左室破裂数分钟内即死亡,右室破裂多在 30min 内死亡,心房破裂者尚有希望进行手术治疗。病人均呈现急性心包填塞症状,血压下降,颈静脉怒张,心音低沉,心包振水音,X 线可见心影增大,心电图呈现低电压。

3.治疗 Trunkey 统计有 28%的病人到达医院时死亡。活着就诊病人的死亡率高达78%。争取急诊手术是唯一的治疗方法,采用体外循环下进行手术较为理想。但要求一定的设备和条件。有时过分强调条件反而又失去抢救机会。所以应因地制宜地对病人采取急救措施。临床上已有不用体外循环抢救成功的报道。手术一定要求良好的暴露。心室裂口出血,只有用手指尖轻压控制。或在手指轻压下,裂创两缘各安置一针缝线,交叉牵引止血。心房裂口则以心房钳或无损伤钳止血后再行缝合。

(五)心脏瓣膜、腱索、乳头肌损伤

1.二尖瓣、腱索、乳头肌的解剖概念 二尖瓣是一组综合性结构,包括瓣环、腱叶、乳头肌及其相关的左心室心肌。二尖瓣前叶与后叶交界的腱索呈扇形,是寻找前后交界的标志。后内交界的腱索比前外交界的腱索为长,故此处易产生二尖瓣返流。后叶中间扇面粗糙带与光滑带的比率为 1:4,而前叶的比率为 0.6,这意味着在瓣膜关闭时,后叶的接触面比前叶多。前叶附着处为主动脉瓣的左冠状动脉瓣和右冠状动脉瓣的一半,故其根部与二尖瓣环连接甚短,而后叶根部与瓣环连接几乎占了真正瓣环的全长,然而从根部到游离缘的长度,前瓣比后瓣长2倍多,所以前瓣叶的活动度大。二尖瓣关闭主要是后叶做靠拢运动。二尖瓣的腱索、前后乳头肌各有4~6个,每头一般引出两条主要腱索,每条主要腱索的分支连于心室面瓣叶的边缘,前、后乳头肌引出的腱索交叉地接于前后瓣叶。主要腱索(支柱腱索)断裂常产生严重的二尖瓣返流;然而三级分支(粗糙带)断裂,特别是后叶粗糙带分支断裂仅产生中度的二尖瓣返流。

左心室乳头肌有前外侧和后内侧两组。每组乳头肌的腱索平均分布于两个瓣叶。乳头肌有1~2个以上的肌腹。后内乳头肌腹较多。前外侧乳头肌多为一个肌腹。前外乳头肌接受左冠状动脉前降支、左旋支的边缘支和对角支的血运。后内乳头肌接受左旋动脉和右冠状动脉分支的血运。指状乳头肌有一中央动脉,为一支终末动脉,直到乳头肌顶部,肌腹血液供应很少,固定性乳头肌由心肌血管贯穿支呈扇形分布供血,相互连接,且与心内膜下血管丛有吻合支。乳头肌血管梗死可产生乳头肌断裂(见于心脏后内侧壁梗死)。乳头肌突然断裂,每个瓣叶都丧失一半的支持,可产生严重的二尖瓣关闭不全,发生心衰,迅速危及生命。然而,目前的实验和临床观察证实,局限性乳头肌损伤不一定出现二尖瓣关闭不全,除非损伤延伸到相连接的左心室壁基底部的肌肉。后内乳头肌基部肌束间连接甚少,供应动脉常为单支进入,故左室后壁血供障碍时往往同时累及后内乳头肌。钝性暴力常同时引起瓣膜及其支架结构的损伤,故本节予以综合阐述。瓣膜损伤后若不给予恰当治疗,则可能迅速产生充血性心力衰竭,于1~2年内死亡。

2.瓣膜破裂的机制 早在1881年Baric观察尸体心脏瓣膜需极大压强才能造成破裂。其后经过实验研究及临床观察,认为产生瓣膜破裂为爆炸、冲击波等冲击胸壁并压迫腹部或四肢,产生各种扭挫应力的结果。但Kulbs提出主动脉瓣破裂并不需要太大主动脉内压强。左心瓣膜易受损伤的原因为左心各部有较高的压力。瓣膜健康情况是损伤易感性的基本因素,如有风湿性病变的二尖瓣或主动脉瓣,虽在同样压强下却易于破裂。

3.瓣膜损伤的发病率 损伤最常见者为主动脉瓣,其次为二尖瓣,三尖瓣损伤甚少,尚未有肺动脉瓣损伤的报道。Howard报告44例因挫伤引起二尖瓣破裂病人,其中22例为瓣膜根部脱离,11例单一瓣膜撕裂,2例二个瓣膜破裂。瓣膜破裂多见于男性。

(1)主动脉瓣破裂

1)临床表现与诊断:主动脉瓣损伤后造成血液返流,可闻及高调吹风样舒张期音乐性杂音,其特性宛若"海鸥鸣"或"鸽咕音"。心导管检查和动脉根部造影可确定病变部位及程度。

2)治疗:主动脉瓣破裂应早做处理,以防止心功能不全及左心衰竭。以往对破损之主动脉瓣做修补手术,目前则倾向于行人工瓣膜置换术。

(2)二尖瓣综合结构的损伤:二尖瓣结构的损伤,常见于乳头肌、腱索,其次为二尖瓣前瓣,也有同时损伤后瓣者,造成二尖瓣破裂。多发生于心脏舒张期充盈的情况下。临床上病人多有胸前区疼痛、呼吸受限、心悸、休克或发生暴发性左心衰竭。体检可见心前区震颤,听诊有全收缩期粗糙响亮杂音,心尖部最响并向腋部放射。有时心尖部可听到舒张期杂音,这提示血液经二尖瓣急速回流,并常有心脏扩大。

乳头肌断裂:左心室后乳头肌断裂较多见,此处也为心肌梗死乳头肌功能不全或断裂的好发部位;除外伤外,左心室扩张及室壁瘤可导致乳头肌腱索扭曲,也可造成乳头肌功能障碍。乳头肌损伤若为肌腹完全断裂,可因左心衰于数小时或数日内死亡。一般则为乳头肌的一个顶部撕裂,其病程进展缓慢。乳头肌断裂,心尖部可闻及全收缩期杂音,一般不伴震颤,前壁乳头肌破裂杂音可放射至胸骨右缘。与室间隔穿孔的体征鉴别在于:乳头肌功能不全最显著的体征是易变的收缩期杂音。杂音可在全收缩期或收缩中期(可伴有喀喇音)、收缩早期及晚期闻及杂音程度和性质经常改变,且伴有第一心音增强。室间隔穿孔杂音最响亮部位为胸骨左缘,且多伴有震颤。当然,最确切的鉴别有赖于心导管检查及造影。

(3)三尖瓣损伤:三尖瓣损伤引起关闭不全及心衰更属少见。三尖瓣损伤机理在于外力挤压心脏,肺动脉阻力突然增高(胸部外伤时,反应性声门紧闭),使三尖瓣腱索及乳头肌扭挫,造成三尖瓣撕裂。目前文献已报告了后天性三尖瓣外伤破裂13例,病人多为男性,多数由汽车失事引起,损伤范围包括:乳头肌破裂、腱索断裂、瓣膜撕裂,甚至瓣膜完全损坏。三尖瓣损伤因受伤范围及程度不同,其症状可较轻微,也可极严重,如疲乏无力、广泛外周淤血并发水肿及腹水,甚而有呼吸困难及端坐呼吸。乳头肌断裂者,则与二尖瓣损伤相似,病情急速恶化。体检可见中心静脉压增高;颈静脉描记有"V"波搏动;肝颈静脉征阳性;在胸骨下方左缘可闻及响亮全收缩期杂音,于呼气时增强。心电图呈现右束支完全或不完全性阻滞。X线检查可见上下腔静脉、右心房呈现显著反常搏动(pa ra(toxleal pulsation)。心导管检查,右心房压力增高至2.7~3.8kPa,心脏收缩期出现大"V"波。

治疗:心脏瓣膜及其支架组织损伤,临床症状严重,应争取早期手术,抢救生命。瓣膜成形及腱索乳头肌修补难以取得满意效果,故应选择瓣膜置换术。如经治疗病情稳定好转可以择期手术。

(六)冠状动脉损伤

临床甚少见。正常冠状动脉能耐受一定钝性暴力的冲击,一般为心肌损伤波及冠状动脉,而冠状动脉血块形成栓塞是造成心肌坏死的主要原因。青年受伤者既往无任何冠状动脉疾病史,受伤后很短时间心电图出现心肌梗死图像,且持久存在,则应考虑冠状动脉损伤。单纯冠状动脉损伤有心包填塞征极少。凡胸部挫伤后,短期即出现心肌梗死图像,合并进行性心衰;外伤后心绞痛或并发室壁瘤者,均应行冠脉造影检查。

1.冠状动脉损伤的几种类型

(1)心脏挫伤并发冠状动脉主干损伤:文献记载18例病人,5例为冠状动脉主干阻塞,合并晚期室壁瘤,12例受伤前均无动脉粥样变病史,栓塞部位多在左前降支,均于受伤后当时或短时内死亡。病人均系严重心肌挫伤。

(2)冠状动脉瘘:文献报道3例病人,均有伤后心脏连续性杂音,并有心衰表现。1例在左前降支,2例在右冠状动脉,但均于右心室形成冠状动脉瘘。心导管检查可以确诊,并宜行手术治疗。

(3)冠状动脉破裂:文献报道11例病人,其中1例为血管内膜破裂,另1例受伤后形成冠状动脉套叠,病人均于受伤后短时间内死亡。

(4)实验室证明,心脏挫伤引起冠状动脉血管和微循环灌注障碍(冠脉造影未能显示病变)是发生心肌改变和修复过程的重要环节。当然,一部分心肌坏死是由于暴力直接作用引起。

2.治疗　药物治疗与心肌梗死病人相似,如:给氧,使用心得安、硝酸甘油、透明质酸酶(hyaluronidase)、GIK 液、激素、甘露醇等。恢复期病人根据症状及冠脉造影确定是否做冠状动脉搭桥手术。

三、穿通性心脏损伤

穿通性心脏损伤常危及生命,院前(受伤现场未至医院前)死亡率高达 62%~84%。若能运送至医院得到及时治疗,可取得满意效果。尤其是刺伤病人的预后更好。Viikari 报道 52 例心脏损伤,生存率为 98%。近期有人报道存活率均达到 80%~90%,枪射击伤的存活率仍保持在 60%水平。心脏穿通伤抢救的原则是"分秒必争,起死回生"。Beach 首次成功地缝合了急诊心脏穿通伤,他并不是一位心胸外科医师。Trinkle 也在无特殊人员和设备的条件下抢救了心脏穿通伤病人。近年来有资料表明急诊室内开胸可以降低这类伤员的死亡率。1983 年美国马里兰州医科大学 Tavares 博士对 64 例心脏贯通伤病员进行了回顾性研究。急诊室开胸抢救的存活率为 75%,手术室抢救的存活率为 84 %,而急诊室抢救的病人病情显著重于在手术室开胸者,却获得了稍低于手术室抢救的治愈率,因而对紧急严重心脏穿通伤的治疗有积极开拓性启示。

【原因和部位】

常见心脏贯通伤的原因为刺伤和枪伤或飞起的异物碎片击伤,而近年来医源性损伤发病率逐年增多,如心导管检查、起搏导线、电极,甚至日本曾有针灸造成损伤的报道。心脏受伤好发部位为邻近前胸壁处。左室心内压力比右室高,受伤后院前死亡者也较多。根据 22 个医疗单位报道,657 例心脏贯通伤,受伤部位右室 311 人(47%),几乎占病人的半数;左室 222 人(34%);右心房 99 人(14%);左心房 30 人(5%)。笔者所在医院 18 例心脏损伤中也以左、右室,右房损伤为主。

【预后】

1.损伤原因　死亡率明显高于刺伤。

2.解剖结构和血液动力学　心腔(右房、右室、腔静脉)较高压心腔(左室、主动脉)预后为好。左室损伤死亡率甚高,主要原因是出血凶猛或因损伤部位(如左室后壁、人工瓣膜支架引起损伤)显露不良;同时左室压力高,缝合创缘不够密合,或缝线承受压力不够均匀而致撕裂心肌,加重出血。笔者认为,若心室损伤较重,直接缝合有困难时,应迅速建立体外循环,并在心脏停搏下进行完善修补为宜。本院有两例病人均以此法获得成功治疗。

【临床表现】

微小的心脏穿通伤,特别是右房、右室创伤,偶见自行愈合者。但临床经过有两种情况值得注意。

(1)受伤过程中,若心包裂伤较大,从而使心包积血向胸膜腔引流,结果临床表现为低血容量性休克,甚至因失血过多而死亡。

(2)若心包裂伤小,不能充分引流,则产生血心包或急性心包填塞,心包腔压力增高,能暂时对抗心脏内压力,使出血量短时减少。如急性心包填塞处理及时,可以挽救生命,否则迅速引起循环停止。

(3)后期症状:受伤后数日至数周,可能因为创伤处形成的血栓脱落而发生急性心包填塞,临床上应警惕此种情况。

【诊断】

根据受伤病史及受伤部位,同时有休克及心包填塞体征,即应考虑心脏损伤。若损伤波及心瓣膜、心室间隔或冠状动脉瘘形成,均可闻及杂音。若心脏传导系统受到损害,则出现心动过缓、传导阻滞。

1.创口的判断 受枪弹伤,除在心前区的进口外,发生于其他胸部任何部位的枪弹进口,亦有心脏损伤的可能。插入胸部的利刃及其他锐器堵塞伤口,若考虑其部位及深度有伤及心脏可能者,切勿将器物移动或向外牵拖,因为.旦移去有堵塞止血作用的器物,可立即导致急性失血、心包填塞或开放性气胸。不易判断器物与心脏关系时,最好借助正位及侧位 X 线检查以得到确切诊断。

2.休克 失血、心包填塞都能引起休克。失血性休克病人常有明显血胸。心包填塞休克病人,主要为静脉回流障碍,给予静脉输液后,能进一步提高静脉压,心室舒张期充盈改善,临床观察其血压可以稍回升。

3.心包填塞前节已详细讨论,此处从略。

典型的"三联征"(静脉压升高,心音遥远、低沉,动脉压下降)占穿通性心脏损伤并心包填塞病人的 35%~40%。为能早期诊断,反复测定静脉压十分重要,即使静脉压并无明显的变化亦应注意;若待动脉压下降才做出诊断,则病程已至晚期。穿通性心脏损伤病人并有心包填塞者,60%心包内有凝血块,从而可以理解在此情况下行心包穿刺诊断,有15%~25%为阴性。

4.X 线检查 急性心包填塞,心脏影像并不增大。可见血胸、血气胸、胸内异物等征象,并可估计胸内积血量及确定金属异物位置。

5.心电图 心脏损伤可出现多种心电图变化,急性心包填塞低电压并不多见,因而正常心电图也难以排除心脏损伤可能。

总之,对心脏损伤的危重病人,不能因寻求确切诊断而耽误抢救生命的时间,而应紧急开胸探查做适当处理。

【治疗】

早期手术很重要。sugg 一组病例,早期手术病人死亡率由原来的 37％下降至 14%；Symbas 一组病例死亡率由 17%下降至 5%,均证明早期手术的重要性。在治疗过程中应注意是否有其他器官复合性损伤。

(一)治疗要点

1.抗休克 为了争取抢救时间,在诊断同时即采取抗休克措施。

2.胸腔引流 除已行紧急开胸手术外,有血胸、血气胸者,均应插胸腔引流管,以便观察引流量及其性质。

3.心包穿刺 在手术前做心包穿刺术,尽管由心包腔抽取血液量不多,也能获得改善血液动力学障碍的作用,并为进行麻醉、人工呼吸等创造了安全条件。

(二)手术治疗

1.手术指征穿通性心脏损伤有心包填塞或大量出血者,有时需事先行心包穿刺减压。若出现心搏骤停或病情不允许运送至手术室,则可在急诊室进行开胸术抢救。对未确诊病人应予严密观察,若出现心脏填塞或出血,血压下降,应采取手术治疗。

2.手术途径 经左第五肋间前外侧切口进胸;若暴露不充分,可以横(斜)断胸骨向右侧第四肋间伸延则可暴露良好。正中切口,劈开胸骨径路,操作迅速、简便,心脏显露较好,但对心脏后壁损伤、胸内其他脏器损伤、合并纵隔内脏器官及大血管损伤者,则操作困难,此情况可向一侧胸腔做肋间辅助切口,以弥补其不足。

3.手术方法 关于是否采用体外循环手术,目前国内外尚未能取得一致意见。根据临床工作实践和有关文献资料,治疗单纯心脏穿通伤,多数不需用体外循环技术即可获得良好效果。若损伤部位显露困难或有复合性损伤如大血管损伤,采用体外循环手术可明显提高手术成功率和安全性。对晚期并发症如室间隔缺损、冠状动脉损伤等,均需按常规体外循环、心内直视手术处理。

(1)排出心包积血及血凝块:切开心包时,心包内压力突然解除,可能引起大出血,危及病人生命,故切开心包前须准备大量鲜血和血液代用品、性能良好的吸引装置,以及足够的冲洗用生理盐水。心包切口必须充分,以保证显露满意。

(2)控制出血:控制出血是临时性止血措施,其作用一是制止大出血,二是为充分显露,便于设计修补创伤的手术方式。此步骤也非常重要,在积满血液的心包中要十分冷静、准确地确定损伤部位。

1)心室壁出血:常以手指轻压,即能控制出血,然后在指尖下安置缝线。若室壁裂口在冠状动脉近旁,则缝合时勿伤及冠状动脉。若冠状动脉支干有微小损伤出血或其他近支于处小分支出血,则用游离心包组织片或肌肉组织块敷盖,冠状动脉两侧各缝一平行褥式缝合,不致影响冠状动脉血运;或缝针经过受损伤血管的下方穿出,也可达到止血目的。若心室裂伤出血位置显露不满意,用气囊导尿管经裂创插入心室,充气后向外轻轻牵拉,可达暂时止血目的。

2)心房损伤出血:一般用心耳钳或 satinsky 钳可控制出血,或用指尖轻压迫或以手指按闭裂口均可控制出血。若裂伤太大,可以手指经裂口插入心房至第二指节暂时控制出血。裂伤用连续缝合、"8"字缝合或褥式缝合,均能达到满意愈合。

(3)术中等待观察:当心包填塞解除,心脏裂伤出血已经修补缝合控制后,应当留有充裕时间观察。因为出血控制后仍有低血容量情况,循环并不稳定,此时最好留充裕时间补充血容量,使循环趋于稳定,并再次检查有无出血,如无出血始可关闭心包腔,如此可避免术后再出血。

(4)心脏主要部位损伤的处理

1)心室壁损伤:右心室腔压力较低,常用结节缝合;左心室为高压腔,单纯缝合易造成缝线撕裂心肌,故在创缘两侧用涤纶垫片褥式缝合,然后在创口游离缘置"8"字或褥式缝合。左室缝合距创缘 3~4mm,创缘若有枪弹高温烧伤,应切除之,以免晚期形成室壁瘤。修补缺损的垫片用聚四氟乙烯织物,弹性好而质地韧厚。右心室缝合用 2-0、3-0 丝线,左心室用 1-0、2-0 丝线或编织涤纶线。术中仔细检查有无遗漏心脏后壁损伤。

2)心房损伤缝合常用 4-0、5-0 丝线或编织涤纶线,须连续来回缝合。心房壁薄,组织脆弱,牵拉不宜过紧。房室环处损伤,缝合时注意勿损伤冠状动脉。左心房后壁损伤显露十分困难,用可吸收性(生物性)外科敷料填塞压迫止血,或在体外循环下手术修补。

3)心室间隔损伤:穿通性心室间隔损伤,多数病人在心脏表面创伤修复后 ld 至 3 个月或更晚发现左胸骨旁第三、四肋间全收缩期杂音并触及震颤;个别病人手术中血容量得到补充后,发现循环恢复不稳定,心脏表面可能触及震颤而怀疑有心内分流存在;晚期病人结合 X 线检查、心电图和心导管资料均可确诊。外伤性室间隔缺损的预后主要决定于受伤与入院相距时间长短、心包填塞及失血性休克的程度、抢救是否及时,以及处理是否正确。恢复期修补室间隔缺损安全性较高。外伤性室间隔缺损择期手术应根据病人症状、心电图、X 线表现及心导管检查资料确定。无自觉症状,心电图、X 线未见明显异常,肺循环血流量与体循环血流量比率小于 2:1 者允许继续观察;若肺循环与体循环血流量比率大于 2:1 者应该给予手术治疗。外伤性室间隔缺损的自然愈合国外曾有 2 例报道,国内报道 1 例受伤后 15 年随访,室间隔缺损体征完全消失,生活、工作良好。

(5)左心室壁与心外组织紧密粘连:可于体外循环转流后分离之,若缺损大小允许以手指经室间隔缺损至左心室,以此作标记,解剖分离左室壁与心包和胸壁的韧厚粘连,可以避免心室壁的损伤。心脏与心包有严重粘连,心脏表面纤维素附着,解剖界限不清,分离困难,可在并体循环后,心脏空虚时,以手指垫纱布轻压心脏,沿解剖间隙行锐性分离,也甚方便,效果良好。

(6)冠状动脉损伤:心脏穿通伤很少并发冠状动脉损伤。若冠状动脉主干损伤,结扎后造成心肌广泛缺血性损伤,后果不良。最好采取直接修补术,或于主干结扎同时行远端冠状动脉主动脉搭桥术。但是,Espade 曾报道心脏穿通伤中 9 例冠状动脉损伤,其中 8 例行损伤动脉结扎术,1 例行搭桥术。结扎病例全部有心电图改变,但临床观察未见有冠状动脉供血不足的征象。

(7)心包内腔静脉损伤:腔静脉损伤多数可以用无创伤性血管钳部分夹闭管腔,缝合止血。若损伤部位于腔静脉后壁或撕裂范围太大,则经右心平置入多孔管做心内引流,进行腔静脉修补。此方法仅适用于上腔静脉。

4.手术注意事项

(1)胸骨正中劈开切口,显露满意。

(2)经右房以手指探查室间隔缺损部位,在心脏搏动情况下,容易自右室表面触及血流冲击感(震颤),并借此选择右室切开部位。

(3)所谓"多发性缺损",其实可能是单一的缺损,其血流受到缺损前方肉柱或调节束的阻碍形成分股血流。手术时可将肌束向旁侧牵引,或暂时切断(手术完毕予以修复)则显露十分清楚。

【穿通性心脏损伤晚期后遗症】

1.外伤性室壁瘤　穿通性心脏损伤形成的室壁瘤多为假性室壁瘤。因左心腔为高压,故室壁瘤常见于左室。文献资料记载,室壁瘤后遗症并不罕见。Symbas 统计 56 例穿通性心脏损伤,随访有 5 例合并室壁瘤,约占 10%,病例中半数无自觉症状。

X 线检查:可见左室缘有异常隆起,自觉胸前区疼痛,心尖部可闻及收缩期杂音。

心电图:可出现心肌梗死样改变,心律失常,也有并发动脉栓塞者。确诊需行左心造影。外伤性室壁瘤于受伤后 20d 即可形成,晚者可在伤后 24 年才发现。因室壁瘤有潜在破的危险,随时可能发生动脉栓塞,故一旦明确诊断,即使病人无自觉症状,也应及早手术治疗。临床上多系年轻病人,病前为健康心肌,又无冠状动脉疾病,所以手术预后良好。

2.心脏异物存留　异物来源多见于枪弹伤,异物直接进入心脏。由远端静脉进入心脏之异物,多停留于右心室或肺内,极少进入左心室。也见于胸骨行 Kirschner 针固定后针体移位入心脏者。亦有缝针误行刺入胸壁、尖骨片、鱼刺穿通食管进入心脏之报道。笔者曾遇 1 例枪弹经右房穿通房间隔至左房,X 线显示枪弹停留在左下肺静脉入口处,经手术证实并安全取出异物。心室壁嵌入异物,长期存留,一般不引起任何症状。文献记载有 20 年以上或终生心壁异物存留者。25%异物存留病人可出现心包积液。心室壁异物的最大危险是向心腔或心包内移动,甚至可发生迟发性心包填塞。心脏内游离异物最为危险。位于右室者,随时可出现肺动脉栓塞,甚至穿越至左心,造成动脉栓塞。异物周围聚积的血块脱落也可形成栓塞。心内游离异物也可导致心内膜炎或败血症。心脏异物存留的诊断并非十分准确、可靠。Harken 报道经复查已认为有心脏异物病人中 50%病人为心外异物。确诊为心内异物者,经手术证实有 1/3 病人的异物位于心肌表面。所以曾有人建议做心脏造影,甚至做冠状动脉造影以辅助诊断。早年笔者治疗 1 例右室内存留动荡金属碎片者,拟在低温下经右室取异物,因受时间限制,未能找到异物,手术失败。若在体外循环下施术,则能更好地争取手术成功。心脏异物的治疗:穿通性心脏损伤病人,最初手术中若有异物存留,可在不危及病人安全或导致其他损伤情况下试行摘除异物。延期摘除异物的情况为:异物为感染源,游离动荡之异物引起血心包。游离异物引起周围动脉栓塞者,应在栓塞部位手术。Schott 主张,右心游离异物需在 X 线观察下,利用异物重力作用,渐渐移入髂静脉后,再手术摘除。手术指征不明确者,需权衡异物存留不良后果和手术危险性二者的利弊关系。当前采用体外循环技术扩大了手术指征。老年病人在心脏异物存留无自觉症状时,最好不予手术。

四、主动脉破裂

胸部损伤可能引起胸内主动脉破裂,由交通事故造成严重损伤的病人中,15%涉及主动脉损伤。所以在抢救心脏外伤时,也应具备处理主动脉破裂的技能,当前抢救的成功率为 10%~20%。

【损伤机制】

(1)突然减速(deceleration)和压迫的复合使用:如汽车驾驶员撞击方向盘后引起胸部受压,以及在飞机失事中引起的主动脉破裂。

(2)突然垂直减速(vertical deceleration):如从 10m 以上高处落下。

(3)胸部直接受压或挫伤。

(4)背部落地,多见于老年病人。

Zehnder 发现,胸部未受压,单纯水平方向负加速度并不会引起主动脉破裂,且已证明主动脉能耐受 45g 的负加速度。Beier 论述了行人意外出现的主动脉破裂,是由于类似于垂直速度机制引起的,步行者被前方倒塌物撞击,心脏沿头部方向受到外力作用。胸部受到挤压和突然减速而导致主动脉弓上凸面部分的弯曲处破裂。这是由于主动脉内的流体容量和左侧肺门结构较固定引起。从统计数字来看,由汽车交通事故引起驾驶员主动脉破裂数远远超过了其他。在一组病例中,18 种急性主动脉损伤里就有 10 种是由于交通事故引起,其他事故值得注意的有 2 名病人(年龄分别为 50 岁和 59 岁),1 例由于背部着地跌倒造成主动脉损伤,一例由于在 1964 年冬季奥运会上滑雪事故主动脉破裂死亡。破裂部位:破裂好发部位除上述原因外,与主动脉壁病变有密切关系。20 世纪 50 年代以前西方国家性病流行,所以破裂大多位于升主动脉。当前最常见的是主动脉弓左侧峡部破裂,93%主动脉破裂位于该处。主动脉壁破裂处呈部分或大部横断。若纵隔胸膜未破或动脉外膜尚完整,病人可幸免于急速死亡,获得修复主动脉破裂的机会。

【临床表现与诊断】

临床症状决定于主动脉壁是否完全破裂及破裂部位。

升主动脉破裂常位于心包内主动脉段,故产生急性心包填塞征,静脉淤血。降主动脉破裂,1/3 病人有胸背部疼痛症状,且向肩部放散。

1.压迫症状 因纵隔血肿压迫可产生气短,吞咽困难,Horner 氏综合征,甚至压迫喉返神经出现声音嘶哑。若血肿发展至左锁骨下动脉起始部,则左右脉搏强弱不一致。

2.收缩期杂音 约 1/4 病人可于前胸及锁骨下听到杂音,但胸部右后方极少闻及杂音。

3.血压测定血压的特点是上下肢血压数值差别增大,称为"假性主动脉缩窄征"。下肢较上肢血压低。若低血压影响脊髓血液供应,可产生下肢瘫痪;若影响肾脏供血,产生少尿。

4.X 线特征纵隔增宽。纵隔增宽并非完全由于主动脉血肿向外渗出,而是破裂波及主动脉附近血管出血。主动脉造影采用股动脉或右侧肱动脉穿刺插管,插管时在主动脉峡部遇到阻力,如不用暴力就能避免造影导管引起的损伤。

【治疗】

（一）手术指征

主动脉破裂病人随时可能出现生命危险,可以发生于就诊片刻,也可在受伤数日后突然出现致命性出血。所以,一旦确诊应立即进行手术治疗。

（二）手术前设计

手术前希望争取做主动脉造影以明确损伤部位。但有下列情况不宜做造影检查:

（1）因主动脉破裂并发血胸者。病人入院时仅有纵隔增宽未见胸腔积液,受伤数日或数周发生血胸,则说明已有主动脉破裂存在。

（2）受伤后血胸或出现明显纵隔血肿阴影,短时间内迅速增大,并有假性主动脉缩窄征者,均提示主动脉破裂。

（3）病人血压下降,大量输液仍不能维持者。上述情况,虽不能做造影诊断,甚至胸内大出血,心搏骤停,若积极手术抢救,仍有挽回病人生命的机会。

主动脉断裂在多发性损伤情况下,症状易被掩盖。不能及时明确诊断者,应优先处理其他危及生命的组织器官病变,如张力性气胸引流、腹腔内出血手术、颅内出血探查、心包填塞的引流等。若其他部位并非致命性损伤(如开放骨折、膀胱破裂、血肿等)则首先应做主动脉造影检查以明确诊断,分辨轻重缓急,全面安排治疗工作。

若主动脉为不完全性破裂,同时有腹腔内出血,最安全的办法是腹腔插冲洗引流管,观察是否活动性出血,若有活动性大出血,则在开胸前先做腹腔止血手术。若病人有明显假性主动脉缩窄征,腹腔出血量很少,最好在腹腔安放留置引流管,因为主动脉修复后,远端循环改善,腹腔出血量可能剧增。

若主动脉造影正常,而有其他血管损伤可能时,可调整导管位置行其他血管(如颈动脉、肾动脉、腹腔内血管)选择性造影。

（三）手术方法

升主动脉破裂需在体外循环下进行手术。降主动脉破裂,经左胸后外侧切口,于第四肋间进胸。在破裂处阻断主动脉,已有不少成功病例报道。此法可能有两种危险,一是远侧端缺血,特别是脊髓和肾脏;二是上半身血压升高,若伴有颅脑损伤,则可能加剧脑水肿。应采取缩短手术时间或用药物控制血压,减少上述并发症。

手术中可采取下述几种方法避免主动脉远侧端缺血发生。

1.左心转流　先给病人肝素化,肝素 3mg/kg,自左心房至降主动脉或股动脉插管转流,无须体外循环设备,同时也可避免上半身血压过高,并减轻左心负担。

2.股动静脉转流需用体外循环装置,引流股静脉血至氧合器,将氧合血泵入股动脉。

3.主动脉转流　由升主动脉(或左锁骨下动脉)插硅化塑料管(或硅胶管),另一端与降主动脉相接连。此种转流术方法简便,且不需肝素化。Molloy 主张左室与降主动脉转流,此方法缺点在于要具备左室插管条件,而且显露不佳。

单纯阻断主动脉或做转流术,均应用体表降温,一般低温或中低温,加强保护器官组织的功能则更为安全。手术方式及手术程序,应尽可能简化方便。游离主动脉不宜过长,保留有关侧支循环血管。尽量保留主动脉自体组织结构,减少脊髓缺血引起瘫痪的可能。

主动脉手术操作,首先游离破裂处上端和下端主动脉,准备在突然破裂处大出血时阻断主动脉;必要时还需阻断左锁骨下动脉,才能获得无血手术野。在破裂处切开胸膜和主动脉外膜,清除血肿,破裂口采用端对端连续缝合,若吻合口牵拉过于紧张,可用涤纶补片或人造血管修复。手术时应尽量保存破裂主动脉壁的连续部分。

最后,针对实际工作提出下列三点意见供读者参考:

(1)简化手术程序,缩短手术时间,尽量保存自体主动脉,避免手术中低血压是手术成功的基本条件。

(2)单纯钳闭主动脉破裂上下端,进行修补手术是一简易可行的手术方法。

(3)主动脉破裂并发多个组织器官损伤者,不宜在肝素化体外循环下进行手术,可采用主动脉转流术,减轻左室负担,保证主动脉远端供血。

第九节 急性心肌梗死并发症的外科治疗

急性心肌梗死并发症的病人,经内科常规治疗,若血液动力学及心电图表现仍不能稳定,则其危险性极大,死亡率也很高。近年来进一步采用人工机械辅助循环、心肌保护及外科手术等改善心肌缺血的治疗方法,取得了一定效果。

一、室间隔缺损

心肌梗死死亡病例中,1%~2%并发有心室间隔缺损。心肌梗死并发室间隔缺损虽少见,但系致命性并发症,非手术治疗的病人50%于1周内死亡,85%病人2月内死亡。正因为此种并发症死亡率很高,预后不良,故应考虑积极的外科治疗途径以挽救病人生命。若病人经内科治疗后血液动力学监测稳定,通常可在发病后4~6周做手术治疗,因为经过这段时间,缺损边缘有纤维性愈合,可提供安全可靠的外科修补条件。但是多数病人因为循环功能不稳定,进行性心功能下降,需要紧急进行外科手术治疗。当然。许多重要器官(心、肾、脑)在抢救中更趋恶化者,也不宜勉强手术。

循环功能稳定的病人, 在心肌梗死后2~3周内行冠状动脉及左心室造影检查,X线呈现阻塞的冠状动脉,常相当于发生心肌梗死的部位。左前降支阻塞者可能伴有前壁梗死和/或室间隔前部穿孔或心尖部破裂。后降支病变者则可能并发下壁梗死和室间隔后部缺损。左室造影可以了解是否有室壁异常运动或室壁瘤形成,以及室间隔缺损部位。室间隔缺损最常发生于下方及心尖部,80%靠近前方,位于中部或上方者很少见。室间隔后壁缺损常并发乳头肌损害,手术修补困难,预后甚差。

【临床表现和诊断】

病人有反复心绞痛发作或临近心肌梗死病史。

循环功能不稳定常有心源性休克,常有下面两项或两项以上征象:收缩压≤10.7kPa;心脏指数≤2.11/(min.m²);尿量≤20mL/h;有脑循环、末梢循环灌注不足表现。心电图:新出现 Q 波,时间>0.04s;不伴有 Q 波者,则 ST 段压低≥1mm 持续 48h 以上。血清酶 CK-MB>5%,心导管及造影检查:心肌梗死并发室间隔缺损,一般分流量较大,Miyarnoto(1983)报道 8 例心肌梗死后室间隔缺损,7 例检查结果 QP/QS 可升高至 3.6:1;左室舒张终末压 3kPa;右房平均压 2kPa;左前降支完全阻塞,其他分支阻塞狭窄占管腔 50%~60%,多为 2~3 根血管病变。

【外科治疗】

根据 N,unez(1982),weintraub(1983)50 例经验,认为手术时机的选择,应在病人经药物治疗循环功能稳定 4~6 周后择期手术较为恰当。但多数病人仅有短时好转,10d 左右又有进行性的功能衰竭,病情危重,失去手术时机。近年来亦有学者主张,一旦明确诊断应及早手术治疗。大多数病人在心肌梗死后 2 周内手术修补缺损,亦有最早在数小时至数日内即行手术治疗者。病人入院时,大部分已有心源性休克。应立即采取主动脉内气囊反搏治疗,改善心脏功能,然后再行心导管及造影检查。

手术方法:1978 年以前 weintaub 采用中低温(28℃)体外循环下阻断主动脉,行室缺修补;而冠状动脉搭桥时,开放主动脉,在室颤情况下进行手术,目的是为了减少主动脉阻断时间。1978 年以后亦有人主张对于需要施行冠状动脉搭桥病人,在冠状动脉端侧吻合完成后,开放主动脉钳,使心脏复跳,再钳夹部分主动脉端的吻合,用以缩短心脏缺血时间。体外循环维持 22℃,间断灌注心脏停跳液,一次完成手术全过程。主动脉阻断前,对梗死部位大小、切除范围应做估计,并做修补缺损计划,可减少全体外循环时间。室间隔缺损多位于室间隔前部,Daggett 等均主张经左室修补缺损。

(1)切除梗死区无生活力的心肌,切至心肌边缘有出血为度。

(2)以舌形毛绒聚四氟乙烯补片,基部置缺损边缘的左室侧,褥式结节缝合,缝合穿过补片、室间隔、右室壁游离缘和其外方的聚四氟乙烯长条,结扎后室间隔移向右侧。

(3)沿缺损边缘褥式带垫片缝合,线穿右室壁结扎,则缺损完全关闭。若缺损太大或靠室间隔中心部位,则扩大补片,缝线经右室壁穿出与另一补片缝合结扎。

(4)另外,亦可采用微孔毛绒涤纶大号人造血管,血浆浸泡后,置 270℃消毒锅内加热 3min,按需要大小裁剪作补片,此补片不漏血;若采用 coretex 人造血管,则不需做特殊处理。一侧与室间隔补片缝合结扎,另一侧与左室游离缘缝合。weintaub 曾用此方法修补老年(65~82 岁)心肌梗死并发室间隔缺损病人 12 例,7 例存活,随访 10 月至 7.5 年,5 例心功能恢复至 1 级(NYHA)。后壁心肌梗死并发室间隔缺损时,要注意保持心室腔容积,不能过度牵拉心室壁,使房室环变形或乳头肌移位,否则将会影响心搏量和瓣膜启闭功能。Kouchoukos 采用此术式,主张在梗死 3 周以后行修补术,医院死亡率 10%,长期随访效果满意。修补术后或有残余分流者(QP/Qs>1.5∶1),需再次手术修补。室间隔缺损的补片,亦可采用夹层毛绒聚四氟乙烯人造织物。双侧夹室间隔距缺损边缘 1.0~1.5cm,做贯穿褥式结节缝合。曾有报道 8 例病人采用此种术式,于心肌梗死后 10 日手术,6 例存活。

二、心室破裂

心肌梗死后有 10%~20%病人死于心室破裂。梗死后 48h 心室破裂者占 20%,5d 后破裂者为 50%,2 周内破裂者为 85%。若室壁梗死愈合形成室壁瘤,则病程经过缓慢。老年有高血压者常在第一次发生心肌梗死后合并室壁破裂。心室破裂部位多在左室。前壁、后壁及心尖外侧区的发生率相近似。

【临床表现及诊断】

临床病人大多处于危重休克状态,故立即明确诊断十分困难。心肌梗死后,短期即出现心包填塞征,应考虑心脏破裂。床边超声波检查,心包内是否有积液,为诊断提供依据。心包试验穿刺对诊断有重要意义,并可暂时缓解心包填塞症状,血液动力学变化采用 Swan-Ganz 导管监测,右房及肺动脉毛细血管压力增高,右房压呈现深 X 及窄 Y 斜坡线形。肺动脉收缩、舒张压差减小。吸气时右房压力上升出现奇脉。心脏指数低于 1.5L/(min·m^2)。一旦确诊有心包填塞,应立即准备手术治疗。

【外科治疗】

心肌梗死引起的心室破裂,心肌受损范围大,能切除缺血心肌予以缝补是比较理想的治疗方法。缝合时为了避免缝线撕裂心肌,在破裂边缘每缝一针一定安置聚四氟乙烯方块垫片或长条垫片。N,unez 推荐在心脏不停跳情况下,用聚四氟乙烯垫片盖覆裂口,并超过梗死区至健康心肌边缘,以 2-0 聚丙烯缝线连续缝合,强调每针必须穿过健康心肌组织。7 例手术病人,4 例成活,随访 2~10 月,恢复良好。

第十节　心脏瓣膜危重症

心脏内的四个瓣膜按其部位分为两个房室瓣(二尖瓣、三尖瓣),两个大动脉瓣(主动脉瓣、肺动脉瓣)。这些瓣膜发生病变后,演变成需要进行紧急处理者,显然左心的两个瓣膜(二尖瓣、主动脉瓣)远比右心的两个瓣膜(三尖瓣、肺动脉瓣)要多。这是因为左心两个瓣膜有病变时,所引起的血液动力学变化以及从而造成的心肺致命性病理生理影响,远比右心两个瓣膜所引起者严重。例如主动脉瓣有病变时,不论是发生狭窄还是关闭不全,均会逐渐引起左室舒张末期压增高、左室肥厚扩大,终至心排血量减低,左心衰竭。又如二尖瓣发生狭窄或关闭不全时,亦会随着病情的加重而出现左心、肺静脉和肺毛细血管的压力增高,引起肺水肿和左心前向排出量降低。随着肺血管阻力、肺楔嵌压、肺动脉压的增高,还会使右心工作量增加而出现右心衰竭。至于右心两个瓣膜有病变时,则情况就不一样。除继发于左心瓣膜病变所致的继发性变化外,孤立的风湿性三尖瓣病变几乎是没有的。绝大部分风湿性三尖瓣狭窄或关闭不全的病人大都伴有二尖瓣狭窄或关闭不全,而且还常伴有主动脉瓣病变。其出现的病理生理变化和血液动力学影响,常比左心两个瓣膜病变所引起者要晚得多,故临床症状多以后者为主。其他病因很少见。肺动脉瓣狭窄一般多为先天性疾病,表现虽亦有右心室压力增高和喷射时间延长,但常见随访多年而病情发展不快。至于肺动脉瓣关闭不全除非有一个以上的肺动脉瓣叶完全损坏,否则不会引起右心肥大或衰竭。通过犬的实验证实,将一个肺动脉瓣叶切除后,肺动脉舒张压变化不多。但若将一个主动脉瓣叶切除后,则必将迅速出现由于严重的主动脉瓣关闭不全所引起的一系列血液动力学病理生理变化。这是因为肺动脉与右室之间的舒张压差要比主动脉与左室之间的舒张压差小的缘故。若将犬三个肺动脉瓣叶完全切除,则肺动脉舒张压不断下降,直至与右室舒张压相等为止。以后逐渐发生右室肥厚和扩张。但一直观察了 18 个月,亦从未见其发生心力衰竭。

由此可见,肺内血管阻力不高时,肺动脉瓣关闭不全不易引起右心衰竭。上述病理生理变化及试验说明,为何左心的任何瓣膜发生病变后,均易发展成为需要急诊处理的情况。心脏瓣膜疾病最常见的病因有以下几类:风湿性心脏炎、先天性疾病、感染性心内膜炎。在心脏瓣膜病变已经进展到具有外科治疗适应证时,一般术前处理的原则多经过以下程序:先经内科治疗,控制心力衰竭,同时使活动性病因静止(例如风湿静止、血沉正常、心内膜炎血培养阴转等),身体各重要器官继发性功能损害改善到最佳状态,心功能提高到最佳程度,做好一切术前准备,进行择期手术。总的说来,这时手术死亡率最低,并发症最少,手术效果最好。但有一部分病人,由于有进行性心力衰竭、严重的血液动力学障碍,对各种药物反应极差,各种器官功能损害进行性加重,致病人处于危急状态。为了挽救病人生命,有必要采取紧急外科手术治疗。属于这类心脏瓣膜急症的情况有以下几方面:二尖瓣狭窄突发急性肺水肿或大量咯血、急性风湿性心脏炎累及瓣膜引起进行性心力衰竭、各种瓣膜疾患伴有慢性心力衰竭突然急性发作、感染性心内膜炎伴发瓣膜并发症、创伤、心肌梗死后伴发瓣膜并发症、急性升主动脉夹层动脉瘤并发主动脉瓣关闭不全、急性人工瓣膜功能故障。上述情况都是经内科治疗反应极差或完全无效,病情不断进展和恶化,各种致命性并发症如急性肺水肿、进行性心力衰竭、心源性休克等,随时威胁着病人的生命,只有急诊手术才有挽救病人的希望。

心脏瓣膜急诊手术治疗的种类共有三类:对二尖瓣狭窄做紧急分离术;修补瓣膜及其有关部件的缺损或创伤;急诊瓣膜置换术。

一、二尖瓣狭窄突发急性肺水肿或大量咯血

二尖瓣狭窄病因以风湿热为最多。一般应在风湿热活动完全停止 3~6 个月以后进行手术治疗最为适宜;但有时有少数重症病例,在内科治疗和术前准备过程中,突发急性肺水肿或大量咯血不止,而需急诊手术治疗。由于二尖瓣狭窄的病理生理变化首先是引起左房扩大、压力升高,继而肺静脉及肺毛细血管内压力也随之上升,因此造成肺静脉和肺

毛细血管扩张和淤血,从而形成肺部慢性阻塞性充血。重度二尖瓣狭窄病人的左心房及肺静脉收缩压可达 4~5.5kPa。因为正常血浆渗透压为 4kPa,故若肺毛细血管压力超过 4kPa 时,将产生肺水肿。此外,由于肺静脉淤血,肺静脉与支气管静脉之间有曲张且变薄的侧支静脉,一旦破裂,将引起大量咯血。由于这种病理生理变化的存在,只有在解除其根本原因后,才能缓解其症状。因此,这种病人若事先诊断为单纯性二尖瓣狭窄,病变属于重度,经过足量洋地黄、利尿剂以及各种药物治疗均未能生效时,应考虑行紧急闭式二尖瓣交界分离术。对这类病人如不及时处理,会很快出现循环衰竭而导致死亡。若行紧急闭式二尖瓣交界分离术,常能获得满意疗效。甚至有个别病例在病房内突发心搏骤停,而经床边数分钟内迅速开胸,行闭式二尖瓣交界分离术而获治愈。笔者曾有多次体会,在术前或入手术室后或在麻醉过程中,突发急性肺水肿,经各种药物治疗无效,只得采取紧急闭式二尖瓣交界分离术,从而挽救了病人生命。

二、急性风湿性心脏炎累及瓣膜引起进行性心力衰竭

临床上约有 50% 的风湿热首次发作就出现心脏炎,而急性风湿性心脏炎经常导致心脏瓣膜发生病变。风湿性心脏瓣膜病是慢性充血性心力衰竭的重要原因。但有时有部分病人,且多是年龄较轻者,一次发病即呈暴发型急性风湿性心脏炎,病变迅速累及二尖瓣或主动脉瓣,引起瓣膜关闭不全。这类病人在临床症状上有发热、心动过速、出现新杂音、心包摩擦音,且充血性心力衰竭呈进行性加重。化验结果有血沉增快,抗链球菌溶血素"O"增高,黏蛋白增快,C-反应蛋白阳性等。病理学方面表现为心包、心肌和瓣叶均有渗出性炎性改变,心内膜有风湿性赘生物和 Aschoff 结节。对内科各种药物治疗反应极差,且常由于心肌损害和瓣膜机械性功能障碍两种因素,引起严重血液动力学障碍而致心力衰竭。死亡原因最常见的是多脏器衰竭,像黄疸、肾功能衰竭、心源性恶液质、肺部并发症、脑栓塞等;可伴有或不伴有心排出量降低。这样病人的进行性心力衰竭和术前临床状态,是影响术后生存率的主要决定因素。若不进行急诊手术,其生存时间有时只能有几小时,最多几天。因此对急性风湿性心脏炎并有严重瓣膜功能不全的病人,若内科治疗效果不佳时,不能按传统的要求(即必须控制风湿活动和只有药物)来试图改善血液动力学,这样可能危及病人的生命。本症病人由于瓣膜多有关闭不全,故手术治疗的种类以瓣膜置换术为最多。但也有部分病例可针对瓣膜的病变情况,采用瓣环成形术、瓣膜交界悬吊术或瓣漏直接缝合术等。假若病变是属于单纯二尖瓣狭窄并发进行性心力衰竭,则应根据病人具体情况,在闭式交界分离术、直视交界分离术和瓣膜置换术三种手术中进行选择。

三、各种瓣膜疾患伴有慢性心力衰竭突然急性发作

前面已经提到,风湿性心脏瓣膜疾病是慢性心力衰竭的重要病因。但除此以外,还有另外一些病因,像先天性瓣膜疾病、瓣膜损伤、感染性心内膜炎、心肌缺血累及瓣膜、以往有过瓣膜手术史等,都可使心脏处于慢性心力衰竭状态。这类病人多数心脏病史较长,但常未得到妥善处理,直到急性发作时才引起重视。有的肺动脉压已呈重度高压状态。当慢性心脏瓣膜疾病遇到某些诱发因素,如呼吸道感染、情绪激动、妊娠、改变药物、并发心肌

炎或感染性心内膜炎等,可突然发生急性心力衰竭、急性肺水肿,甚至心搏骤停。这类病人在突然转变成急性心力衰竭后,若内科治疗效果不好,则有可能引起与前一节所提到的完全相同的致命性并发症和后果。因此,本节的情况除在病因方面有多种多样原因以外,其病情转归、预后和紧急手术治疗原则,均与急性风湿性心脏炎累及瓣膜,引起进行性心力衰竭者相同。

四、感染性心内膜炎伴发瓣膜并发症

感染性(除各种常见细菌外,还包括霉菌、立克次氏体、病毒等)心内膜炎,以往主要是采用抗生素等药物治疗。但由于有一部分病人治疗效果不佳,特别是伴有瓣膜并发症时,情况更为明显。近些年来,对伴有瓣膜并发症的感染性心内膜炎,即使感染还是活动性的,采用了积极的急诊手术治疗,取得了良好的效果,因而改变了以往的传统治疗观点。感染性心内膜炎虽可起源于左心或右心,可侵及自然瓣或人工瓣,但主要侵犯左心。主动脉瓣与二尖瓣的发病率相似,三尖瓣很少受累,而肺动脉瓣受累为罕见。可考虑外科治疗的心内膜炎的范围已包括:活动性感染性心内膜炎、霉菌性心内膜炎、人工瓣膜心内膜炎、合并有药物成瘾性的感染性心内膜炎、革兰阴性菌心内膜炎。Robinson 和 Ruedy 一组感染性心内膜炎的 267 个病例中,瓣穿孔在未用抗生素时代占 15.1%;在用抗生素时代占 45.5%,其中几乎全部是主动脉瓣穿孔。感染性心内膜炎的血液动力学结果常为返流。有主动脉瓣赘生物的约 70% 有返流;有二尖瓣赘生物的约 64% 出现返流。大的赘生物可引起瓣口阻塞,尤其好发生在二尖瓣处。充血性心力衰竭发病率增加是由于瓣膜被赘生物破坏所致。瓣环脓肿 92% 发生在主动脉瓣,8% 在二尖瓣。有瓣环脓肿的病例均有瓣膜关闭不全。瓣环脓肿多半是主动脉瓣感染的并发症,并常引起心包炎和心电图上出现部分性或完全性心传导阻滞。

上述五种感染性心内膜炎,在出现以下情况时有手术治疗适应证:①充血性心衰;②肺或体循环反复发生赘生物栓塞;③抗生素不能控制的持久性脓毒症;④霉菌性心内膜炎,药物难以控制;⑤瓣环脓肿(特别易发生在人工瓣膜心内膜炎);⑥布氏菌感染;⑦发生心传导系统功能障碍;⑧化脓性心包炎。感染性心内膜炎并发中度或重度充血性心力衰竭时,内科治疗的死亡率为 50%~90%。近年来倾向性的观点认为,即使术前血培养为阳性,但对感染的心瓣膜进行置换仍然可能成功。术后亦未见感染率增加。人工瓣膜的心内膜炎可发生在早期或晚期。一般认为,发生在瓣膜置换术后 2 月之内称为早期,2 月以后则为晚期。如同自然瓣心内膜炎一样,人工主动脉瓣心内膜炎大部分引起返流,而人工二尖瓣心内膜炎常造成阻塞。合并主动脉瓣环脓肿者占 40%,而合并二尖瓣环脓肿者仅 5%。人工瓣感染时的瓣环脓肿较自然瓣感染广泛,常致人工瓣摇动、变硬。广泛的瓣环脓肿可引起完全性房室传导阻滞和左束支传导阻滞。在用抗生素治疗感染性心内膜炎过程中,不论是自然瓣或人工瓣,一旦发现伴发瓣膜并发症时,若病人血液动力学稳定,可进行一段抗生素疗程后施行手术;若引起进行性充血性心力衰竭时,宜采取急诊外科手术治疗。手术时病人的血液动力学状态是危险程度的主要决定性因素,而不是感染的活动性或术前抗生素治疗时间的长短。急诊手术后感染复发率很小。

外科手术的目的和原则是,彻底清除感染组织,恢复瓣膜功能,矫正并发的机械缺损或障碍。对活动性感染组织,必须尽可能地彻底清除。消除有抗药性或难以处理的微生物,例如霉菌、革兰阴性细菌、金黄色葡萄球菌等。局部可用抗生素,例如新霉素溶液冲洗。对瓣环脓肿或窦道亦应清创,对其创面不应加缝补片或缝合关闭,而应保持血流通畅。清创后最重要的一条,是重建稳定的血液动力学。恢复瓣膜功能多采用瓣膜置换术。人造瓣膜亦应先在抗生素溶液中预先浸泡。当全部切除心内、心外的感染性组织后,若剩下的组织其支持性较差时,应予缝合加强,并加垫片,这有助于防止术后瓣周漏的发生。

五、创伤

除感染性心内膜炎可引起瓣膜破坏穿孔,造成瓣膜急症外,心脏瓣膜常可因创伤而导致严重心功能不全。

(一)外伤

不论心脏受到穿通伤或非穿通伤,均可造成瓣膜破裂或其支持组织,如腱索、乳头肌等断裂,从而形成瓣膜关闭不全,其中以钝伤引起者为多见,例如胸壁突然遇到剧烈猛捶、撞击或挤压时,可造成上述损伤。钝性胸部外伤时,主动脉瓣损伤较二尖瓣损伤多见。但贯通性外伤时,则可引起任何一个瓣膜损伤。假若瓣膜原先就已经存在着病变,则更易引起损伤破裂。

主动脉瓣损伤多半表现为关闭不全;而二尖瓣、乳头肌或腱索损伤时,则多表现为二尖瓣关闭不全。有时瓣膜损伤可伴有心内瘘,例如主动脉瓣损伤可伴发室间隔贯通或肺动脉瘘。亦有同时发生两个瓣膜合并损伤者,例如二尖瓣损伤伴发三尖瓣损伤等。

损伤对血液动力学影响的严重程度,取决于是哪一个瓣膜受到损伤、损伤的程度、返流的大小和心肌损伤的情况等。同样程度的主动脉瓣、二尖瓣损伤,要比三尖瓣损伤所引起的血液动力学变化和临床症状严重得多。这是因为左心室的瓣膜所承受的压力要比右心室瓣膜所承受的高得多。因而,有时三尖瓣损伤后,病人能耐受多年才出现症状和体征;而主动脉瓣和二尖瓣受损害后,常迅速出现严重症状而需手术矫治。关于手术种类,在有可能修补时,应尽量做缝合修补术;若已无可能修补,则町做瓣膜置换术。手术中应同时矫治邻近组织结构伴发的破损。

(二)医源性损伤

虽然各种心脏手术均有可能损伤瓣膜, 例如修补室间隔缺损时伤及主动脉瓣等,但最多见者还是在做闭式二尖瓣交界分离时,造成二尖瓣撕裂而引起关闭不全。中度以上的关闭不全在手术后常引起左、右心衰。这种病例病程发展很快,预后较差。并发严重关闭不全者,可在手术后短期内死亡。这是因为在二尖瓣狭窄时,其左心室代偿机能减退,遭到这突如其来的变化不能适应代偿,很容易发生急性左心室衰竭和肺水肿。所以,假若手术中造成中度以上的二尖瓣关闭不全,且对药物治疗反应很差时,应及时争取急诊手术,缝合撕裂缺口,可能收到良好效果。对瓣膜裂口小的可用细丝线直接做间断缝合,瓣膜大的必要时垫补织品垫片。对腱索撕裂者,可直接缝合或用聚四氟乙烯带条矫正。已无条件缝合撕裂缺 El 时,可做瓣膜置换术。

六、心肌梗死后伴发瓣膜并发症

冠状动脉硬化性心脏病引起心肌梗死后,除了其本身的危险性外,还可伴发很多严重的并发症,其中由于心肌缺血,导致乳头肌功能不全或断裂,造成急性二尖瓣关闭不全,即严重并发症之一。这种并发症并不十分少见,在心肌梗死累及乳头肌或其附近心肌,或因左心室扩张及室壁瘤导致乳头肌腱索扭曲时,均可造成乳头肌功能不全。严重的乳头肌功能不全,乳头肌虽然没有断裂,但可导致严重二尖瓣关闭不全和充血性心力衰竭,药物治疗很难奏效。心肌梗死亦可造成乳头肌缺血、梗死而断裂。乳头肌断裂多为乳头肌的一个顶部撕裂。后侧乳头肌断裂最为常见。一般发生于急性心肌梗死后 2~10d 内。本症虽属少见,但常可致命,特别是整个乳头肌全部断裂时,会很快致死。后侧乳头肌断裂时,常可在心尖部闻及响亮的全收缩期杂音;而前壁乳头肌断裂时,杂音可放射至胸骨右缘。

鉴别诊断乳头肌断裂和室间隔缺损需依赖心导管检查和二维断面超声心动图检查,或于床旁行 Swan-Ganz 漂浮导管监制。乳头肌断裂时,可见肺楔嵌压曲线出现巨大 V 波。乳头肌断裂病人 2 周死亡率约为 90%。很多病人在 24h 内因心力衰竭而死亡。心肌梗死后第一周紧急行二尖瓣置换术虽有获得成功者,但早期手术治疗的死亡率仍很高。如有可能,最好积极地进行内科治疗,使病人稳定几周,若能稳定几个月则更为理想,再行瓣膜置换术。但若病人左心室心力衰竭顽固,反复发生肺水肿,而左心室功能尚能应付时,可考虑做急诊二尖瓣置换术。此外,由于病因在于冠心病心肌缺血,故术中常需同时做主动脉—冠状动脉搭桥术,以改善心肌缺血,降低死亡率。

七、急性升主动脉夹层动脉瘤并发主动脉瓣关闭不全

本病的基础是由于病人患有某种类型的动脉中层变性。患此症者大部分为男性,平均年龄为 40~50 岁。约 1/3 有高血压史。但 Marfan 综合征或妊娠时也可见到主动脉中层发生类似病变。

40 岁以下的妇女若发生主动脉夹层动脉瘤,几乎都合并有妊娠。病人在升主动脉中具有这种病变基础后,加上血液动力学的影响,即心脏搏出时首先冲及升主动脉,这种持续运动造成该动脉壁的"囊状中层坏死"。一旦某种因素,例如左心室排血喷射力引起动脉内膜撕裂时,就可导致夹层动脉瘤的形成。后者沿主动脉上下两个方向扩展、延伸,其延伸的速度和范围取决于动脉波的大小, 即压力上升最大速度和主动脉中层坏死的范围。若夹层血肿扩展延伸至主动脉瓣周围的主动脉区,则可使主动脉瓣脱垂,以致突然发生主动脉瓣关闭不全。约超过半数以上的病人有主动脉瓣返流。因此,凡在急诊时有高血压或既往有高血压史,现有类似中风发作,突然肢端无脉,加严重背痛或前胸痛,以往无心脏杂音而突然发现有主动脉瓣关闭不全的杂音,均应疑及此病。

对本症的处理,除病人病情较轻且无特殊并发症时,可试做内科治疗外,及时的急诊手术治疗有 75Vo 的病人可能获救。手术治疗包括切除升主动脉病变部分,并用人造血管置换。对有主动脉瓣关闭不全者,用人工瓣膜做瓣膜置换术或用带人工瓣膜的人造血管

做置换术。但有 60%~70%的病人只需置换升主动脉病变段的血管,同时做主动脉瓣环或交界处悬吊术也能纠正主动脉瓣返流;只有 10%~38%的进行性主动脉瓣关闭不全病人,最后需施行主动脉瓣置换术。

八、急性人工瓣膜功能故障

自从 20 世纪 60 年代开展瓣膜置换术以来,在人类瓣膜疾病的治疗史上有了一个巨大的进步,挽救了很多病人的生命,恢复了很多病人的劳动力。但是在人工瓣膜方面,还存在着很多问题和不够理想的地方,甚至术后会出现一些致命性的并发症。人工瓣发生的急性功能故障,即是其中较严重的一种。这种并发症几乎只发生在机械瓣,而不发生在生物组织瓣。后者的并发症中,虽有很多与机械瓣的并发症相类似者,但在瓣膜功能故障或失灵方面,却具有特点。即生物组织瓣的功能障碍,一般进展缓慢,瓣叶逐渐进行性增厚,有时伴有钙盐沉着,引起瓣膜狭窄和关闭不全。由于瓣膜功能衰竭是缓慢进展的,因而一般说来常有足够时间进行再次换瓣术的准备。当然,有时亦有小部分病例在某些因素,例如情绪激动、体力活动等剧烈影响下,突然引起组织瓣叶破裂,从而造成急性瓣膜关闭不全以及进展速度较快的充血性心力衰竭。特别是有些病例出现血清游离血红蛋白升高或心排出量降低现象,均表示为高危险因素,预后较差,需要考虑紧急再次瓣膜置换术。而机械瓣,有时可因其启闭部件发生急性故障而猝死;例如早年 Starr-Edwards 球瓣,由于硅橡胶球瓣摄取脂质,致球瓣变形,继而发生球瓣肿胀,活动受限,黏着于笼罩内;亦有时因球瓣皱缩,以致从笼罩内脱出,引起病人猝死。亦有因球瓣碎裂而致脑、体动脉栓塞者。以后自 Starr-Edwards 球瓣改进工艺过程,采用硅橡胶"低硫化"处理后,已较少出现这种并发症。碟瓣的启闭部件"碟片",亦可发生上述类似的问题,有过发生急性故障,例如嵌顿在开放位或关闭位的报道。

此外,因瓣环周围发生血栓形成,延伸至瓣膜口或侵及机械瓣支架,引起狭窄和关闭不全,亦是造成瓣膜功能故障的多见原因。至于瓣周的返流性渗漏,在主动脉瓣和二尖瓣的发病率大致相等。在出现急性人工瓣膜功能故障后,若病人未发生猝死,则多半迅速呈急性充血性心力衰竭、心源性休克状态。唯一的治疗方法是及时急诊行再次瓣膜置换术。至于术中因技术操作不妥所造成的人工瓣膜急性功能故障,不属本章范围,故不在此赘述。

患心脏瓣膜急症的病人,术前均呈现心脏低排出量状态,绝大部分都伴有肺水肿,少数甚至发生心搏骤停。很多病人术前即已需做气管内插管进行人工呼吸,且呈心源性恶液质状态。此外,还常同时伴有酸中毒、肝。肾功能严重损害。

(一)手术过程的特点

除少数单纯二尖瓣狭窄病人可在局麻下迅速开胸行闭式二尖瓣交界分离术外,绝大部分病人需在体外循环下做心内直视手术。由于这类病人有严重的血液动力学改变,随时可发生心搏骤停,因而应尽快地在局麻下行股动、静脉插管,连接体外循环机,做好随时可开始心肺转流体外循环的准备,以提高手术的安全性。再做全身麻醉,迅速气管插管和人工呼吸。对肺水肿病人加用 95%酒精吸入,静脉内注射西地兰、速尿、正性收缩能药物和 5%碳酸氢钠 50~100mL。然后再按常规进行体外循环插管操作。若在此过程中病情突然恶化或发生心搏骤停,则应立即开始股一股转流,以维持病人生命。迅速劈开胸骨,做左心引流及腔静脉插管,尽快建立全身体外循环和做好心肌保护处理,然后进行心内直视或瓣膜置换术。

(二)术后处理的特点

1.支持循环

(1)在矫治手术完毕心脏复跳后,应将并体辅助循环时间延长至 20~30min 以上,以偿还氧债,改善心肌功能。特别对长期有慢性心力衰竭的病人更为重要。

(2)假若病人不能脱离体外循环,应立即寻找原因,应特别注意是否有因心肌损害导致心功能低下以外的其他因素存在,如人工瓣膜急性功能故障、功能性三尖瓣关闭不全未同时纠正、冠状动脉气体栓塞、心律紊乱、高钾血症、严重代谢性酸中毒等。若证实为急性心肌梗死引起心肌损害,应采用主动脉内气囊反搏装置辅助心脏,以使能逐渐脱离体外循环。

(3)静脉缓慢注射高渗葡萄糖一胰岛素溶液(50%葡萄糖 100mL+正规胰岛素 20u),以增强心肌收缩力。

(4)应用正性收缩能药物、利尿剂和心律失常药物。方法与择期手术相同。

(5)快速洋地黄化。

2.支持呼吸　常规应用人工呼吸支持。人工辅助呼吸的时间应较择期手术的病人为长。一般需 24~72h。至心肌功能良好,自主气体交换正常,肺部哕音消失后,再拔除气管插管。必要时做气管切开术。

3.支持疗法　应用 25%人体白蛋白或输入血浆,以增加胶体渗透压,减少间质水肿,改善对生命重要器官的功能。

4.激素　应用适量的激素,保护重要器官的效应。

总之,进行性心功能不全和术前临床情况,包括多脏器的衰竭状态,是影响手术后生存率的主要因素;而心力衰竭次数是影响晚期死亡率的原因。因此,对心脏瓣膜急症,及时而果断地采用手术治疗,及早地改善病人的血液动力学,可能获得远比以往采用传统的单纯药物治疗方法为优的效果。

【护理】

1.按危重患者常规护理。

2.绝对卧床休息一周,生活护理由护理人员协助完成。

3.给予低脂肪、低热量、低盐易消化的食物,少量多餐,宜多吃水果和蔬菜,预防便秘,疼痛剧烈时应禁食。

4.给予心电监护,密切观察生命体征变化并记录,备好抢救药品及仪器。

5.保持氧气吸入 3~4L/min,必要时面罩吸氧。

6.遵医嘱准确使用镇痛、抗凝及硝酸酯类药物。

7.对需给予介入治疗和榕栓疗法的患者,做好相应的护理。

8.保持大便通畅,指导患者避免用力排便,如便秘可用缓泻剂。

9.有心律失常、心力衰竭、休克等并发症的患者,给予相应的护理。

10.出院指导:养成良好的生活习惯,戒烟酒,保持良好的心套和乐观情绪,坚持服药,定期复查。

(朱思良　俞淼　刘霞　孔祥萦　马淑颖)

第六章　腹部外科危重病

第一节　消化道大量出血

一、上消化道大量出血

上消化道大出血系指食管、胃、十二指肠及空肠上段和胆道出血。所谓大量出血，一般是指成人一次出血量在1000mL以上，超过全身血量20%，表现为呕血和(或)黑粪，往往伴有血容量减少引起的急性循环衰竭，是一种常见的临床急危症。每年约1000人次/10万居民因此症住院。上消化道大出血占全部消化道大出血的90%。至今病死率依然较高，在10%左右，病因误诊率也在20%以上，因此对本症及时、合理的诊断和治疗十分重要。

【病因】

上消化道出血的病因有50~60种，但绝大多数为消化道疾病所致。主要病因如下。

1.胃十二指肠溃疡　占60%~70%，其中75%是十二指肠溃疡出血，其次是胃溃疡。十二指肠溃疡出血多为球部后壁的溃疡侵蚀血管所致，胃溃疡出血多在胃后壁小弯附近。出血量与溃疡所侵蚀破裂的血管直接相关。此外，胃大部切除术、胃空肠吻合术后吻合口溃疡出血，胃大部切除术吻合口溃疡发生率1%~3%，胃空肠吻合术发生率15%~30%。吻合口溃疡50%发生出血，且多为大出血。

2.门静脉高压症　食道下段、胃底 dtl 张静脉破裂出血，约占20%。在我国85%~9%为肝硬变所致，肝硬变又以肝炎、血吸虫引起者多见。由于食管下段和胃底静脉曲张的交通支距门静脉主干和下腔静脉很近，两者间的压力差大，加之食管黏膜下曲张的静脉壁极薄，易被粗糙食物或返流的胃酸损伤，甚至在剧烈咳嗽、呕吐时均可致曲张静脉破裂，发生以大量呕鲜血为特征、且往往难以自止的大出血，中年人所占比例较高，其死亡率为40%左右。

3.急性胃黏膜病变通称应激性溃疡　占10%~20%，多与严重感染、休克、单一或多器官功能衰竭、大面积烧伤(curling溃疡)、严重脑外伤(Cushing溃疡)、大手术有关。此外，某些药物如水杨酸制剂、消炎痛、炎痛喜康以及酒精等也可致 AGmL。

急性胃黏膜病变的发病机制迄今尚未完全了解，一般认为主要原因是黏膜缺血、胃黏膜屏障功能损害、胃内 H^+ 向黏膜弥散、胆汁返流等。其病理变化为炎症、糜烂、坏死、溃疡、出血、甚至穿孔等。病变主要在胃、十二指肠和小肠，但也有极少发生于大肠和食管下端。其症状特点是无痛性胃肠出血。当合并大出血,则是胃肠道衰竭的表现,可视为多器官功能衰竭的一部分。一旦发生大出血,将使原有的病情更加危重,其死亡率也很高。

4.胃、食管、十二指肠肿瘤 占10%。多因癌灶坏死,黏膜发生糜烂或浸润肌层发生溃疡,若侵蚀较大的血管则引起大出血。以老年居多。胃癌分多血管型与少血管型,浅表癌Borr I、IV属多血管型,易出血。59%胃平滑肌瘤可合并出血;48%十二指肠腺瘤有出血。

5.胆道出血 多为肝内局限性感染、肝肿瘤(肝癌、肝动脉瘤、肝血管瘤)、肝外伤、医源性损伤(如 PTC 和 PTCD)致胆道大出血,以及门静脉高压症胆道静脉曲张破裂亦可致胆道大出血。

6.Mallory-weiss 综合征 即贲门黏膜撕裂综合征,占 2.7%~14.7%。

7.其他原因 憩室炎、食管裂孔疝、胃黏膜脱垂、血友病、异位胰腺、慢性胰腺炎、胃壁动脉瘤、胃霉菌病、十二指肠炎等均可能引起上消化道大出血,但均少见。

【诊断】

上消化道大出血主要临床表现是呕血或便血,做出血诊断并不难,关键是病因诊断,即明确出血部位和原因。故对上消化道大出血病人应边抢救边用最短时间询问病史、体检、化验、临床分析,以及必要的辅助检查,确定出血病因的部位,以便采取及时有效的措施。

(一)病史

消化性溃疡病出血常常有典型的周期性、节律性,疼痛反复发作,出血前数日疼痛加重,有些病例出血后疼痛迅速消失。过去患过病毒性肝炎、血吸虫病,或有慢性酒精中毒史,并有慢性肝病体征和有门脉高压临床表现的病人,则可能为肝硬化致食管胃底静脉曲张破裂引起的大出血。有服用乙酰水杨酸等损害胃黏膜的药物,或食用对胃黏膜刺激性强的食物,以及酗酒、有应激状态病人的大出血,可能为急性胃黏膜病变。对有癌家族史和年龄在 40 岁以上的病人,近期出现上腹痛,伴有消瘦、厌食和不明原因持续黑粪的病人,应警惕胃癌的可能。

(二)临床表现

1.呕吐与黑便 上消化道大出血病人均有黑便,但不一定有呕血。一般幽门以上出血常表现为呕血,幽门以下出血表现为黑便。如出血量大而迅速,幽门以下出血可以返流至胃内引起呕吐,表现为呕血。呕出鲜红色血液或血块者,表明出血量大而迅速。在出血量少而慢时,血液经胃酸作用后,呕出血液为咖啡色。一般 1 次出血量在 50~70mL 即可出现黑便,如果出血量大,速度快,在肠道停留时间短,粪便可呈紫红色或鲜红色,须与下消化道出血相区别。

2.全身表现

(1)失血性周围循环衰竭:急性大出血引起有效循环血容量迅速减少,静脉回心血量相应不足,导致心排出量明显降低,血压下降和脉率加速,引起一系列休克的临床症状,如头昏、心悸、冷汗、恶心、口干、晕厥、面色苍白、皮肤湿冷等。急性失血持续不止,脑血流量减少,可发生精神错乱。低血容量致冠状动脉供血不足,可激发心肌梗死,尤以老年病人更为多见。肾血流量不足可使尿量减少或尿闭,发生急性肾功能衰竭。

(2)发热:在大出血 24h 内开始发热,体温一般不超过 38.5℃,持续 3~5d 后自行退热。其机理可能与循环血量减少、周围循环衰竭,导致体温调节中枢功能障碍有关。

(3)氮质血症:一次上消化道大出血后,数小时血中尿素氮浓度开始升高,24~48h 可达高峰,大多数不超过 6.7mmol/L,3~4d 才降至正常。肠性氮质血症主要是大量血液进入肠内,其蛋白消化产物被吸收引起。另外,出血导致,肾血流量减少,与肾小球滤过率下降,影响肾脏排泄功能有关。

(4)贫血:出血早期可无贫血。大出血后,组织液渗入血管内使血液稀释,一般在 3~4h 后才出现贫血。

(三)出血部位的判断

上消化道大出血的部位大致分为三段:食管和胃底;胃和十二指肠球部;球部以下的十二指肠和空肠上段。通常幽门以上部位的出血常为呕血伴有便血,幽门以下部位出血常表现为便血,但主要还是取决于出血的速度和出血量的多少。十二指肠球部以上部位如果出血急、量多,则以呕血为主,也可有便血。由于血液在胃内停留的时间短,呕血多为鲜红色;如果持续性的上消化道大量出血,排便次数多,则大便可呈较红的血便。相反,出血缓慢,量也不很多,则较少呕血或吐咖啡样胃内容物,而以便血为主,多为典型的柏油样黑便。但不同部位的出血,因出血原因不同仍有各自的特点。

1.食管下段、胃底部　以门静脉高压症所致食管或胃底曲张静脉破裂出血最常见。一般来势很猛,临床表现主要是呕鲜血以及便血,量多。一次出血量常达 300~1000mL,常引起休克,短期内可反复呕血及便血。此类病人多有肝病史,查体有蜘蛛痣、肝掌、巩膜黄染、肝脏肿大或缩小、脾脏有不同程度肿大,但出血后脾脏可明显缩小,出现腹水等。实验室检查有肝功能损害、脾功能亢进,因此常可及时确诊。因剧烈呕吐或咳嗽引起食管下段或胃底部的撕裂伤(Mallory-weiss 综合征),食管肿瘤、溃疡、创伤等均可导致出血,但都不如食管胃底静脉曲张破裂出血凶猛,而且较为少见,在出血前常可查到较明显的病因。

2.胃和十二指肠球部　以溃疡病出血为主。90%的出血病人既往有典型的溃疡病史,出血前溃疡病症状加重,出血后症状可减轻。也可表现为无任何预兆的突然大出血。上腹或右上腹有轻度局限性压痛。虽然出血也很急,但一次出血量一般不超过 500mL,休克少见。若一次出血量超过 800mL,即可发生失血性休克。若短期内出血量多,除大量呕血外,常排暗红色的血便,大便次数增加,量增多。胃血管球瘤所致的大出血症状酷似门脉高压大出血,但前者常无肝病史,也无与肝病相关的体征。胃部肿瘤可发生胃内大出血,急性胃黏膜病变也是胃十二指肠球部的常见出血原因,但后者在出血前常有较明显的病因。以往做过胃切除或胃肠吻合的病人多考虑为吻合口溃疡。

3.十二指肠球部以下和空肠上段　以肝内胆道出血最为常见,出血量一般不多,一次出血量在 200~300mL,休克少见,以便血为主。肝内胆道感染出血,出血前常有右上腹部阵发性绞痛、寒战、高热或黄疸病史。少数出血量大者也可发生呕血。出血后,右上腹部疼痛常明显减轻。PTC 或 PTCD 所致的胆道出血可无右上腹疼痛;胆总管探查术后"T"管引流的胆道出血可不出现黄疸;肝癌所致胆道出血往往全身情况较差。Vater 壶腹癌、十二指肠和空肠上段的憩室炎、血管瘤、平滑肌瘤、平滑肌肉瘤等所致上消化道出血,一般都较轻,以便血为主,且反复发生。

(四)出血量的估计

主要根据血容量减少引起周围循环衰竭的临床表现和血压、脉搏改变,病人接受输血、输液量对血压、脉搏的影响,以及病人或家属对出血量的描述来综合判断。呕血和黑便的量虽受很多因素的影响难以准确估计出血量,但频繁的呕血和黑便提示大量出血。出血量若未超过400mL,一般不引起全身症状;如出血量大于500mL,可出现全身症状,如头晕、出汗、乏力、心悸等;短时出血量大于1000mL或全血量的20%时,可出现循环衰竭表现,如血压低于10.7~12kPa或较基础血压下降25%,心率大于120次/min,红细胞低于$(2\sim3)\times10^{12}$/L,血红蛋白低于70g/L,病人必须卧床、头低位才能不感头晕;另外,体位变化如坐起时,脉率增加20次/min,收缩压下降超过1.33kPa,提示急性失血量超过1000mL。

还可根据下列检查估计失血量:①血红蛋白每下降1g,失血量300~400mL;②红细胞压积30%~40%,失血量500mL左右,若小于30%,失血量可能达1000mL以上;③中心静脉压(CVP)<0.49kPa(5cmH_2O),失血量达1000mL以上。

(五)辅助检查

1.实验室检查 大便潜血检查可明确黑便的性质。急性失血时,由于血管及肝脾代偿性收缩,血红蛋白、红细胞压积可无明显变化,久之则由于大量组织液渗入血管内以补充失去的血浆,此时血红蛋白和红细胞压积降低。急性出血时血白细胞可明显升高。大量出血时血尿素氮可升高,大多不超过6.7mmol/L,出血停止后逐渐恢复正常。

2.胃镜检查 是上消化道大出血病因诊断的重要手段,其诊断准确率可达90%以上。原则上应在出血后5~48h内进行,重症出血者应在抗休克治疗后收缩压达10.7kPa以上才能进行检查。对大呕血不止、心肺功能不全及严重心律失常者禁做胃镜检查。

胃镜检查的优点有:

(1)对大多数上消化道出血的部位和病因,尤其是急性胃黏膜病变、贲门黏膜撕裂症、十二指肠炎的诊断正确性高于其他检查方法,同时可提高一些少见病如血管瘤、毛细血管扩张症、异位胰腺、平滑肌瘤、网织肉瘤等的发现率。

(2)能发现多源性出血,即发现多个出血病灶,同时能将多个出血病灶的出血区分为活动性出血或近期出血。

(3)对性质不明的病灶,可取组织活检以明确诊断。镜检前对大量呕鲜血者,应先用冰冻4.0~8.0mg/dL去甲肾上腺素盐水500mL洗胃2~3次,尽量清洁胃腔并初步止血。急症胃镜检查的主要并发症是心血管意外,此外还可致穿孔、吸入性肺炎等。

3.选择性腹腔动脉造影 经胃镜检查不能确诊的上消化道大出血病人,可进行腹腔动脉和肠系膜上动脉造影检查,对于出血量≥0.5mL/min者可见到造影剂从血管破裂处流入胃肠内,明确出血部位,特别是对血管性病变具有较高的诊断价值,诊断率为78%。此项检查对诊断胆道出血是当前最可靠的方法,尤其是在急性出血期间,可明确出血部位和病因,还有作者认为对血管病变和平滑肌肿瘤引起的出血最具诊断价值。由于该项检查具有创伤性,故应掌握适宜的检查时机和适应证。

4.三腔二囊管检查 是目前公认的诊断门脉高压食管、胃底静脉曲张破裂大出血的首选方法。当胃囊、食管囊先后充气后,压迫胃底和食管中、下段,将胃内积血冲洗吸净,然后再吸引观察,如胃腔内无继续出血,则提示食管、胃底静脉曲张破裂出血;若胃内仍有出血,则提示病变部位在胃或/和十二指肠。此项检查还可作为门脉高压急性大出血的应急止血措施。

5.放射性核素检查 99m 锝硫黄胶体腹部扫描检测胃肠道出血,是一种非创伤性和极为敏感有效的诊断方法,只要出血速度在 0.1mL/min 即能检出,尤其是重症病人容易耐受。

6.X 线胃肠钡餐检查 此检查仅在无内镜检查等条件下采用。在大出血早期或间歇期胃内无较多血凝块时进行检查,有助于发现食管静脉曲张、较大的溃疡、肿瘤等。

(六)鉴别诊断

上消化道出血引起的呕血和黑便,首先应与由鼻衄、拔牙、扁桃体切除而咽下的血液所致者加以区别。也须与肺结核、支气管扩张、支气管肺癌、二尖瓣狭窄所致咯血相区别。若上消化道大出血引起急性周围循环衰竭征象的出现先于呕血和黑便,必须与中毒性休克、过敏性休克、心源性休克,或急性出血坏死性胰腺炎、子宫外异位妊娠破裂、自发性或创伤性脾破裂、动脉瘤破裂等其他病因引起的出血性休克相鉴别。

【治疗】

治疗原则为及时补充血容量和纠正周围循环衰竭,止血,以及治疗原发病。

(一)一般急救措施

绝对卧床休息,保持安静,宜取平卧位,并抬高下肢。保持呼吸道通畅,必要时吸氧。大量出血伴休克时应禁食,少量出血或出血停止后开始进温凉流质,并逐步过渡到半流质和普食。加强护理,密切观察病情变化,包括:①呕血、黑便的次数和量;②血压、心率变化与呼吸情况;③神志变化;④每小时尿量;⑤皮肤是否温暖;⑥定期检查血红蛋白、红细胞压积及血尿素氮;⑦必要时进行中心静脉压测定。

(二)补充血容量

治疗上消化道大出血,首先应迅速补充有效循环血容量,最有效的办法是立即输血,要求在 1~3h 内将丢失量的 1/3~1/4 输入。严重失血者可以静脉推注,或建立两条输液途径,同时进行输血和输液,对于纠正失血性休克起到积极作用。早期来不及输血时应快速输液以扩充血容量。原则上输血、输液量应根据失血量的多少来定,一次过多的输血和输液可能因血容量急骤增加而加重出血,或引起急性肺水肿、心力衰竭等,老年人尤应注意。最好根据中心静脉压测定结果来调整输液量和速度。输血的指征是:①血红蛋白<70g/L,但急性失血时不能仅以此为标准;②收缩压<107~12.0kPa。对于肝硬化病人,最好输 3d 以内的新鲜全血,因库存血中含较多氨,易诱发肝性脑病;输血量应为出血量的 2/3 或 3/4,以避免门脉压力增高导致再出血危险。输液可选用平衡盐液、生理盐水、5%~10% 葡萄糖液、代血浆和右旋糖酐等。

（三）药物止血

1.H2 受体阻滞剂 该类药物能减少基础胃酸分泌,有助于溃疡出血的止血和溃疡的愈合。常用的有西咪替丁(cimetidine)、雷尼替丁(ranitidine)和法莫替丁(famotidine),以法莫替丁抑制作用最强。用法:西咪替丁 0.4~0.6g 稀释于 500mL 液体中,静脉滴注,2 次/d;雷尼替丁 50mg,稀释后缓慢静脉推注,3~4 次/d;法莫替丁 20mg,稀释后缓慢静脉推注,2 次/d。

2.质子泵抑制剂 代表药物是奥美拉唑(omeprazole),系 H^+-K^+-ATP 酶抑制剂,作用于

胃腺壁细胞,阻断 H^+ 分泌至壁细胞体外,几乎能完全抑制胃酸分泌,作用持久,对消化性溃疡出血有肯定的疗效。用法:首次 80mg 静脉注射,然后每 12h 给予 40rag,连用 4~5d 改服抗溃疡药物。

3.垂体后叶素 此药可使内脏小血管收缩,降低门静脉压力,增加血液流入肠道的阻力,达到止血目的。本品治疗食管胃底曲张静脉破裂出血,即时止血率大多在 50%~70%,对其他病灶如溃疡病、急性胃黏膜病变等引起的出血也有止血作用。用药以连续静脉滴注疗效为好,且副作用少,常用量为 0.2u/min,无效时加至 0.4~0.6u/min,止血后以 0.1u/min 维持 12h 停药。若剂量超过 0.8u/min,疗效不再增加,而副作用将增加。此药副作用包括头晕、心悸、恶心、腹痛等,严重者导致心肌梗死。

4.血管加压素及其类似品

（1）血管加压素(vasopr essin):是垂体后叶提取的 9 肽物质,可收缩血管,减少内脏血流,主要用于控制食管胃底静脉曲张破裂出血。常用 20~40u 加入葡萄糖液 500mL 中静脉滴注。目前认为较好的治疗方法是每分钟 2.75mg/kg(相当于 70kg 的成人 0.2u/min)静脉持续滴注,根据治疗反应及止血效果可逐渐增加剂量,但不宜超过 0.4u/min,出血控制后应继续用药 8~12h。血管加压素的副作用主要是高血压、心肌梗死等,且发生率随剂量增加而增多。

（2）三甘氨酰血管加压素(TGLVP):是血管加压素的类似品,作用时间较长,控制出血率与血管加压素相似,但副作用少,不会引起明显的心输出量减少和冠状动脉收缩。用法:每 4~6h 静脉注射 1~2mg,控制出血后改为 1mg,连续应用不少于 24h。

5.生长抑素及其类似品

（1）生长抑素(somatostatin),来自下丘脑及胃肠胰 D 细胞,为 14 肽物质,具有抑制生长激素及大多数胃肠激素的作用,能选择性地收缩内脏血管,减少内脏血流,降低门脉压力,而对心排出量和平均动脉压无影响,很少发生心血管并发症,但由于其半衰期极短,仅 1~2min,限制了临床应用。

（2）善得定(sandostain)、奥曲肽(octreotide),是人工合成的 8 肽生长抑素,其效果和作用时间比生长抑素更佳。善得定为内脏血管收缩剂,可使肝静脉压梯度下降而全身血流动力学不受影响,从而对食管胃底静脉曲张出血有良好的治疗作用,而且止血迅速。用法:首剂 100μg(必要时 200μg),溶于 10mL 生理盐水中缓慢静脉注射,以后每小时 25~50μg,持续静脉滴注 48h,必要时可延长至 72h,出血停止后继续用药一段时间会使止血

效果更显著。副作用:注射局部疼痛,短期腹泻,大便次数增多或腹痛,大多可以耐受;偶有低血糖、恶心、轻度高血压、心动过缓。

6.β-受体阻滞剂　心得安(propranolo1)为非选择性 β 肾上腺能受体阻滞剂,它不仅阻断心脏 β1 受体,使心率减慢,心输出量减少,从而使内脏血流减少;还可拮抗 β2 受体,使内脏血管收缩,使入肝血流减少,最终使门脉压降低。目前主要用于预防食管胃底静脉曲张出血及复发,尤其对肝代偿功能较好的病人效果较好,而对 Child-Pugh B、C 级病人反应较差。有慢性心肺疾患及 Child-Pugh C 级肝硬化病人不宜使用。

7.凝血酶(throltIbin)　是磷脂类化合物,是国际上公认的速效止血药物。能直接作用于出血部位的纤维蛋白原,使其转变为纤维蛋白,促使血液凝固,填塞出血点而止血,尚有促进上皮细胞有丝分裂而加速伤口愈合的作用。用法:首次剂量宜大(8000~20000u)溶于 50~100mL 生理盐水或牛奶、豆汁内口服或胃管内注入,每 2~6h1 次,应用次数视病情而定,严禁肌肉或血管内注射。出现过敏反应时立即停用。

8.立止血(蛇毒凝血酶,reptilase)　是巴西蝮蛇蛇毒中分离出的高纯度凝血酶类制剂,含凝血酶和类凝血酶,直接启动内、外源性凝血系统,加速凝血过程,并间接完成血管内去纤维蛋白的作用,因此具有双向药理作用的特性,在小剂量(1~2u/次)时为止血剂,极高剂量(50~100u/次)时为抗凝剂,由于这两个剂量相差悬殊,不会发生为止血目的导致抗凝血的意外情况。用法:对上消化道大出血病人可首次于静脉、肌肉各注射 1u,继而每日肌肉注射 1u,2~3d,无明显副作用。

9.冻干凝血酶原复合物　某些肝病或其他凝血机制障碍的病人可出现全消化道出血,一般药物治疗无效可用本品,每次 200~400u(10~20u/kg),静脉滴注,1~2 次/d,出血控制后酌情减量,一般历时 2~3d。

10.去甲肾上腺素　该药能显著收缩血管,减少胃酸分泌,促使出血停止。药物进入门静脉系统后迅速被肝脏代谢而灭活,大剂量应用一般不会产生血压增高。用法:去甲肾上腺素 8mg 加入生理盐水 200mL 中,口服或从胃管注入,30min 后抽出。如治疗有效,重复 1~2 次后出血即可停止。达到临时止血效果后,再延长给药间隔时间,并减少药量。采取冰盐水和去甲肾上腺素合用,止血效果更好。

11.孟氏(Monsell)溶液　是一种碱式硫酸铁溶液,具有强烈的收敛作用,促进血小板和纤维蛋白血栓形成,并使红细胞聚集,血液加速凝固而止血,有效率达 85%~95%。用法:5%~10%孟氏液 10~30mL 口服后,用 4%~5%硫酸氢钠液 20~50mL 漱口;或 5%~20%孟氏液 20~100mL 胃管内灌入,若 1 次收效不显,可于 4~6h 重复应用。

12.舒血管药物　包括血管平滑肌松弛剂(硝酸甘油、消心痛、硝普钠)、α 受体阻滞剂(酚妥拉明、哌唑嗪、苯苄胺)和钙通道阻滞剂(硝苯地平、维拉帕米、脑益嗪、汉防己甲素)等,能降低门脉压,同时反射性引起内脏动脉收缩而进一步降低门脉压,用于治疗食管胃底静脉曲张出血有一定效果。此类药物尚有 5-羟色胺受体阻滞剂,如酮舍林(ketanserin)、利坦舒林(ritanserin)和血管紧张素转换酶抑制剂等,疗效尚待进一步观察。

总之,近几年来药物治疗已成为门脉高压症曲张静脉破裂出血的一个主要手段,而且进展很快,使门脉高压症的内科治疗进入一个早期、持续和终身治疗的新时代。

目前降门脉压药主要有两类：

(1)缩血管药有加压素(VP)及其衍生物(三甘氨酰赖氨酸加压素,TLV),β受体阻滞剂(心得安、氨酰心安)、生长抑素(SS)及其衍生物(奥曲肽),其中以心得安最常用,奥曲肽疗效最好。为曲张静脉破裂出血治疗的简便、有效和安全的药品。

(2)血管扩张药:有机硝酸酯类(消心痛、硝酸甘油,吗斯酮胺等)、α₁受体阻滞剂(哌唑嗪、苯苄胺、酚妥拉明)、α₂受体兴奋剂(可乐定)、β₂受体阻滞剂(酮舍林、利坦舒林)、钙离子通道阻滞剂(异搏定、硝基吡啶)、转换酶抑制剂(巯甲丙脯酸)和硝普钠等。此两类药物联合应用,可显著提高疗效,尤其适用于单一用药无效或反应不佳和有明显副作用时。如加压素+酚妥拉明,心得安+酮舍林,奥曲肽+兰索拉唑等。

(四)出血部位的现代疗法

1.三腔二囊管压迫止血　虽为传统治疗方法,至今仍广泛应用于临床治疗门脉高压曲张静脉破裂出血的首选紧急止血方法,有效率为44%~90%。方法:消毒后经鼻腔插入,到达胃腔后,向胃气囊注入空气200~250mL,将管夹住,以防漏气,将三腔管向外牵引,使其压迫胃底贲门部,再用0.5kg的重力持续牵引。如效果不满意,可向食管气囊注入空气100~150mL,以压迫扩张的食管静脉。每隔12h放气1次。放气时先解除牵引,再抽空食管气囊,后放胃气囊。每次放气15~30min。从胃管观察出血停止后,放气观察24h,无继续出血方可拔管。最近有一种明尼苏达四腔管,在食道段加一细管装置,可抽吸食管内分泌物、积血或局部注射止血药。还有近来推广的食管透明气囊,类同三腔管,但管腔内径0.8cm,外径1.1cm,易吸出胃内容物及经纤维支气管镜管腔内插入,胃气囊注气后膨胀均匀,气管囊用聚氨酯薄膜制成,透明,注气后不会过度膨胀变形,吸引管可抽吸食管囊以上淤积液体,能直视出血部位,确定止血情况。选用较低有效止血压力4kPa,可持续压迫12~24h,最长可达11d。长时间留管不损伤黏膜疗效佳。

2.内窥镜直视下止血

(1)局部压迫法:用活检钳或内窥镜远端压迫出血部位,局部形成凝血块而止血。但止血效果不可靠,维持时间短暂,多用于内镜操作期间的暂时性止血。

(2)药物喷洒法:喷止血药物于出血部位,常用药物:5%碱式硫酸铁(孟氏溶液)、0.1%去甲基肾上腺素、止血敏、安络血、凝血酶、云南白药、复方五倍子液等。喷洒止血剂暂时止血效果较好,但复发出血率高。

(3)注射硬化剂:硬化剂注射治疗是当今食管静脉曲张出血比较有效的方法,一次注射止血率为70%~80%。常用的硬化剂有乙氧硬化醇、乙醇胺油酸盐、鱼肝油酸钠、纯酒精等,或用组织黏合剂。大出血时行紧急硬化剂注射止血前,先行三腔二囊管压迫止血,用生长抑素或垂体后叶素降低门脉压力以及洗胃等,以便观察出血病灶。注射时可采用血管内或血管旁注射。如采用鱼肝油酸钠静脉内注射,由贲门上3~5cm处开始,每次注射4~6个点,每点注射5%鱼肝油酸钠6~12mL。穿刺后或有渗血,可局部喷洒凝血酶,观察无活动出血后拔镜。也有报告同时应用立止血针剂可防止术后出血。每隔1周治疗1次,直至静脉曲张消失。同一水平面反复注射易引起狭窄,注射不当易并发食管溃疡和穿孔等。

(4)高温止血法:①高频电凝法:高频电流 100kHz/s,3~7s,使局部组织蛋白变性而止血,快速止血率83%。②激光止血:应用 Nd:YAG 激光和 Ar$^+$激光,激光光能转化为热能,组织温度上升至 45~C 出现水肿、充血和细胞死亡,上升至 60℃ 出现"光凝固";上升至 100℃组织内水沸腾、汽化、组织炭化。治疗消化道出血是依赖"光凝固",使细胞内水分蒸发、组织蛋白凝固,出现机械性血管闭塞和产生血栓而止血。距出血面 0.5~1.0cm,输出功率 50W,每次 1~5s。适用于食管胃底静脉曲张、胃十二指肠溃疡、溃疡型癌、胃多发性糜烂、贲门撕裂症。操作成功率90%,止血成功率92%~93%。③微波治疗:电磁波导致急速电伤变化,使组织中水分子旋转运动,组织发热而凝固坏死,血管内血栓形成而止血,功率 20~40W,15s 左右。

(5)组织黏合剂闭塞法:氰丙烯酸盐(组织黏合剂),能快速固化水样物质,在生理环境中与血流接触即时产生聚合和硬化,闭塞血管,控制曲张静脉出血,止血率88.5%,最适合治疗胃底静脉曲张和食管大静脉曲张出血。常与乙氧硬化醇结合应用,大静脉曲张用氰丙烯酸盐,较小静脉曲张用乙氧硬化醇,注射次数少,并发症轻,死亡率低。

(6)内镜橡胶圈套扎术(ERBL):该法是在内镜下使用结扎器和高弹性橡胶圈套扎食管胃曲张静脉,使其缺血、坏死和纤维化,以达止血和根治静脉曲张的目的。

ERBL 治疗分两种情况。①出血部位明确者,首先结扎出血部位,再自食管、胃汇合处由下向上不同平面结扎。②出血部位不明确的,自胃和食管交界处由下向上不同平面多处结扎可见的曲张静脉。该法与硬化剂治疗相比并发症少,改善生存,消除曲张静脉治疗次数,平均少 2.1 次。可控制90%的急性出血。但较小静脉难以结扎,与小剂量硬化剂治疗结合,平均 2 次即可消除曲张静脉。ERBL 治疗胃底静脉曲张出血:胃底静脉曲张出血缺乏有效治疗办法,实际上食管静脉曲张者15%~100%并有胃底静脉曲张,其出血率占全部静脉曲张出血的20%,硬化剂治疗胃底静脉曲张易发生溃疡,再出血率高。而 ERBL 治疗胃底静脉曲张成功率高,有独到优点并无全身副作用。食管静脉曲张橡皮圈结扎法的优点是术中创伤小,安全性高,操作简便,急性止血率与硬化方法相同。操作时将安装结扎器的胃镜经通道管插至贲门上 5cm 左右处,使套柱与曲张静脉接触,启动吸引阀,将曲张静脉吸入套柱圈内,内镜下视局部发红,立即牵拉牵引线,将内套柱上的橡皮圈推出,橡皮圈结扎住被吸引的曲张静脉黏膜根部,同时停止负压吸引。过去每次结扎 4~6点,最近有报道每次结扎 12 点以上。每点间隙 3~5cm。最近美国 Microvasive 推出连发结扎器,1 次可结扎 5 个点,减少了操作的烦琐和病人的痛苦。

(五)介入治疗

1.经皮经颈静脉肝内分流术(TIPSS) 是国内外研究热门,国外报道 1000 余例,国内已做 800 余例。是经颈静脉介入,人为地建立一个沟通肝静脉与门静脉分支的通道,从而达到门体循环分流的作用。主要方法是在影像学监视下用一曲性长穿刺针,通过右颈静脉穿刺,插管达肝静脉,穿刺针穿过肝实质进入门静脉主要分支,将一根长导丝导入脾静脉或肠系膜上静脉,选用 8mm 薄壁气囊,对肝实质反复扩张至 8~12mm,使门静脉压差降至 1.33~1.60kPa,再于肝实质内人工隧道中置一个可膨胀的金属支架,形成人工门静脉肝静脉瘘,成永久门体分流。如门静脉压差仍大于 1.60kPa,可与第一支撑架平行处置另一支架。

其适应证是：①药物或内镜治疗无效的门脉高压所致食管胃底曲张静脉破裂出血；②Child C 级或其他外科手术禁忌的门脉高压症；③门脉高压性胃病需反复输血者；④肝硬化顽固性腹水；⑤肝移植准备性治疗。

无绝对禁忌证，对急性曲张静脉破裂出血的止血率88%~100%，一年再出血10%~20%，与外科手术相近，优于硬化治疗，避免了全麻和外科创伤，更具安全性。不能耐受外科手术的病人仍有 95%的成功率，为非手术门体分流开辟了新途径。但有通道闭塞狭窄、肝性脑病等并发症，有待进一步研究改善。

2.经股静脉门体分流术　与经颈静脉相同，只是经股静脉介入。

3.经皮经肝门静脉胃冠状静脉栓塞(PTCO 或 PTO)　在 X 线引导下经皮经肝穿刺肝内门脉，将长导丝入门静脉，沿导丝插导管人胃冠状静脉，注入栓塞剂：50%葡萄糖、无水酒精、十四羟基硫酸钠，栓塞出血的胃底静脉，近期止血率达 95%。最适于胃底静脉曲张破裂出血，并采用常规方法无效而又不能做紧急手术分流的病人。

4.选择性腹腔动脉插管药物灌注及栓塞治疗　经股动脉插管行选择性腹腔动脉造影，确定出血部位和原因后，利用该导管灌注药物或栓塞剂，能有效控制出血。方法简单，创伤小，疗效可靠。适用于非手术疗法未能控制出血者和病情危重有手术禁忌者。关键是正确选择靶血管，最好达到"超选择"，如食管下段胃出血选择胃左动脉，胆道十二指肠出血选择肝总动脉。可供灌注的药物有垂体后叶素、肾上腺素、血管紧张素等，其中多选用垂体后叶素。用法为垂体后叶素 4u 加生理盐水 20mL，1mL/min，出血减少，持续 60rain，重复造影出血停止可拔管，若仍出血，则注入加压素，0.4u/min，持续 20~30min；无效，改明胶海绵或无水酒精做栓塞治疗。常选用明胶海绵作为栓塞剂，其作用时间可维持 20~75d，应用时将明胶海绵剪成 gmm×5mm 大小，放人造影剂或生理盐水中，一次注入 4~5块，直到出血被控制为止。这种疗法适用于胃炎、急性胃黏膜病变、消化性溃疡、贲门黏膜撕裂症、门脉高压充血性胃病出血、胃十二指肠血管畸形等。

5.经导管栓塞治疗胆道出血　经股动脉插管选择性腹腔动脉造影，能及时、准确诊断胆管出血，并可立即经造影导管行肝动脉栓塞止血，其止血可靠、安全、损伤小，优于肝动脉结扎。肝动脉结扎再发出血可能性大，多采用明胶海绵颗粒、条块或闭塞弹簧圈。"超选择"插管技术是关键，要准确插入肝动脉分支靶血管，门脉闭塞为禁忌证。

(六)手术治疗

1.胃十二指肠溃疡大出血的手术治疗

(1)30 岁以下溃疡出血病人多为急性溃疡，经保守治疗多能自止。但 45 岁以上病史长的病人，多为慢性溃疡，出血很难自止，经初期处理，待血压、脉搏恢复后应早期手术，行胃大部切除术，切除出血的溃疡是防止再出血的可靠方法。

(2)低位十二指肠溃疡出血，溃疡近胆总管或穿透胰腺，不可强行切除溃疡而伤及胆总管及胰头，可切开十二指肠前壁，用粗丝线缝合溃疡面，缝扎出血血管，再在十二指肠上下缘结扎胃十二指肠动脉和胰十二指肠动脉，旷置溃疡，再行胃大部切除。

(3)吻合口溃疡出血，多难自止，应早期手术切除胃空肠吻合口，再行胃空肠吻合加迷走神经切断术。重要的还要探查十二指肠残端,如原残端过长,有胃窦黏膜残留,应再次切除原残端并加以妥善封闭。

2.急性胃黏膜病变(应激性溃疡)的手术治疗　首先是防治原发病,并行非手术止血治疗。75%~90%的病人出血可停止,有10%~25%的出血不能停止,需手术治疗。常用的手术方法有:①迷走神经切断加幽门成形和胃出血点缝扎,此术简单,创伤小,再出血率95%~25%,为首选术式。②胃血管离断术,即近壁结扎胃左、右动脉,近起始部结扎胃网膜左、右动脉,保留胃短动脉,止血率90%。此术式止血效果确切、可靠,创伤亦小。③胃大部分切除加迷走神经切断术,再出血率约10%。④全胃切除术,止血效果好,但大多数危重病人无法耐受,只是对病灶广泛或经其他术式处理仍出血者才可考虑。

3.胃肿瘤出血的手术治疗　多见于胃癌,术前经必要的抗休克和非手术治疗后,争取尽早手术治疗。其术式有:①胃癌根治术,术后长期存活率高,尽量行标准胃癌根治术。②全胃切除术或联合脏器切除术,大出血休克病人手术打击大、死亡率高,宜慎重选择实施。③姑息性胃大部分切除术,肿块较大难以根治的,行包括原发灶在内的胃大部分切除术,能有效、快捷地止血,也使肿瘤去势。④胃空肠吻合术,肿块巨大,已向周围多脏器浸润,幽门梗阻,难以切除原发灶,切开胃腔缝扎止血后行胃空肠吻合术。⑤缝扎止血术,癌肿与肝、胆、脾、胰、后腹膜广泛浸润无法切除,全身营养差,合并心、肺、脑疾病者,切开胃腔缝扎止血,肿块组织注射TH胶或硬化剂止血。

4.胆道大出血的手术治疗　对保守治疗不能自止的胆道大出血,应积极采用手术治疗,确定局限病变性质、部位后行肝叶切除术,关键是如何确定出血部位,可切开胆总管,分别在左右肝管塞入白纱布条,观察哪侧有血溢出;或行术中胆道造影、胆道镜检,以明确出血部位,决定肝叶切除范围。结扎病变侧的肝动脉分支,有时可达到止血目的。如术中无法判断出血来自左肝管或右肝管,可行肝固有动脉结扎,但止血效果难以肯定。

5.门脉高压曲张静脉破裂出血的手术治疗　门脉高压症合并食管胃底静脉曲张破裂出血手术方法的选择,目前意见仍有分歧。欧美仍以分流手术为主,日本则以经胸或经腹食管横断的食管周围横断术为常用术式。我国大多学者认为,分流术(主要四种:脾—肾、脾—腔、门—腔、肠—腔分流术)虽可降低门静脉压力达止血目的,但小El经周围型分流术易致吻合口栓塞而失败;大口径中心型分流术影响门静脉向肝的灌注会使肝硬化进一步恶化,还有可能促成肝性脑病发生(约15%)。只有在肝硬化晚期大量顽固性腹水形成才考虑分流术,以减少腹水渗出。

近年来国内断流术有明显增加趋势。断流术,即脾切除术后,再手术阻断门—奇静脉间的反常血流以达止血目的。断流术方式颇多,有食管下端横断术、胃底横断术、食管下段胃底切除术、贲门周围血管离断术等。食管下段横断术和胃底横断术阻断门奇静脉反常血流不够完全,而食管下段胃底切除术手术范围大、并发症多、死亡率高。目前认为贲门周围血管离断术疗效较好,可保证门静脉对肝脏灌注,损伤小,死亡率低,操作简便,易在基层推广。该术式在切除脾脏后,彻底结扎、切断曲张的胃支(包括胃左动脉、胃冠状静脉、胃网膜右血管和胃短血管)、食管支、高位食管支、右膈下静脉,就能达到迅速、确切的止血效果。钱礼教授提出的综合断流术,即先结扎、切断胃冠状(胃左)静脉食道升支、胃短静脉、胃后静脉,再于贲门下 5cm 横断胃小弯前后壁 1/2~2/3 结扎黏膜下血管,再经胃底左侧切口注入硬化剂(5%鱼肝油酸钠)于食管左、右侧及前壁黏膜下静脉中。综合断流术耐受性好,止血率高,再出血率低,并发症少。裘法祖教授提出的经腹食管黏膜横断缝扎的贲门周围血管横断术,较经胸创伤小,避免了胸腔并发症,对肝功能损伤小。其食管下端肌层纵切开而不横断,仅横断左侧黏膜,缝扎右侧黏膜层,可防止食管漏和狭窄发生,不附加幽门成形术,缩短手术时间。上述两种断流术式均不失为理想术式。

门脉高压食管胃底静脉曲张破裂大出血在补充血容量、纠正休克的同时,还应特别注意预防肝功能衰竭。此时的肝功能多由于在肝脏严重损害的情况下,肠道内的大量积血被细菌分解而产生过量的氨被吸收所引起;同时血容量锐减而引起肝、肾供血不足,降低了肝脏合成尿素和肾脏排出尿素的功能,从而促进肝性脑病的发生。

其防治措施包括:①清除肠道积血,口服或由三腔管注入 50%硫酸镁 30~50mL,盐水洗肠,或弱酸液(如 10%米醋 100~200mL)保留灌肠,以使大肠腔内酸化,减少碱性物质的吸收。②口服或三腔管注入 β-半乳酸苷果糖(1actulose)60~160g/d,此药在肠道内经细菌分解为乳酸和醋酸后,可使大肠腔内酸化,使游离氨变成不易被吸收的胺盐,而减少氨的吸收。③肠道抗生素,口服或经三腔管注入新霉素 2~4g/d,分 3~4 次;还可用庆大霉素 16 万 u/d,分次口服;或灭滴灵 02g,每日 4 次,这些药物可抑制肠道细菌的尿素酶活力而减少氨的产生和吸收。对于肝功能严重受损,已属 Child C 级,手术死亡率高。此类病人在决策手术时应十分谨慎,宜积极采取非手术疗法止血,如三腔二囊管压迫止血,经内窥镜行曲张静脉注射药物或硬化剂或食管曲张静脉套扎术,选择性或超选择性动脉插管注药或栓塞等;若出血得以控制,可采用经颈静脉肝内门一体分流术(TIPSS)。

6.部位不明的上消化道出血剖腹探查术 部位不明的上消化道大出血,经初步处理仍有出血,血压脉搏不稳定,应及早剖腹探查,找到病因进行止血。但应注意以下问题。

(1)探查应按步骤进行:第一步探查胃及十二指肠,如未发现溃疡和其他病变;第二步检查有无肝硬变、脾肿大,胆囊胆总管有无病灶,胆道出血者胆囊多肿大呈暗紫色,必要时可行胆囊胆总管穿刺。若肝、胆、脾未发现病变,第三步切开胃结肠韧带,以双合诊法探查胃十二指肠球后壁,自贲门胃至十二指肠顺序探查,不能忽视贲门附近胃底部;再提起横结肠自空肠上端开始,仔细检查空肠上段及胰腺等,必要时翻转十二指肠降部寻找;若仍找不到病变,第四步纵形切开胃窦前壁,切口长 8~10cm,创缘充分止血,仔细查找小溃疡、炎性病灶、早期癌、贲门黏膜撕裂;必要时切开幽门,检查十二指肠球后壁及近胰头部有否溃疡;还可考虑行术中内窥镜检查。经上述探查,一般均可发现病变部位。

(2)不能满足于发现一处病变或可疑病变、遗漏真正出血灶,力求明确出血部位、性质再决定手术方式,做到有的放矢地进行手术。临床上术后依然出血而死亡或二次手术止血者并非少见。

(3)关于盲目胃切除术:该术产生于 20 世纪 60 年代,其理论依据是表浅黏膜腐蚀出血不易被肉眼发现而被病理证实。Maingot 提出,不能肯定出血位置,只要没有肝硬化、门脉高压及其他明显病理变化,应行盲目胃切除术;随现代医学发展及检查手段的进步,盲目胃大部切除术的弊大于利,应弃用。

【护理】

1.大出血时绝对卧床,取平卧位并将下肢略抬高;呕吐时可取侧卧位头偏向一侧,意识不清者应警惕误吸,必要时准备负压吸引器。

2.遵医嘱输血、输液、止血并保持静脉通畅,观察出血情况及病人的生命体征变化,必要时进行心电监护;准确记录呕血的颜色、量和出入量。(出血量估计:①胃内出血量达250~300 mL,可引起呕血;②出现黑便,提示出血量在50~70 mL甚至更多;③大便潜血试验阳性,提示出血量5mL以上)。

3.便血后应擦净,保持肛周清洁、干燥,排后应缓慢站立。

4.密切观察有无再出血先兆 如头晕、心悸、出汗、恶心、腹胀、肠鸣音活跃等。

5.疼痛的护理

(1)硬化治疗后,观察疼痛的性质、程度,及时通知医师。

(2)遵医嘱给予抑酸、胃黏膜保护剂等药物。

6.发热的护理 硬化治疗后可有发热,遵医嘱给予输液及抗炎药物,定量观察体温变化情况。

7.三腔气囊管的护理:插管前仔细检查并做好标记,协助医生为病人经鼻腔插管至胃内;气囊注气胃气囊150~200mL,压力约50mmHg;食道气囊约100mL,压力约40mmHg。气囊压迫一般以3~4为限,继续出血者可适当延长。插管后定时观察出血是否停止,并记录引流液的性状、颜色和量。

8.出血期卧床休息,随着病情的好转,逐渐增加活动量;呕血时,随时做好口腔护理,保持口腔清洁。经常更换体位,避免局部长期受压;保持床单位平整清洁、干燥,无皱褶。

9.出血期禁食,出血停止后,按顺序温凉流质、半流质及易及消化的软食。

10.安慰、体贴病人,消除紧张恐惧心理。及时清理一切血迹和胃肠引流物,避免恶性刺激。

二、下消化道大量出血

下消化道出血又称便血,是指Treitz韧带以下肠管(包括小肠和大肠)的出血。出血可来自空肠、回肠、结肠和直肠,一般不包括痔和肛裂出血。消化道出血皆可便血,便血包括大便潜血与肉眼可见的显性出血和大出血,由于潜血也包含上消化道甚至耳鼻咽腔疾病下咽的血,故大便潜血不单是下消化道出血讨论的范畴。下消化道出血较上消化道出血少发,约占消化道出血的10%。急性出血每小时失血量可达100mL以上。大出血的标准,大多数作者主张按Balint的意见:在短期内因大量便血引起血压下降等休克症状并需输血治疗的病例。下消化道出血是临床较常见急症,其病因繁多,临床误诊、漏诊率颇高,病因诊断较上消化道出血困难,故常致治疗困难。

【病因】

下消化道出血病因繁杂,其病因分类各家报道颇不一致,北京地区(1980年)14所医院 2077 例下消化道出血的原因中，肿瘤占 53.44%，息肉占 21.76%，肠道炎性疾患占 14.20%，而在国外以癌和憩室常见。

1.在我国不同地区下消化道出血病因的比率尚不一致 北京地区报道肿瘤占第一位，为 53.4%。上海报道以息肉最多，占 37.7%。常州则报道息肉占 25.4%，溃疡性结肠炎占 12.2%，慢性结肠炎占 12%，结肠癌占 10%。西安报道慢性结肠炎占第一位，息肉次之，大肠癌占第三位。

2.不同年龄组下消化道出血原因比率亦不同 幼年组息肉最多占 95.6%；青、中年组以息肉和慢性结肠炎居多；老年组肿瘤多见，占 38.6%。也有人报道老年人下消化道出血中 50%是由于血管发育不良(血管扩张症、动静脉畸形)，属老龄化血管退行性变，不同于血管瘤，属错构瘤。

3.不同疾病的出血率各不相同 出血率结肠癌为 71.7%，直肠癌 78.4%，溃疡性结肠炎 65.4%，结肠息肉 69%，慢性结肠炎 12.5%，Mec-kel 憩室 10%~20%，急性出血坏死性小肠炎 100%出血。

4.少见下消化道出血病因 Crohn 病出血，其 Crohn 结肠炎出血率 25%，小肠 Crohn病出血率 3.8%；门脉高压症小肠结肠静脉曲张出血，占消化道出血 0.4%；Peutz-Jeghers综合征出血率 42.3%；小肠淋巴瘤、平滑肌肉瘤、平滑肌瘤占小肠出血性疾病的 9.5%；小肠憩室炎占小肠出血 9.6%。

【诊断】

下消化道出血必有血便，故单纯做出出血的诊断较为容易。因下消化道较长，病因复杂，病变常为隐匿性，尤其小肠距口腔和肛端较远，故病因诊断及定位诊断比较困难，临床上须详细询问病史，熟悉致下消化道出血主要疾病的临床特点，有步骤地进行各种检查，包括辅助检查，并遵循合理的诊断思维程序，方能做出正确诊断，确定出血肠段和病因。

(一)下消化道出血的一般特点

1.病史 要了解病程、大便与便血关系及既往有无类似病史，有无出血倾向、凝血功能状态、寄生虫感染史、嗜酒史、肝病史、放疗史、化疗史、药物(抗凝血药、避孕药)史；还要特别注意 Peutz-Jephers 综合征、Bluerubberbleb nervus 综合征、遗传性家族性毛细血管扩张症、结肠息肉病的家族史。

2.排除上消化道和肛裂、痔的出血 置胃管或米一阿氏管吸引，若吸出含胆汁的胃液但无血液可除外上消化道出血，米一阿氏管在十二指肠及空肠上段未吸出血性液也可除外上消化道出血。肛门指诊应为常规检查，可触及 80%的直肠癌，结合直肠镜检可除外痔及肛裂出血。

3.根据血便肉眼特征，大致判断出血病变位置 鲜红色为直肠出血；赤豆色多在左半结肠出血；酱紫色血便多为右半结肠及小肠出血。但受出血量和速度影响，不应绝对化，须综合分析。

(二)辅助检查

1.X 线检查　钡剂灌肠漏诊率 20%~40%,气钡造影确诊率达 90%;小肠吞钡检查难以发现病变,但经胃、十二指肠插管人小肠灌注钡剂,能控制钡剂量、深度、速度、注入压力,更便于观察小肠狭窄性病变及病变范围长度、小肠肿瘤的充盈缺损等。气钡造影较易发现小肠病变,对小肠出血有较高确诊率。

2.纤维肠镜检查

(1)纤维小肠镜检查:国外 1969 年已开展纤维小肠镜检查,现国内个别单位开展,但因操作难度大、病人痛苦亦大,而且只能检查到空肠近段,故临床实用意义不大。

(2)纤维结肠镜检查:是检查下消化道出血的主要手段,明显优于钡剂灌肠。纤维结肠镜检回盲部到达率为 92.4%,能观察直肠、结肠及末段回肠 20~30cm 的所有部位,病因检出率为 92.7%~93.4%,还能通过内镜切除息肉并对出血点进行止血治疗,是结肠出血的最好检查手段;但对小肠出血检查受到一定限制。据 Lauwy 等报道,在剖腹探查术中,经肛门或经口插入纤维结肠镜,经术者的引导,若经口插镜可直达回盲瓣,若经肛门插镜可到达十二指肠空肠曲附近。然后在内外照明下,每 10cm 肠管一段,吸净肠内容物及冲洗肠腔,退镜时逐段检查,绝大多数出血可被发现。

3. 放射性核素检查　该项检查用静脉注射 99m 锝硫黄胶体标记血浆,γ 照相闪烁摄影,可发现 0.05~0.1mL/min 的出血点,敏感性 62%,但半衰期较短。定位错误,结肠出血 15%,小肠出血 33%。静脉注射"m 锝体外标记红细胞扫描,对出血速度诊断优于血管造影,半衰期较长,便于复查,对肠道憩室敏感性 75%。总之,该技术对肠道出血诊断敏感,尤其在出血活跃期,并具有无创性,定位诊断率 30%~80%,阳性率 75%~97%。但进入肠道的同位素在两次扫描之间出现移动,则出现定位假象。

4.选择性腹腔动脉造影　该检查是下消化道出血,尤其小肠出血很有价值的检查,其诊断正确率为 40%~86%,结肠出血诊断率高于空回肠,可见造影剂外溢入肠腔。某些疾病能显示病变部位、血管及血流异常情况。肠管血管结构发育不良症是下消化道出血常见原因,可显示其扩张、扭曲、成簇的血管网("血管池")。动脉丰富型的肠管肿瘤可显示新生血管、血管增粗、缩窄、中断、被推移现象。肠管炎症显示血管增粗、不匀。小肠平滑肌瘤可见边缘清楚的肿瘤染色,明显的供养动静脉、肿块内小面积造影剂混合等。该造影能显示出血速度>0.5mL/min 的出血。适用于急、慢性下消化道出血,病变部位不明,经钡剂X 线造影、纤维结肠镜等其他检查方法不能发现病变者。其并发症发生率 9%(动脉血栓形成、肾功能衰竭)。

方法:经皮穿刺股动脉,将导管逆行插入腹主动脉,选择肠系膜上动脉进行造影,连续拍摄动脉相、毛细血管相及静脉相的 X 线片。

(三)术中定位诊断

在没有动脉造影和同位素扫描条件的医院,对出血量大、速度急的下消化道大出血,应及时行剖腹探查。剖腹后行如下检查,①透光检查:在光照射下对肠管逐段透照、视诊、肠管分段钳夹,约能查出 30%原因不明出血的病因;尤其发现肠管积血时,出血灶多在近端附近。除小病变和血管畸形外,大多能有所发现。②术中肠镜检查,在肠道积血最高部位小切口切开肠管,插入小肠镜,熄灭照明光源,仅靠肠镜光源,内镜医师仔细观察黏膜异常,手术医师仔细观察透红光的肠壁,暗黑色的斑块即为病变所在。内镜医师观察不到的黏膜下肌层病变,手术医师可从肠壁外清楚看到。该法又称术中肠镜暗视野透照法。③术中血管造影、注射亚甲蓝、测压诊断法,术前造影保留的动脉插管再超选择插入系膜入肠管血管内进行造影,或注入亚甲蓝 10mL,病变部位肠管会变蓝;或术中选择性用水压计测量静脉压和氧分压 (PaO_2),再测正常部位,病变部位血管静脉压和 PaO_2 都明显升高。下消化道血管发育不良(血管扩张症、动静脉畸形),肉眼很难分辨,选择性内脏血管造影十分必要,可提高定位诊断率。

(四)诊断思维方法

首先可根据血便的特征,粗略估计出血病变部位,如鲜红色血便病灶在直肠,暗红色血便病灶在左半结肠,黑色便病灶在右半结肠或小肠。但血便颜色受出血量和出血速度的影响,如近侧端消化道的大量快速出血可表现为鲜红色血便;相反,远侧端肠道的慢速小量出血也可表现为暗红色便或黑便。继而进行直肠指检或直肠、乙状结肠镜检查,发现病变则可确定病因。若未发现病灶则即置胃管吸引;若未发现血液,则可判定为下消化道出血;若发现有血,则行纤维胃镜检查,以查明病因并进行相应治疗,当胃镜未发现病灶,亦可判定为下消化道出血。确定为下消化道出血后,须进一步借助各种辅助检查以明确病因。若此时出血已趋停止,宜在肠道准备后进行钡剂 X 线检查,或纤维结肠镜检或动脉造影检查,以查明病因并对因治疗;若出血此时未停止,则行急诊纤维结肠镜或急诊动脉造影、核素闪烁显像等检查;如发现病变,则可行内镜止血,动脉造影注药或栓塞,以及手术治疗。若经上述检查仍未发现病灶,对出血不止非手术治疗无效者及时手术探查,并可在手术中进行内镜定位检查。

【治疗】

(一)综合治疗

与上消化道大出血相同,下消化道大出血休克病人应立即纠正低血容量,给予足量平衡盐溶液和血液,恢复、稳定正常的循环动力学状态。此外,镇静,卧床休息,禁食(或少渣饮食),全胃肠外营养,应用止血药物,纠正水、电解质失衡等也成为必要。如伴发热、白细胞增高,应给予抗生素。

(二)病因治疗

1.内窥镜下局部止血治疗

(1)喷洒药物治疗:溃疡出血或黏膜大量渗血,经内镜插管,直接在出血灶上喷洒药物。常用去甲基肾上−肾素,5%~10%孟氏液,有强有力收敛和血管闭塞、血液凝固作用。还可喷洒组织黏合剂、聚氨酯、羟基氰化丙烯酯、环氧树脂等,形成薄膜粘在病变处,使出血停止。

(2)药物注射疗法:对出血的溃疡、肿瘤局部黏膜下注射 1:1000 肾上腺素 5mL。或纯酒精,不能超过 0.6mL,也不能过深,以免溃疡扩大和穿孔。

(3)高频电灼止血:用 1000kHz/s 高频电流产生热效应,使局部蛋白凝固而出血停止先周围后中央进行电灼,成功率90%,但可有穿孔并发症。结肠息肉出血用此法不仅能止血,还可切除息肉。

(4)激光止血:应用 Nd:YAG 激光止血,一般无副作用,止血效果优于电灼;但功率不能太大,时间不能过长,否则温度过高会造成肌层损伤。激光疗法最适用于直肠乙状结肠出血。

(5)微波止血:微波下组织发热,蛋白凝固,血管血栓形成而止血。

2.经动脉造影导管止血选择性动脉造影,明确诊断后经导管注药使出血停止,注入药物首选垂体后叶加压素, 其次肾上腺素、去甲基肾上腺素、麻黄素等。止血有效率80%~90%。但对炎性肠病(克隆病、溃疡性结肠炎)、凝血缺陷病,效果较差,双重供血的病变无效。不能手术、药物灌注无效和凝血障碍者可经导管注入栓塞剂,选择性动脉栓塞止血,常用自体血凝块、明胶海绵块、聚乙烯酒精海绵、硅橡胶小球、氨基丙烯酸丁等。但有时可致肠坏死,尤其是小肠出血,应注意观察。

(三)手术治疗

1.手术指征　①短时间内大量出血,24h 输血 1000mL,血压、脉搏仍不稳定者;②大出血同时合并穿孔、梗阻者;③保守治疗后又大出血者;④出血原因明确,年轻,无手术禁忌证,原发病变需手术切除者。

2.手术术式选择

(1)肠切除肠吻合术:是下消化道出血首选术式。憩室病、小肠肿瘤、肠道血管畸形、Crohn 病等可行局部肠段切除术,切除病变肠段即可止血。结肠癌,行半结肠根治切除术。广泛溃疡结肠炎、结肠息肉病等多处出血,行次全或全结肠切除术。

(2)肠造瘘术:适用于肠道弥漫、多发病变,但全身情况差,不能耐受手术者。止血后在病变近端行造瘘术,为二期手术创造有利条件。但止血效果不确切。造瘘肠段高者可致水电解质及营养障碍。多作为结肠病变姑息性或暂时性治疗手段。

(3)血管结扎术:结肠、直肠广泛大出血,病人全身情况极差,不能耐受切除手术,可行肠系膜下动脉、髂内动脉、直肠上动脉结扎术,以控制出血。因术后可建立良好侧支循环,一般不会导致严重并发症。

3.术中注意事项

(1)术中尽最大可能明确出血原因。下消化道出血原因繁多,术前、术中诊断多有困难,必要时行术中肠镜检查或术中动脉造影找到出血原因。

(2)术中发现两种可能造成出血病变时,对两种可能引起出血的病变均应处理,但手术不能无限制扩大,要考虑病人耐受性,主要目的是止血。

(3)不采用盲目肠切除术:因盲目肠切除术后病死率达20%,再出血率达80%。现代医学技术的提高,绝大多数出血原因都能确定,因此,术中应尽量采用各种手段明确病因,有的放矢,避免盲目肠切除术。

(4)术中不能仅满足一个出血灶的诊断,而行局部肠切除术。尤其是大肠多发癌并非少见(2%~6%),大肠癌又与大肠腺瘤病密切相关,Crohn 病呈跳跃式阶段性改变,大肠腺瘤病、Peutz-Jeghers 综合征、憩室病都是多发病变,有多处出血灶可能,术中应全面细致地探查,以免遗漏。

(5)术中当难以明确病灶时,应多采用术中经肛插入内镜进行检查,由术者配合引导镜身通过回盲部进入小肠,可明显提高确诊成功率。

【护理】

1.绝对卧床休息至出血停止。

2.烦躁者给予镇静剂,门脉高压出血患者烦躁时慎用镇静剂。

3.耐心细致地做好解释工作,安慰体贴患者的疾苦,消除紧张、恐惧心理。

注意饮食习惯,不能暴饮暴食对身体不好,容易得肠胃疾病。

4.污染被服应随时更换,以避免不良刺激。

5.迅速建立静脉通路,尽快补充血容量,用5%葡萄糖生理盐水或血浆代用品,大量出血时应及时配血、备血,准备双气囊三腔管备用。

少吃猪牛羊肉等油腻食物,多吃些蔬菜粗粮,可避免糖尿病高血压等疾病。

6.注意保暖。

第二节　严重腹部创伤

【概述】

严重腹部创伤的认定标准,文献并不一致。著者认为,不论是开放性还是闭合性损伤,凡属有腹内脏器损伤且分级达2级以上者,均应视为严重腹部创伤。综合性大型医院中,腹部创伤病例约占同期住院总人数的1%,占外科住院人数的2%,占普通外科住院人数的4%左右;而其中90%以上属严重腹部损伤。美国创伤外科学会(AAST,american association for the surgery of trauma)于1989及1990年公布的器官损伤分级(OIS,organ injury scale)标准已渐被国际创伤外科界接受。其基本点是按各个器官的损伤程度,从解剖学的角度予以限定,由低至高分为五级,包括最轻微至最严重的损伤。其中损伤描述系依据尸检、剖腹术或放射学检查中最准确的资料;同一器官的多处损伤在单一损伤的分级之上加一级。

【诊断和鉴别诊断】

(一)腹部创伤的诊断和鉴别诊断思路

腹部创伤往往情况紧急,伤情复杂。重伤者有时病情在极短时间内急剧恶化,急如星火;但也有的伤后早期症状及体征不甚明显,与创伤程度不一致。对前者来说,果断把握手术的抢救时机往往比寻求准确的诊断更为紧要,迫切;而就后者而言,则力求及早地正确诊断和进行相应的治疗。既不延误脏器损伤的处理,又尽可能避免盲目的剖腹探查。这就要求在急诊一线的外科医生要有良好的急诊工作素质,临危不乱,处变不惊。在危重症的狂涛之中不至于顾此失彼,忙中出错;在扑朔迷离、疑难费解之时亦能察微觅迹,追根寻踪。而这一切,均立足于不断完善的、逻辑清晰的诊断思路基础上。

腹部创伤的诊断程序,首先应排除其他系统脏器威胁生命的严重损伤,接着再认定有否腹内脏器的损伤,其次才考虑可能是哪类脏器或哪个脏器损伤。

合并伤的识别在技术上并不困难,关键在于要有"腹部损伤很可能是全身多发创伤之一"的警觉性。较多见并较易混淆的尤推合并胸内脏器和泌尿系损伤,更应特别注意排除之。腹部创伤诊断的核心问题是有否腹内脏器损伤。诊断的出发点在于采集详尽的受伤现病史,进行系统而有重点的体检,综合分析这两方面的资料而得出初步诊断。

开放性创伤涉及内脏与否,诊断多较易于明确。而闭合性损伤由于完整腹壁的掩盖,要确定有无内脏损伤,有时是很困难的。尤其是那些伤后早期就诊而腹内脏器损伤的体征尚不明显者,以及单纯腹壁损伤伴有较重软组织挫伤者,临床上多见的情况是腹壁完好无损而腹内脏器严重损伤。尽管许多参考书都阐述过单纯腹壁损伤的鉴别要点,如腹痛及局部压痛局限并渐减轻,一般无休克及恶心、呕吐等消化道症状。但不少腹内脏器损伤病例伤后早期亦仅具上述轻而少的症状和体征。因此,单纯腹壁损伤的诊断只能在排除脏器损伤之后做出。

必要的辅助检查对腹部脏器损伤,尤其是闭合性腹部损伤的早期诊断是极为有益的。考虑辅助性检查时必须注意三点:一是依靠病史、体征已能明确诊断者,不必再做其他检查;二是病情是否允许进行辅助检查,包括检查时的搬动转送对伤员的不利影响及时间上的延误;若确实需要,应一边积极纠正伤员的情况,一边进行必要的检查;三是检查方法应首先选用简便、安全、诊断价值大的方法。

明确什么脏器受到损伤有助于手术准备及切口选择。这一问题应先确定是哪一类脏器受损后再进一步鉴别之。实质性脏器损伤的突出表现是内出血。临床休克表现的轻重主要决定于出血量。肝破裂有胆汁泄漏时、腹膜刺激征重于脾破裂。空腔脏器损伤的后果是腹膜炎,其范围和程度主要决定于损伤部位,其次才是损伤程度。上消化道破裂的症状及体征出现得早而重,下消化道损伤则常较晚而轻。胰腺损伤因胰液外溢致使腹膜炎表现常掩盖出血症状。临床上还必须注意十二指肠、升结肠及降结肠等腹膜外位、间位器官的腹膜后破裂。老年人腹部创伤临床表现的特殊之处亦应倍加注意。

(二)开放性腹部创伤的诊断

开放性腹部创伤的诊断多较容易,根据伤口的检查及临床表现,多能鉴别是单纯腹壁伤,抑或合并有腹内脏器损伤。

(1)伤口部位:凡是前胸乳头平面、后背肩胛下角以下,会阴部、大腿上段以上范围之内的伤道入口或出口,均有损伤腹腔内脏器的可能。尤其是火器伤及长刃利器伤更应着重注意。一般而言,腹部伤口下的相应内脏受伤可能性较大。但要注意致伤物常在行进中改变方向,不应把伤道单纯想象为一直线;另外,伤口的大小有时并不与伤情一致,高速投射物往往伤口很小但有严重脏器损伤;长刃利器往往以不太大的伤口为支点在腹内大范围的搅动致多脏器严重损伤。

(2)伤口出血量多、色鲜,应考虑有实质性脏器或血管受损。

(3)伤口内有消化道内容物外溢,可确认消化道损伤。

(4)腹部伤口较小,无明显出血,伤员亦无明显的腹部症状及体征时,可试用钝头探针探测伤道。无脱空感,探针进入深度不足以穿透该处腹壁时,可考虑为腹壁盲管伤。必要时可插入软质导管作伤道造影鉴别之。

(5)伤口内仅有大网膜脱出,无内出血和腹膜炎的临床表现,应密切观察。

(6)开放性腹部损伤除利器的直接损伤之外,高速投射物的冲击效应,同时性或异时性的其他暴力,可引致类似闭合性创伤的脏器伤。因此,详尽的病史采集,全面的体格检查以及必要的辅助检查,对开放性腹部损伤亦是非常重要的及不可忽略的。一般说来,中下前腹壁的开放性小伤口,经 6~24h 观察,无内出血及腹膜刺激征,一般情况转好,可认定为单纯腹壁损伤。

(三)闭合性腹部损伤的诊断

1.临床表现 详尽的受伤现病史有助于伤情的判断。致伤原因、时间、地点,致伤物的种类,受伤时的体位及受伤的部位,转送的方式及工具,所接受的救护措施等均应综合分析,以明确致伤暴力的作用方式及大小、方向,有无间接暴力致伤的可能并确定伤后时限。

伤后症状的严重程度及出现时间的早晚有助于伤势的判断。腹痛的部位、性质和范围,有无恶心、呕吐,有无口渴、肢冷、冷汗、眩晕等休克表现,有无消化道出血,均是重要的问诊内容。牵涉性疼痛亦应注意。肝、脾损伤时膈受刺激,可表现为右、左肩部疼痛。腹膜后十二指肠损伤时外溢的肠液,可刺激腹膜后间隙中的腰神经、精索神经,表现为右侧大腿部或睾丸疼痛。

腹部损伤病人的体格检查应恪守全面而有重点的原则,全身一般情况、各系统脏器均应按顺序检查,尤应注意休克的体征和其他系统合并损伤的排除。腹部触诊的重点是腹部压痛、反跳痛、腹肌抵抗的部位及程度。此体征最明显之处往往是脏器损伤的部位。重度出血性休克时,此体征往往被掩盖,必须注意识别。该体征还是病情观察的重要内容。对于诊断有疑义者,不厌其烦地反复多次触摸腹部,细心比较压痛及肌卫征象最明显的部位与强度的改变,常给诊断提供有价值的线索。另外,腹式呼吸的观察、移动性浊音、胃泡鼓音区(Traube 鼓音区)的叩诊和肠鸣音的强弱都是重要的资料。凡是腹部损伤的病例均应做直肠或阴道内诊检查,除有助于发现下消化道及盆腔器官的损伤之外,若直肠后扪及捻发音,应考虑有腹膜后空腔脏器破裂。

2.辅助检查 简便易行的常规实验室检查,包括血、尿常规,血、尿淀粉酶,血清转氨酶等,均应常规进行。在怀疑有空腔脏器损伤及膈损伤时应施行腹部 X 线检查。胃肠道破裂腹腔游离气体阳性率为 50% 左右。腹后壁出现气影或沿腰大肌有条带状气影时,应考虑空腔脏器(十二指肠 Ⅱ、Ⅲ段,升、降结肠及直肠)的腹膜外破裂。高度可疑的胃肠破裂必要时可借碘液造影证实。透视或平片均应注重观察纵隔。伤侧膈肌界面不清,位置升高。活动度减弱甚至消失,是膈下器官受损的征象。若膈上出现气体影或致密影、胸腔有液平、纵隔移位等,则是膈破裂的征象。以下重点述及五项辅助检查。

(1)B 型超声检查:由于 B 超检查诊断准确率高,无创、无痛,可重复检查,且经济、方便,可床边检查,使其在腹部损伤中备受重视,应用越来越广。不少医疗单位已配备给急诊外科门诊诊察床边使用。但病例已有立即剖腹术指征、极度肥胖或皮下气肿时不适用。

B 超声像图对肝、脾、肾等实质性脏器损伤的确诊率达 85% 以上。包膜下血肿、实质内血肿、包膜断裂及实质破裂等均具有特征性的声像图形。直径达 2cm 的血肿 90% 以上能被探及。超声检查的另一突出之处是对腹腔积液的确诊率高。量少时,可于肝肾隐窝或脾肾间隙内探及狭窄的带状无回声区。量多时,该区域可出现液性平段。一般每 1cm 液平段相当于腹腔积液约 500mL。随着积液量的增加,可于肠管间隙、肝脏上下、胆囊及膀胱周围出现较大片的无回声区。气腹亦可被超声探得。肝前有腹腔游离气体覆盖时,由于气体对超声的强烈反射,声像图上肝前出现高密度区。

(2)诊断性腹腔穿刺:诊断性腹腔穿刺简便易行,痛苦甚小而诊断价值较大。腹腔积血 500mL 以上的阳性率达 80% 以上;若对穿刺方法及穿刺针加以适当选择,阳性率还可提高。这一方法现今仍是急腹症,尤其是腹部创伤最常用的辅助诊断方法。除却腹内广泛粘连和重度鼓肠外,几乎无禁忌证,特别是对受伤史不明或伤后昏迷者,以及休克难以用其他部位创伤解释者具有鉴别诊断价值。

穿刺点:脐与髂前上棘连线的中外 1/3 交界点之稍外方处最为常用。但此处并不是腹腔最低位处,因此对出血量不多的肝、脾破裂,选择脐与腋前线相交处穿刺,抽获结肠旁沟积血的阳性率较高。女性则自阴道后穹隆对腹腔最低位的盆腔穿刺最为理想。

穿刺针:最简便的为视腹壁厚薄选用普通 7~9 号注射针。Potter 针带有针芯,且在针刃之后有一侧孔,进入腹腔后拔去针芯,可避免组织块堵塞针尖。套管针则有可经套管置入导管而扩大抽吸范围的长处。

穿刺方法:排空膀胱(必要时导尿)。向穿刺侧侧卧 5min,使腹腔内液体沉聚于该侧。穿刺手法要求稳而慢,手感分明地穿过腹壁各层。猛力一下穿入,易损伤肠管。获脱空感后回抽。回抽无内容物时,可将穿刺针退至腹壁,改变方向、深度,或变换体位后再次穿刺。仍为阴性时,可更换穿刺点,或易侧穿刺。一般以双侧三处穿刺为限。

穿刺所获内容物不能凭肉眼作出判断时,应做细胞计数及分类、细胞学及细菌学检查和淀粉酶测定,胆色素定性或尿素定性试验等检查。

(3)CT 检查:CE、对软组织和实质性器官具有较高的分辨力,检测腹腔脏器特别是实质性脏器损伤的准确率很高。CT 检查基本上无损伤,可作动态观察。但 CT 检查应该在 B 超检查之后。

CT 能清晰地显示肝、脾、肾的形态及大小。这类实质性脏器的挫裂、实质内或包膜下血肿的 CT 图像,均较 B 超的观察更为清晰和典型,表现为脏器影像增大、密度不均、形态失常,甚至呈分叶状、包膜中断、实质内或包膜下有密度明显减低的区域等。扫描前静脉滴注 60% 泛影葡胺 1~2mg/kg 进行增强和/或口服胃肠道造影剂加强对比,可使影像更为清晰。对于胰腺有腹膜后间隙的损伤,CT 能弥补 B 超的不足。胰腺周围的脂肪层便于 CT 获得清晰的胰腺扫描图像。口服低浓度造影剂,更使胰腺与显影的胃窦十二指肠形成鲜明对比。胰腺损伤的 CT 影像为胰腺弥漫性或局限性肿大、密度减低或不均、形态失常。另外,CT 能清楚地显示腹膜后间隙、腹主动脉和下腔静脉的形态及位置的改变,有助于腹膜后血肿的诊断。

作为影像学检查,CT 亦有其局限性。对空腔脏器损伤和横膈裂伤,CT 检查的阳性率低。Dai 综合 1331 例腹部创伤的 CT 检查资料,总的并发症为 3.4%(46/1331),包括假阴性 25 例,假阳性 3 例。18 例因 CT 而延误手术,其中 2 例导致本可防止的死亡。此外,CT 检查本身需 30min,搬移病人总的时间需 1h。总之,CT 是很有价值的鉴别诊断及动态监测手段,但病人选择应适当,应有标准化的 CT 技术,准确的放射学解除,否则有导致严重失误的可能。

(4)诊断性腹腔灌洗(DPL):国外此项技术应用较广,尤其是理学检查不能确定诊断,腹腔穿刺结果又为阴性时应用极有价值。DPL 对腹内出血的诊断准确率可达 95%以上,积血 30~50mL 即可获阳性结果。假阳性及假阴性率均低于 2%。DPL 必须在必要的 B 超、CT 等影像学检查之后进行,以免残留灌洗液混淆腹腔积血。

适应证:①症状和体征不明显,但临床仍疑有内脏损伤,或经短期观察症状和体征仍持续存在者。②严重的骨盆、脊柱损伤可能合并有腹部脏器损伤者。③因颅脑损伤或酒精及药物中毒等所致神志不清、昏迷的腹部创伤者。腹部手术史尤其是多次手术者,忌作腹腔灌洗。一是穿刺易误伤粘连于腹壁的肠管,二是粘连间隔影响灌洗液的扩散与回流。妊娠和极度肥胖者应忌用。已有剖腹指征(如明显腹膜炎和内出血循环不稳定者)时应列为禁忌。

方法:排空膀胱。仰卧位。无菌条件下于脐周戳孔,插入套管针。导管置入后即行抽吸。若有不凝血 10mL 以上,或有胆汁样液、含食物残渣的胃肠内容物抽出时,无灌洗之必要,可立即改行剖腹探查。否之,则经导管以输液的方法向腹腔快速(5~6min)注入等渗晶体液 1000mL(10~20mL/kg),协助病人转动体位或按摩腹部,使灌洗液到达腹腔各处。然后将灌洗液空瓶置于低位,借虹吸作用使腹腔内液体回流,一般应能回收 500mL 左右。取三管标本,每管 10mL 左右,分别做红细胞与白细胞计数、淀粉酶测定、有沉渣涂片镜检和细菌学检查。必要时尚可做血球压积,氨、尿素及其他有关酶类的测定。一次灌洗阴性时,视需要可将导管留置腹腔,短时观察后重复灌洗。

结果判定:回流液阳性指标为:①肉眼观察为血性(25mL 全血可染红 1000mL 灌洗液)。②浑浊,含消化液或食物残渣。③红细胞计数大于 $0.1×10^{12}$/L 或血球压积大于 1%。④白细胞计数大于 $0.5×10^9$/L。但此项需注意排除盆腔妇科感染性疾病。此外,距受伤时间不足 4h 之闭合伤可有假阴性。⑤胰淀粉酶测定大于 100 苏氏单位/dL 为小肠损伤指标。⑥镜检发现食物残渣或大量细菌。⑦第二次灌洗某项指标较第一次明显升高。凡具以上一项阳性获得即有临床诊断价值。

必须指出,单凭腹腔灌洗的阳性结果做出剖腹探查的决定,势必带来过高的阴性剖腹探查率。其原因一是灌洗技术上的错误,即置管过程中腹壁损伤所致的少量出血漏入腹腔,特别是床边施行的闭合式置管法为多;二是腹膜后血肿血液成分经破裂或完整的后腹膜渗入腹腔;三是腹内脏器或组织不需手术处理的轻微损伤;四是某些不宜手术治疗的腹腔感染性疾病,特别是妇科盆腔炎性疾病影响灌洗液的白细胞计数。另外,十二指肠第 2、3 部创伤、横膈裂伤时 DPL 可为假阴性结果,因腹内脏器及后腹膜可掩盖裂孔。国外文献回顾分析 3 年中 2809 例腹腔灌洗,总的并发症率 0.9%,含假阴性 8 例、假阳性 3 例及技术错误 14 例。

(5)腹腔镜检查:近年来腹腔镜技术发展迅速。现代腹腔镜应用光导纤维,光源强、镜身细、视角大、视野清晰,且配有摄像、摄影、电凝、吸引、活检等装置。特别是以腹腔镜胆囊切除术为代表的腹腔镜手术的广泛开展,使腹腔镜成为腹部外科一项极有价值和前途的诊疗新技术。应用于腹部创伤的诊断及治疗亦属必然。

就目前资料而言,腹部损伤的腹腔镜检查适应证尚限于经 X 线、B 超、CT、腹腔穿刺或腹腔灌洗等检查仍难以确定有无内脏损伤的病例。腹腔穿刺的假阴性率较高,而腹腔灌洗的敏感性虽高达 95%,但有不少病人因此而接受并不必要的剖腹术。因此,只要伤员的血液动力学状况稳定,能耐受全身麻醉及人工气腹,且无腹内广泛粘连可能,适当扩大腹腔镜检的适应证,有助于提高诊断准确率及降低阴性剖腹率。

腹腔镜能直接窥见腹内各个脏器,尤其是对膈的观察,甚至比剖腹探查还更清晰、全面。可看到肝脾表面的 70%~80%,能观察到胃前壁及大、小弯,肠管及网膜的大部分。借助一些解剖操作,可进入小网膜囊,窥见胃的后壁及胰腺的大部分。切开结肠旁沟后腹膜可查看到升、降结肠的后壁。一般来说,腹腔积血 50mL 即可直接看到。当发现腹腔内有中等量以上出血时,不必寻找出血部位,立即中转剖腹手术。少量或残迹出血,可进一步观察脏器损伤的部位与程度。空腔脏器伤以看到溢入腹腔的脏器内容(胃肠液、胆汁等)为主要依据,有时可直接看到破裂处。在排除多发性损伤之前,不要贸然经腹腔镜修补。腹膜后损伤易于发现的是腹膜后血肿,可见后腹膜隆起,或呈暗红色或呈橙黄色;有时且可见其内液体随体位改变而移动。在排除腹膜后大血管、肾、十二指肠及胰腺的损伤之后,才能对此类血肿做非手术治疗观察。

可以预言,随着腹腔镜技术的发展,腹腔镜外科将在腹部损伤的诊治中发挥越来越大的作用,有望成为伤后早期诊断及替代无脏器损伤或脏器损伤程度较轻,可经腹腔镜处理的钝性腹部创伤的剖腹探查的重要手段。

(6)其他:放射性核素扫描对实质性器官损伤的诊断作用已基本被 B 超、CT 所取代,但有必要获取受损器官的功能状况时,肝、肾核素扫描的价值还是独特的。ECT(enission cornputedtomography)对胃肠道出血的定位较选择性动脉造影灵敏度更高而且简便,每分钟出血量 0.1~1mL 即能测出。断续出血时,选用能较长时间滞留于血循环的 99mTc 红细胞标记法,可持续观察 24h 以上。

选择性腹腔内脏动脉造影对实质性脏器损伤的确诊率很高,但这种侵入性检查技术及条件要求均高。对腹部外伤后上消化道出血、鉴别胆道出血和消化管本身出血、区分真假性动脉瘤,以及后腹膜血肿应积极考虑。因其同时可进行栓塞(如肝内外伤性动脉瘤、腹膜后血管断裂出血等)治疗。

(四)其他系统复合伤诊断要点

因车祸、塌方冒顶、坠落等意外事故致伤者多系统复合伤的比率高达 50%。这类伤员的伤情较单纯腹部创伤更加复杂而严重,临床表现也更为特殊,略一疏忽,即易致后果严重的误诊或漏诊。

1.合并颅脑损伤 颅脑损伤病人所合并的腹内脏器损伤最易漏诊。颅脑损伤的临床表现突出,易被医患双方注意到。加之颅脑损伤病人常有不同程度的意识障碍,不能准确表达受伤史及伤后症状,腹部体征也可因脑损伤完全而不明显。因此,腹部检查必须列为颅脑损伤体检的重点范围。对能以颅脑损伤完全解释的低血压及休克,应警惕腹腔内出血。及时的诊断性腹腔穿刺及进一步的诊断性腹腔灌洗极具鉴别诊断价值。

2.合并脊髓损伤 脊髓损伤尤其是并有截瘫甚或高位截瘫者合并腹内脏器损伤时,腹部的疼痛、压痛、腹肌紧张等腹膜刺激征极不明显,甚至完全没有,但腹内出血所致休克的全身症状及体征,则因伤者意识清楚常不易被掩盖。因而这类伤员易于漏诊的是腹内空腔脏器损伤。凡此类伤员治疗观察过程中所出现的腹胀、肠鸣音减弱或消失等体征,应高度重视,在排除腹膜炎之后才能按神经源性肠麻痹处理。

3.胸腹联合伤 胸腹腔脏器复合伤称胸腹联合伤。但也有学者认为应同时有膈的穿通伤才能谓之胸腹联合伤。胸部损伤常伴有气胸、血气胸,有明显的胸痛、咳嗽、咯血、呼吸困难等症状,易于引起重视。但有如下情况时应考虑有腹内脏器损伤:①下胸部肋骨骨折,出现上腹部疼痛及肌紧张;②胸腔穿刺血标本中疑混有胃肠道内容物;③反复间断性大量出血胸,应考虑排除经膈肌裂口疝入胸腔的肝、脾破裂出血;④胸部听诊闻及肠鸣音或 X 线检查示腹内脏器疝入胸腔。胸腹联合伤是重型损伤,临床应特别注意因胸部损伤的突出症状和体征而忽略了腹部损伤。反之,偶尔也有因明显的腹内脏器损伤而延误了症状、体征较隐匿的胸内损伤的情况。

4.合并脊柱、骨盆骨折 脊柱、骨盆骨折与腹腔脏器损伤的关联在于因骨折所致的腹膜后血肿的三种临床病象可使腹内损伤的诊断更为复杂:一是巨大的腹膜后血肿可导致休克;二是腹膜后血肿可渗入,甚至破裂入腹腔致具血腹征象。这两种情况有时难以与实质性脏器破裂出血相鉴别,后者且常是不必要的单纯剖腹探查的原因。三是腹膜后血肿町引起肠麻痹,有时易于与腹膜炎之肠麻痹相混淆。

5.合并泌尿系损伤 泌尿系损伤的突出临床表现为血尿和尿外渗。全面的病史采集及体检当不致遗漏。肾损伤轻者仅为肾实质挫伤或小而浅的肾皮质裂伤,重者则有。肾实质深部裂伤、肾包膜破裂,甚至肾碎裂及肾蒂撕裂、撕脱。严重肾损伤常因大量出血而致休克。肾周血肿及外渗的尿液常可渗入或破入腹腔。临床屡屡有因血腹探腹而仅需做肾切除的病例。输尿管除开放性创伤偶可被伤及外,无骨盆骨折的闭合性腹部损伤罕见合并输尿管损伤。下腹部及骨盆部创伤有伤及膀胱的可能,伤后出现的排尿障碍高度提示膀胱破裂。膀胱的腹膜外破裂所致的尿外渗严重者可延及会阴、臀部、股部及前腹壁等处。膀胱腹腔内破裂的早期,腹膜炎的症状及体征往往不明显,但尿内高浓度的尿素经腹膜吸入血给人一种肾功能不良的假象。临床可借助血尿素氮测定提供腹腔内尿外渗的线索。另外,在处理会阴部及直肠肛管损伤时还应注意是否同时伴有尿道损伤。

【处理】

外科名家 Williams 和 Zollinger 曾一针见血地指出,腹部创伤死亡病例近半数主要是因诊断或治疗的延误所致。这也就意味着,改善腹部损伤的预后关键在于脏器损伤的及时而正确的处理。

(一)紧急处理

面对腹部创伤伤员,首先要警觉的是,腹部损伤往往只是全身多发性损伤的一部分,尤其是来自交通事故及工伤意外的伤员,更必须注意从速对伤员的心、肺、脑功能状况作出初步判断。最紧急处理措施包括:①畅通呼吸道,必要时进行人工辅助呼吸;②开放性气胸及张力性气胸的紧急处理;③有效地控制明显的外出血。

紧接着则是根据简略询问的受伤史及临床症状和重点体检所获的体征,大致判断损伤的部位及程度。分别轻重缓急,做出相应处置。

(1)救治休克:①建立通畅的静脉输液通道,必要时经深静脉插管;②首先快速输入平衡盐溶液 1000~2000mL;③积极准备输血。

(2)气胸、血气胸的进一步处理(胸腔闭式引流等)。

(3)骨折的初步固定。

(4)严重休克不能用合并的颅脑损伤、骨盆四肢骨折、胸内损伤等原因解释,考虑腹内出血系腹内实质性脏器或大血管损伤所致并仍在进行性出血者,应紧急剖腹探查。

(5)进展迅速、有脑干受压或呼吸抑制的硬膜外血肿等颅脑损伤亦应优先处理。

第三阶段是对已基本排除复合伤或其他系统复合伤对生命无直接威胁,血液动力学状况较稳定或对抗休克反应较好者,进一步作病史调查及全面体格检查,加上必要的一线辅助检查。以确定有否腹内脏器损伤以及是哪类哪个脏器损伤,并决定确切性的治疗方法。在此期间应继续进行抗休克治疗,积极补充血容量,监测动脉血压、脉压、中心静脉压、脉率、每小时尿量等血液动力学指标,以及观察意识表情、皮肤温度、皮肤颜色、甲皱微循环等与休克有关的现象。力争血压回升, 稳定在 11.9kPa, 中心静脉压控制在 8~12cmH$_2$O。此外应积极做好急症剖腹术的准备。留置胃管作胃肠减压。留置导尿管监测尿量。诊断基本明确时,可视情况适量给予镇静、镇痛剂。由于正确地选择并尽早地进行确定性治疗对腹部创伤的预后关系极大, 因此把握腹部创伤早期急症剖腹探查的指征,从速做出是否需剖腹术的决定就意味着本阶段的结束。

应尽快剖腹探查的指征:

(1)腹腔穿刺或 B 超等检查证实的腹腔内出血。

(2)腹腔有游离气体征象。

(3)腹部检查有明显的腹膜炎体征。

(4)胃肠道有明显的出血。

(5)开放性损伤创口内有胃肠内容或较多血液外溢。

(6)高速投射物所致的腹壁穿透伤。

(7)持续低血压或一度上升又复下降,难以用腹部以外原因解释者。

(二)早期观察

无上述尽快剖腹探查指征的腹部损伤病员,应留院观察48h。观察的重点是血液动力学参数,腹部症状及体征的变化,结合临床情况作进一步的辅助检查。具体观察项目及方法包括:

(1)每 1~2h 测量 1 次脉率、血压和呼吸。必要时每 15~30minl 次。

(2)每 2h 检查 1 次腹部体征。必要时每 30~60min l 次,注意腹膜刺激征程度和范围的改变。

(3)每小时测定 1 次红细胞计数、血红蛋白和红细胞压积,以及白细胞计数。

(4)必要时重复腹部 X 线、B 超检查。

(5)重复 2~3 次腹腔诊断性穿刺,必要时做腹腔灌洗。

(6)结合临床征象选择 CT、ECT、特殊 X 线检查及腹腔镜检查等。

观察期间的处理:

(1)继续防治休克,补充血容量,纠正水、电解质及酸碱失衡。

(2)禁食,必要时做胃肠减压。

(3)静脉滴注广谱抗生素。

(4)不随便搬动伤者,以免加重伤情。

(5)注意体位和保温。

(6)必要时可给适量镇静剂,合并有骨折者可给止痛剂,但腹部钝性损伤诊断不明确时慎用。

观察期间有下列情况时,应中止观察,及时剖腹探查:

(1)腹痛和腹膜刺激征进行性加重,范围扩大。

(2)肠鸣音渐渐减少、消失或出现明显腹胀。

(3)全身情况有恶化趋势,血液动力学指标由稳定转为不稳定甚至进行性恶化。

(4)体温上升且与白细胞计数上升及腹部体征加重一致。

(5)红细胞计数、血红蛋白量及血球压积进行性下降。

(6)腹腔穿刺、腹腔灌洗有阳性结果,或其他特殊检查有肯定性诊断意见。

(7)观察 48h 后,仍不能排除腹内脏器损伤。

无上述剖腹探查指征者,视病情需要适当延长观察期 2~3d。一般经 48h 密切观察,多能明确有否腹内脏器损伤。但对实质性脏器,特别是脾肝的包膜下、实质内有血肿征象者,应密切随诊观察,必要时应作 B 超或 CT 的连续监测,慎防延迟性真性破裂的发生。

(三)剖腹探查术

1.麻醉选择　原则上应选用气管内全身麻醉,便于术中呼吸管理及腹腔全面探查。中、下腹部的锐器刺伤,血压稳定者或可选用硬膜外阻滞或椎管内麻醉。

2.切口选择　切口应尽可能接近损伤的脏器,且易于延长或改变方向。切口应足够大,要能显露腹部各脏器。一般采用经腹直肌切口或正中切口最为简便、快捷。根据需要,可上、下延伸或向两侧横行扩大。要尽可能避开开放性伤口做切口。胸腹联合伤宜于胸腹部分别做切口探查。

3.腹腔探查　腹部创伤的探查应按照一定顺序有步骤地进行全面探查。切开腹膜时,应注意有无气体溢出及异常气味。进入腹腔后,应先从腹腔积液的性状,初步判断主要是哪一类脏器损伤。腹内有大量积血,应尽快吸出积血、清除凝血块。血凝块集中之处,往往就是出血部位。发现仍有活动性大出血时,应迅即控制。脾门撕裂时可用右手捏住脾蒂。

肝破裂出血则用左手示指中指伸入小网膜孔,拇指在前捏住肝十二指肠韧带。若出血凶猛,一时无法判明出血脏器,紧急时可在膈肌主动脉裂孔处压迫腹主动脉,暂时控制出血。控制住活动性出血之后,吸净手术野积血,查明脏器受损的程度,再作相应的处理。若腹内明显可见胃肠内容物积聚,则应在清除的同时据其性状判断消化道破裂部位,从而决定探查顺序,有食物残渣,则先探查上消化道;有粪样物,则先探查下消化道;有胆汁样液体,则先查看肝外胆道及十二指肠。纤维蛋白素沉积最多或大网膜包囊处往往是穿孔位置所在。发现破裂,应予以初步控制泄漏后再继续探查,以免扩大腹脏污染。

　　上述两种情况之外,则应系统探查。原则是既不能遗漏,又不乱翻乱找。一般先从左上腹开始,依次查看膈肌左半、肝左外叶、胃底贲门、脾、结肠脾曲、左肾,继而转向右上腹,顺序扪摸膈肌右半及肝右后叶膈面,查看右肾、结肠肝曲、胆囊、肝门,循肝十二指肠韧带转至十二指肠球部及胃窦胃体前壁。再切开胃结肠韧带,探查胃后壁、胰腺体尾段及横结肠。如有必要,可沿十二指肠外侧切开后腹膜,探查十二指肠降段及胰头部;接着从十二指肠空肠曲屈氏韧带开始,探查小肠及其系膜,并依次察看升结肠、降结肠、乙状结肠及其系膜;必要时可游离升、降结肠外侧腹膜,将升降结肠翻起,探查其后壁及其后的输尿管、血管等;最后探查直肠上段及盆腔脏器、盆壁血管。

　　不论探查从何处开始,最终必须完成整个腹腔的系统检查。只有全面、系统而又不失重点地细致探查,才能避免遗漏多脏器伤及单脏器多发伤。

　　损伤脏器处理完毕后,应将腹腔内积血积液,以及组织碎块、异物等清除干净。腹腔污染严重者要用大量等渗温盐水冲洗。冲洗的顺序为中腹部、右上腹、左上腹,最后冲洗盆腔。污染源处要反复冲洗,并可用0.5%有机活力碘溶液局部擦拭后再洗净。视损伤脏器的种类及程度,选择引流方式及引流物。切口污染者亦宜用0.5%有机活力碘溶液冲洗后分层缝合。

【脏器损伤的特点及处理原则】

　　1.脾　脾破裂约占各种腹部损伤的半数。临床所见的脾破裂85%为真性破裂。中央型破裂、包膜下破裂则因有延迟性破裂的极大可能而受到临床重视。随着对脾脏免疫功能认识的深化,外伤脾应予切除的传统观念遇到越来越多的挑战,20世纪90年代更是已进入到选择性有效保脾新阶段。脾损伤的非手术治疗及各式保脾或保留脾功能手术均有不少成功的报道。但就目前的资料而言,非手术疗法应满足以下条件:闭合性单纯脾裂伤;血液动力学指标监测平稳;能用CT作动态观察;具随时中转手术的条件。实际上从脾损伤的程度上来说,非手术疗法仅适应于脾包膜破裂及脾实质的表浅裂伤。保脾手术的适应证可适当放宽,但保留的残脾或脾组织要具有脾的功能性组织结构,有良好血供,且保留体积至少为原脾的1/3。术式的选择,首选修补、黏合、网罩包裹,次选部分切除,最后是脾组织片网膜袋内植入。不论何种保脾手术,术中确认无活动性出血,术后密切观察都是不容疏忽的。

　　2.肝　肝破裂约占腹部创伤中的15%左右。其病理类型及临床表现均类似于脾破裂,但因胆管系统的损伤,故腹痛及腹膜刺激征更为明显,出血且有经胆道进入十二指肠而出现呕血及黑便的可能。处理肝破裂的基本原则是彻底清创,确切止血及充分引流。已失活或行将失活的肝组织应全部切除。凡已结扎支干血管的,其供血的远侧肝段或肝叶应予切除。有时还需切断肝裂伤间的桥式连接,才能取尽伤口深处的凝血块,发现隐蔽的活动性出血点,清创后应将创面的出血点及断裂胆管逐一结扎。视裂伤的程度,有可能缝合的裂伤尽量予以缝合,但切忌留有死腔;必要时可在裂口内填入大网膜、明胶海绵或氧化纤维等后缝合。不论创面缝合与否,均需置双腔引流管做持续负压吸引。现已基本废弃置"T"型管引流总胆管来防治肝破裂的胆瘘。肝损伤的典型性肝切除仅适应于某些特定的情况,多数情况需要的还是所谓的清创性切除。对手术中汹涌的大出血,限于设备及技术条件不能施以确切性手术者,有计划的纱布填塞尚不失为挽救生命、争取时间的应急手段。肝外伤非手术治疗亦是一新问题,目前应限于在有监护系统、CT 追踪及中转肝外科手术条件的医疗单位,对肝包膜或实质的表浅裂伤且血循环稳定的伤员试用。

3.胰腺　虽然胰腺受损概率较小,但由于胰腺位置深在隐蔽,毗邻脏器结构功能复杂,故临床上胰腺损伤往往有四多现象:合并伤多;漏误诊多;处理方式方法多;并发症多。

除开放性损伤外,胰腺损伤常因上腹部强力挤压所致,因而多合并十二指肠、肝脾甚至腹膜后大血管损伤。更为不幸的是,往往因合并伤的存在而忽视遗漏胰腺损伤。因此,凡上腹部创伤,均应想到胰腺损伤的可能。探查时发现胰腺附近有血肿者,应切开检查,即使是小血肿亦不应忽视。有时胰颈完全断裂而局部血肿范围并不大。处理胰腺损伤的手术方法随胰腺损伤的部位及程度而异,原则是止血、清创、控制胰腺外分泌及建立有效引流。包膜完整的胰腺挫伤只需局部引流。未累及主胰管的裂伤可予缝合修补。胰颈、体、尾部的严重挫裂或横断则有多种处理方法,应按损伤程度及合并伤情况选择近端缝合、远端段切除,最为简便。近端缝闭,远端与空肠套接;近、远端均用空肠袢转流;主胰管直接吻合术等均较复杂杂、费时,宜慎用。胰头严重挫裂,则应行胰腺空肠 Y 型吻合,以保留远侧段的内、外分泌功能。胰头及十二指肠的损伤甚至需做胰头十二指肠切除术。胰腺损伤的主要并发症为胰腺脓肿、胰液漏、胰瘘和假性囊肿。充分有效的引流是预防及减少并发症的关键措施。损伤严重者,往往需多种多支引流管的多部位引流。

4.十二指肠　十二指肠损伤虽少见,但属腹内脏器严重伤。十二指肠的腹腔内破裂有明显的腹膜炎症状和体征,易于做出剖腹探查的决断;而腹膜外十二指肠破裂则往往因早期无明显体征而导致漏诊。诊断的关键在于凡上腹部创伤均应警觉十二指肠损伤的可能,进而注意搜寻腹膜后积血、积液、积气的症状、体征和 X 线表现。如右上腹或右腰腹部持续性疼痛且进行性加重,疼痛可向右肩及右侧睾丸放射;右上腹或右腰腹部有固定压痛;腹部体征严重程度与全身情况迅速恶化不相符;腹部平片可见右。肾及腰大肌轮廓不清,甚至可见腹膜后花斑样影的典型积气征象等。剖腹探查时若十二指肠附近腹膜后有血肿、组织黄染或有捻发音,应用 Kocher 切口探查十二指肠降部或经横结肠系膜根处,切开探查十二指肠横部。处理十二指肠损伤的手术方式很多,总的原则是修复缺损、转流十二指肠内容物及充分有效的引流。单纯十二指肠破裂应尽量予以修补。单纯缝合有顾虑时,可加带蒂胃浆肌片、肠浆肌片或选用空肠袢浆膜层予以覆盖加固。各式修补方法均应注意安置充分有效的十二指肠腔减压管及腹腔引流管。十二指肠三、四段严重损伤合并有胰腺损伤者,则可能需要利用空肠祥作与十二指肠的端端或端侧吻合以转流卜二指肠内容。十二指肠一、二段严重损伤合并胰腺损伤者,可考虑十二指肠憩室化手术。只有胰头及十二指肠降段严重碎裂者,才应考虑胰头十二指肠切除术。因十二指肠损伤经修补术后发生十二指肠瘘的概率较高,除修补外,常需同时行胃造瘘及空肠造瘘以解决充分引流及术后肠内营养,甚至需要行胆总管切开,T管引流。

5.胃　上腹或左下胸部的穿透伤常伤及胃,而钝性伤时很少累及胃。胃破裂时气腹及腹膜炎征象均明显,但单纯后壁破裂时症状、体征可不典型。探查时,胃后壁、胃底、大小网膜附着处均应仔细检查;必要时尚需切断肝左三角韧带探查贲门周围。胃的破裂多可直接或略加修剪后缝合,很少需要部分或大部分切除术。

6.小肠及其系膜　不论是腹部穿透伤还是闭合伤,均易伤及小肠及其系膜,且小肠的损伤常是多处损伤。因此腹部创伤探查必须检查全部小肠及其系膜,绝不能满足于一处或两处损伤的发现。并须特别注意系膜缘的细小破裂。小肠损伤多能缝合修补,肠切除仅用于严重挫裂伤,集中于短段肠管的多处破裂及系膜损伤所致的肠管血运障碍者。

7.结肠　结肠损伤多为开放性创伤所至。因结肠内容物多,近固态,破裂后不易发生弥漫性腹膜炎,但因含菌量多,致使局部多并发严重感染。结肠的腹膜后破裂易于漏诊而招致腹膜后严重感染。结肠的探查要点,一是要注意肝曲和脾曲;二是升降结肠的前壁有损伤或侧腹膜后有血肿时应予切开,并游离结肠检查其后壁。横结肠的彻底检查需切开胃结肠韧带,探查其被大网膜所掩盖部分。结肠损伤的处理原则,视损伤部位而有所不同,右半结肠的损伤在全身情况好、腹腔污染轻的条件下,可一期修补或一期切除吻合。右半结肠损伤,则应从严掌握一期手术指征,须满足"上空、下通、口正"六字要求。上空是指近端结肠空虚,或能在手术中予以清除干净;下通系指远端结肠畅通无阻;口正则要求修补处或吻合口无血运障碍、无张力,缝合技术精细。一期修复手术均应放置安全引流。必须指出,对伤后时间长、损伤范围大、腹腔污染重、肠道秽物多、全身情况差者,应采用安全性大的分期手术方案。视损伤的部位及程度,分别做损伤修补或切除吻合加近端完全性粪便转流造口,或切除损伤段后近、远端双造口等。

8.直肠　直肠损伤绝大多数为锐性损伤。直肠指诊有时可直接扪到破裂口。腹膜返折之上的直肠损伤的临床特点及处理原则同结肠损伤。腹膜返折之下的直肠损伤常以出血及感染为突出的临床表现。损伤的修复视部位的高低,可分别经腹切开腹膜返折或经尾骨旁进入直肠后间隙进行修复。乙状结肠转流造口及直肠旁充分引流是创伤愈复的必要条件。

9.腹膜后血肿　剖腹探查时发现的腹膜后血肿是否切开探查,往往是术中较难决断的问题,总的原则是,因较大血管损伤或内脏损伤所致者应探查,而因骨盆骨折、脊柱损伤、后腹壁组织损伤所致者不应贸然切开。前者探查的具体指征为:①搏动性血肿;②血肿进行性扩大;③血肿位于十二指肠、肾脏、升降结肠旁、小网膜囊后壁及胰腺周围等处,疑有这些脏器损伤;④腹膜后血肿已有破裂口,且出血不止。对不宜切开探查的血肿若仍有继续出血,应做选择性动脉造影确定出血血管后予以栓塞。盆壁血肿有继续增大趋势时,可考虑双侧髂内动脉结扎。

【护理】

1.配合医师查明引起体液过多的原因,并作相应处理。

2.监测中心静脉压、体重、尿量,观察伴随症状,以了解体液过多的程度。

3.监测 E4A、心电图,结合临床表现(有无腹胀、软弱无力、脉率快等),了解有无低钾等电解质紊乱。

4.严格记录 24 小时出入水量,对肾、心功能差者限制液体摄入,遵循量出为入原则。

5.限制含钠食物的摄入,以减轻水肿。

6.遵医嘱正确使用利尿剂,输注甘露醇等高渗液体时严防外渗。

7.加强基础护理,每 2~3 小时翻身 1 次,以促进血液循环,使所有组织得到充分的营养,否则水肿部位以及病人体重会使某些部位的血液循环受限制,而易造成组织坏死,形成褥疮。

第三节　重症急性胆管炎

胆管的急性化脓性感染即称为化脓性胆管炎,依其病理改变和临床表现,可分为急性胆管炎、急性坏疽性胆管炎、急性梗阻性化脓性胆管炎和慢性胆管炎。但临床上常难以准确地分辨是急性胆管炎还是急性梗阻性化脓性胆管炎。

急性梗阻性化脓性胆管炎(actne obsructive suppurative cholangitis,AOSC)是由 Reynolds 和 Dargan 于 1959 年首先报告的,此后逐渐被认识而且必须进行急症手术治疗的观点也被广泛接受。1983 年在全国肝胆管结石专题讨论会上建议,将 AOSC 改名为重症急性胆管炎(acutecholangitis of sever type,ACST)。

目前 ACST 是临床上常见的凶险急危重症,其基础病变虽然在胆道,但对全身的生理扰乱严重,有时对全身性的损害还远远超过胆道本身的损害,当病情发展到一定程度时,其病理性损害早已侵及了各重要脏器,如肝、肾、心、肺以及造血系统等,从这一意义上讲,ACST 属全身性疾病。随着临床和基础研究的不断深入,对其采取了积极的围手术期处理和手术治疗,治愈率已明显升高,但其死亡率仍高达 20%~30%,目前仍然是良性胆道疾患的主要死亡原因,也仍然是胆道外科临床和科研的重要课题。

【病因】

重症急性胆管炎的根本病因是胆管急性梗阻和严重的胆管感染。导致胆管急性梗阻的原因依然为胆管结石、胆道蛔虫、胆管狭窄尤其是其下段壶腹部的狭窄、胆管癌、先天性胆道畸形,以及缩窄性乳头炎。

正常情况下,胆道内含菌少,导致胆管急性化脓性感染的细菌来源尚有争议,目前一般认为有以下几条途径。

1.上行感染　系指肠道内细菌沿十二指肠人胆道。正常时十二指肠液几乎无细菌,十二指肠乳头括约肌功能良好起着屏障作用,故不易发生上行性感染;当胆道有梗阻因素存在时,受其影响,十二指肠内细菌含量增多,Oddi 括约肌的屏障功能受损,则可导致上行性感染。

2.血行性感染　是胆道感染的重要途径之一,细菌主要来自门脉系统,多为小肠炎、crohn 氏病等,造成门静脉内的菌血症,在肝脏内形成化脓性病,当此病灶破溃时细菌则入胆道。

3.其他　如上腹腔脏器的炎性疾病接触感染或经淋巴道感染等,胆道内可培养出细菌。当胆道内细菌含量增多,胆道功能异常、胆汁引流不畅时,则易发生胆道的急性感染。

ACST 的病变特点有:①梗阻的部位多位于远段胆总管,也可发生于肝总管及左右肝管的开口部位;②梗阻的程度多与结石的大小、位置和胆管的内径有关,如当胆管扩张增粗后,即使是较大的结石也不致造成严重的梗阻,而发生于壶腹部较小的结石嵌顿也会造成严重的梗阻;③已切除胆囊或无胆囊功能的病人,由于失去了胆囊对胆汁的缓冲作用,其病变也更为严重;④由左或右侧肝管梗阻所致的 ACST 的临床表现一般较胆管或肝总管梗阻为轻;⑤ACST 的细菌种类依次为大肠杆菌、克雷白菌属、肠球菌属、假单孢菌属、肠道杆菌属和类杆菌属,其中厌氧菌感染在 50%以上,而且多数(90%以上)为需氧菌和厌氧菌的混合感染;⑥由于抗生素的广泛使用,血培养阳性率已日益减少。

【病理生理】

重症急性胆管炎由于严重的胆道梗阻和细菌感染,胆道内压明显增高,使机体发生一系列病理生理改变,这些改变主要包括胆源性败血症、内毒素血症、高胆红素血症、多器官功能受损,以及胆压增高刺激迷走神经所致的反射性心血管功能改变,分述如下。

(一)胆源性败血症

胆汁的分泌与排泄是一系列极其复杂的主动的生理过程。正常人胆道内压各段不尽相同,肝内胆汁分泌压为 2.66~2.94kPa;肝外胆管内压为 0.98~1.46kPa;Oddi 括约肌压力为 1.10~1.46kPa;肝细胞分泌压常为 2.94~3.44kPa。在胆汁的分泌与排泄过程中,胆囊不但是一个浓缩、贮存胆汁的场所,同时又是避免胆压急剧升高的"缓冲器",保护肝细胞不受压力的"冲击"。

重症急性胆管炎的胆汁引流受阻,胆汁不能排出,胆压不断升高,同时胆道内大量细菌繁殖。当胆压上升至 2.94kPa 以上时,肝细胞停止分泌胆汁,此时不但毛细胆管高度扩张,相邻毛细胆管两侧的桥粒结构及与肝细胞的连结面遭到破坏,胆汁即逆流入肝血窦,胆管内的细菌、胆色素颗粒等由肝血窦逆流入血循。由于胆管内压过高,不但肝细胞会发生坏死,小胆管也可发生不同程度的破坏乃至坏死。有作者通过实验研究发现,ACST 时大部分细菌停留于肝内,约 10% 的细菌进入血循,从而导致中毒性休克。

(二)内毒素血症

内毒素由胆汁中的革兰阴性菌裂解释放,经毛细胆管的肝—血屏障逆流入血,其进入血循的内毒素量与胆道压力呈正相关。当胆道压力>2.45kPa 时,内毒素即可经肝—血屏障进入血循;当胆道压力>2.94kPa 时,则血浆中的内毒素阳性率可达 100%。内毒素刺激巨核细胞和内皮细胞而激活花生四烯酸代谢途径产生体液介质,如血栓素 A2(TxA2)、前列腺素(PGI2)和白三烯(LT)等,这些内源性介质可导致内毒素性休克,也是致 ACST 全身性严重的临床表现的病理生理基础。近年来的研究表明,ACST 时肠道内毒素的产生增加,肠壁细胞的通透性增加,内毒素的吸收亦增加,加之肝脏的解毒功能障碍经门脉进入体循环的内毒素增加,更加重内毒素性休克。

内毒素还可损害血管内膜,使纤维蛋白沉积于血管内膜上,并可增加血管的阻力。还因肝细胞坏死释放的组织凝血素,致使机体的凝血机能发生严重障碍。

(三)高胆红素血症

ACST 由于胆管梗阻,血胆红素进行性增加可达正常的 10~20 倍,导致各脏器大量胆红素沉着,甚至形成胆栓,导致受累器官功能障碍甚至衰竭。高胆红素对肝脏可产生严重的损害,可使肝细胞发生坏死。肝脏明显肿大、胆汁淤积,肝细胞内可见大量胆红素沉积,毛细胆管内胆栓形成,胆管扩张,肝细胞可出现片状坏死,最终可致不同程度的肝硬化。

肾脏充血、水肿,呈绿褐色,肾小管充有管型及胆红素颗粒,上皮细胞内胆红素淤积,肾小管可发生轻重不等的坏死。乳头间质细胞内胆红素沉积,乳头亦可发生程度不同的坏死,进而肾皮质发生坏死。上述这些改变是 ACST 致肝肾综合征的病理生理基础。

(四)迷走神经刺激

ACST 时,胆道内压明显增高,可反射性地致心、血管功能发生变化,可使心率增快或减慢,心律异常,T 波改变,以及发生传导阻滞。

【临床表现】

重症急性胆管炎的主要临床表现是上腹痛、寒战高热、黄疸(charcot 三联征),并在此基础上病情发展,出现神志改变和休克(Reynolds 五联征),以及剑突下右上腹压痛、腹肌紧张、肝区不同程度的叩击痛。

ACST 的临床表现可因发病时间、病变部位、胆管受损害的范围及肝细胞损害程度等不同而有较大差异。由不同原因所致的 ACST 的腹痛性质、程度也不同,胆管结石及胆道蛔虫一般表现为剑下或右上腹阵发性剧烈疼痛;胆管肿瘤或狭窄所致的梗阻常表现为持续性胀痛。黄疸是否出现,取决于胆管梗阻的部位和受阻的时间,其程度可反映胆管梗阻程度和肝细胞的损害程度。一般来说,慢性不完全性梗阻较急性完全性梗阻为轻;受阻时间短者较受阻时间长者为轻;一侧肝胆管梗阻较胆总管或肝总管梗阻为轻。ACST 常见寒战、高热表现,体温一般在 39℃以上,有时甚至可达 40~41℃,一天内可多次出现。病情严重时,可有低血压、脉搏增快、呼吸急促、四肢冷、口唇发绀、烦躁不安等中毒性休克表现。

腹部检查主要有剑突下右上腹明显压痛、腹肌紧张、墨菲氏征阳性,肝脏肿大、触痛,肝区出现叩击痛。

【诊断】

(一)病史、症状、体征

根据反复发作的剑突下右腹痛史,结合 Charcot 三联征或 Reynolds 五联征,一般多可确立诊断。

(二)影像学检查

B–US、CT进一步明确病因和病变具体位置。可见胆管明显扩张,壁不同程度的增厚,胆囊肿大或萎缩,肝脏有时亦可增大。还可见其梗阻的原因,如结石、蛔虫、肿瘤及狭窄等。

(三)实验室检查

1.血象 血白细胞计数明显升高,通常可高达 $20×10^9$/L(20000/mm³)以上,中性白细胞左移。

2.尿液检查 尿胆红素呈阳性反应,有时尿中出现蛋白和颗粒管型。

3.肝功能 全面受损,血清总胆红素与直接胆红素升高;SGPT发病后迅速上升,有时可达正常值的数倍,甚至10倍及其以上,可反映肝细胞受损的程度。此外,经胆管排泄的物质,如谷丙酰转酞酶(γ–GPT)、碱性磷酸酶、乳酸脱氢酶及脂蛋白 X(LP–X)等均可升高。

ACST时因胆道内已形成高压状态,并有大量细菌生长繁殖,这种情况下一般不允许进行 PTC、ERCP 或术中造影等检查,以防导致或加重败血症和内毒素血症。

(四)诊断标准

为指导临床对重症急性胆管炎的治疗和统一标准,中华外科杂志编委会和第三军医大学于 1983 年共同制定的诊断标准如下:急性胆管炎出现休克(收缩压<70mmHg)或具有下列两项以上症状者,即可诊断为 ACST。①精神症状;②脉率>120 次/min;③白细胞计数>$20×10^9$/L(20000/mm³);④体温>39℃或<36℃;⑤胆汁为脓性,伴有胆管内压力明显增高;⑥血培养阳性。

【治疗】

非手术治疗

急性胆管炎的非手术处理。主要用于:①在病程的早期,发作时间尚短,胆管梗阻不完全,局部炎症和全身毒血性改变不严重的病例;②处于急性发作后恢复期的病例;③表现急性化脓性胆管炎发作,经过综合的非手术治疗措施,在严密观察下,能逐渐缓解。非手术处理为对病情做进一步了解、分析提供了机会,因而是最基本的治疗。它包括禁食、补液,解痉止痛,抗菌消炎,维持水电解质与酸碱平衡,重者还应给予营养支持。抗生素的应用要兼顾革兰阴性杆菌和厌氧菌两个方面,通常以胆汁培养的药物敏感试验的结果来进行调整。胆道梗阻和胆道感染是影响全身各重要器官的严重情况,非手术治疗应是全面的和积极的。

在当前的条件下,由于对重症胆道感染警惕性的提高和措施有力,基本上能把大多数急性发作的病例转化和避免不彻底的急诊手术,并为有效的择期手术创造条件,在这方面已经取得很大的进步,有效地降低了病死率。

手术治疗

这是肝胆管结石症病例组群降低病死率的重要救治措施,目的在于保证生命安全或抢救生命。急性化脓性胆管炎临床表征若已具备"重症"的诊断标准,在实施非手术治疗以改善和稳定机体内环境诸多方面的同时,即应做好适时急诊手术解除梗阻、引流感染的具体准备,严密掌握病情变化,积极对待。

手术治疗的原则是尽早进行有效地解除胆道梗阻、减压引流,消除脓毒症向血内播散的来源,减少和避免发生严重并发症。

重症急性胆管炎的手术时机,应强调对病情动态的综合分析,尤其是:①疼痛和腹膜刺激征是否缓解;②寒战、高热等中毒症状是否减轻;③中毒症状对综合治疗的反应是好转还是继续加重,这点尤其重要。如在积极的非手术治疗中仍不见改善,即应果断地抓紧急症手术处理。若有休克,也应在抗休克的同时,及时减压、引流胆道。

重症急性胆管炎的急症手术是梗阻胆管的切开和引流。手术要求简单、准确、有效。此时应注意:①胆囊造口术只适用于胆囊管梗阻的患者,而不适用于肝外、肝内胆管梗阻的引流;②胆总管切开只能解除胆管远端梗阻,它只是胆道探查的基本步骤,并不能满足对高位胆管梗阻的治疗要求;③要解除肝内、肝外复合型胆道梗阻。在清除胆总管结石、疏通与肠道的通路后,还应探查肝门部胆管、左右肝管,将结石取出,狭窄扩开,把引流管置于狭窄以上扩张、积脓的肝管内;④注意发现和引流可能存在的胆管源性肝脓肿。小的可行穿刺抽吸,大的可置管引流;⑤为避免加重和扩散感染,禁忌急症情况下的术中胆道造影或加压的胆管冲洗;⑥在肝内病变无法彻底了解的情况下,不适宜进行肝部分切除术和盲目的胆肠吻合内引流术。

急症引流术后,仍应继续进行积极的非手术治疗。

经纤维十二指肠镜逆行胆道置管引流术(ERBD)对于胆总管上段或肝门部的机械性完全阻塞难以奏效,而且导管细长,易堵塞亦甚易脱出失效,实际应用受到限制。

经皮肝穿刺置管引流较多应用于肝外胆管肿瘤的梗阻引流。用于肝内、肝门部胆管结石、狭窄梗阻时急性感染的引流,由于病变多发,胆砂又易于阻塞导管,操作本身易出血又易使感染加重,难以奏效,一旦导管脱落,嵌闭性暴发性感染,易导致不可逆后果。

【护理】

(1)术前护理

1)及时做好手术前准备工作。

2)严密观察腹痛、发热、黄疸三大症状的发展趋势,注意低血压和精神症状,有无胰腺炎和腹膜炎等发生。

3)抗休克:包括纠正水、电解质和酸碱平衡失调,应用广谱抗生素等;对有黄疸的患者,应同时给予维生素 K.静脉滴注。

(2)术后护理

一般护理及伤口、引流管(T管引流、腹腔引流等)的护理同急性胆囊炎的术后护理,但要注意以下几点:

1)加强监护:包括神志、生命体征、腹部体征的变化,发现异常情况,应及时处理。

2)观察全身中毒症状及重要器官的功能情况,尤其是心、肺、肝和肾功能有无受损。

3)皮肤护理:黄疸患者因胆盐刺激,使皮肤奇痒,可用温水擦洗,协助患者剪短指甲,必要时戴手套;保持床铺清洁、柔软。

4)心理护理:由于患者病情重、心理负担重,要有针对性地做好患者的心理护理。

第四节　重症急性胰腺炎

急性胰腺炎(acute pancreatitis,AP)系指各种原因引起的胰腺消化酶在胰腺内被激活而导致的胰腺自身消化所引起的急性化学性炎症。重症急性胰腺炎 (severe acute pancreatitis,SAP) 是急性胰腺炎中的一种危重临床类型。本病确切病因至今尚未完全阐明,常与胆道疾病、酗酒、暴饮、暴食、胰管阻塞、感染、外伤和手术,以及药物、内分泌及代谢紊乱、血管性疾病等诸因素有关。这些原因可以导致胰腺腺泡细胞受损,消化酶如胰蛋白酶、弹力蛋白酶、磷脂酶 A、脂肪酶、血管活性胰激肽等被激活,并大量外溢至腺体组织中,引起胰腺间质,进而累及周围组织产生自我消化作用。另胰酶通过血行或淋巴途径进入全身,引起心血管、肺、肾、肝、脑等重要脏器的损害。临床上,SAP 常可并发多脏器功能衰竭。SAP 发病率近年有增长趋势,已从过去的 6%~8%上升至 15%~17%。中老年肥胖女性多见。本病特点是临床发病急,病情凶险,并发症多,死亡率高达 40%~70 %。

【病因】

急性胰腺炎以胆源性最常见,其次是酒精中毒,两者共约占 80%。

(一)局部梗阻

1.胆道疾患　约有 80%以上的人主胰管与胆总管汇合而形成共同通道,胆总管下段胆石阻塞或壶腹部结石嵌顿,尤其是合并胆道感染时,Oddi 括约肌发生水肿和反应性痉挛,胆汁排出不畅,感染的胆汁逆流到胰管,促使胰酶活化。胆总管下段或主胰管被蛔虫或华支睾吸虫阻塞,或虫卵沉积于胰管内形成慢性肉芽肿,^使胰液排出受阻,激活胰酶而导致胰腺的自身消化。以胆道疾患为病因者占 50%,占急性胰腺炎病因的首位。

2.先天性胰、胆管异常　儿童的急性胰腺炎有 10%~16%是由这种原因引起。这类先天性疾病包括胰腺发育不全,环胰、腹胰、背胰等胰腺腺体没有汇合或汇合不完全。

3.十二指肠疾病　由于十二指肠疾患致 Vater 壶腹部及乳头部狭窄或梗阻,胆汁和胰液排泄不畅而引起胰腺自身消化。

(二)酒精中毒

因大量饮酒而引起的急性胰腺炎约占 30%,大多属水肿型胰腺炎,但有少数可发展成为坏死型胰腺炎,而且常是在慢性胰腺炎的基础上引起的急性发作。

(三)感染因素

腹部或全身性的炎性疾患,如胆道感染、肠炎、急性阑尾炎、败血症、猩红热、伤寒等,细菌或病毒经血液或淋巴道进入胰腺组织而致病。

(四)代谢性疾病

1.高脂血症　据报道,急性胰腺炎病人中有 12%~38%存在高脂血症。其发生急性胰腺炎的机制为:胰腺血管被凝聚的血清脂质颗粒栓塞,腺泡细胞发生急性脂肪浸润,以及高浓度的胰脂肪酶分解血清甘油三酯,释放大量游离脂肪酶,引起血管微血栓或损害微血管壁所致。此外,高脂饮食可促发酒精中毒病人产生酒精性胰腺炎。

2.高钙血症　可能与下列几个因素有关:①钙盐沉积形成胰管内钙化,阻塞胰管,进而引起胰实质损害;②使胰蛋白酶原变为胰蛋白酶;③促进胰液分泌。

3.甲状旁腺功能亢进　这类病人中有 7%~19% 可伴发胰腺炎,其机制可能与高钙血症有关。

（五）外伤和手术

胰腺外伤胰管破裂,胰液外溢,加之血供不足,有感染等可导致 SAP。手术后胰腺炎大部分由胰腺邻近器官或远离胰腺部位的手术所引起。其机理为:@Oddi 括约肌水肿、胰液引流不畅;②各种因素刺激迷走神经,使胰液分泌过多;③局部损伤胰腺;④损伤胰腺血运。

（六）药物

1.药物过敏　如巯唑嘌呤,在局限性肠炎病人中接受此药治疗者有 4.4% 发展为胰腺炎。

2.药物对胰腺的毒性作用　如戊脘咪、甲氰咪胍等。

3.药物影响胰腺的正常分泌、排泄功能而致胰导管堵塞　常见的这类药物有皮质激素、农用杀虫药等。

（七）ERCP 所致的胰腺炎

经内镜逆行胆胰管造影后,诱发的急性胰腺炎占行 ERCP 检查者的 10% 左右。临床表现多在接受检查后的 1~4h 出现,其原因常为注射造影剂速度过快和压力过高所致。

（八）血管疾病

胰腺的血供极为丰富,单一血管因素极少引起胰腺炎,但当伴有其他致病因素时,则具有重要的发病意义。

（九）特发性胰腺炎

临床上有极少数胰腺炎病人找不到明确的病因,称之为特发性胰腺炎。James 认为可能与下列因素有关:①壶腹部的隐性结石,直径小于 3mm;②Oddi 括约肌功能障碍;③壶腹部肿瘤,尤其是 40 岁以上的病人。

【发病机理】

（一）自身消化

胰腺腺泡细胞分泌的酶主要有:胰蛋白酶、糜蛋白酶、羧肽酶、弹力纤维酶、硬蛋白酶、磷脂酶 A2、脂肪酶、淀粉酶及核蛋白酶等。正常时,这些酶除脂肪酶、淀粉酶及核蛋白酶是以活性型存在外,其余都是以无活性状态在胰内存在。

1.胰酶的胰管内活化　在各种致病因素的作用下,使胆管及十二指肠内容物返流入胰管,使各种胰酶的酶原或前酶活化,导致对胰腺组织的自身消化。

2.胰酶的细胞内活化　正常时,胰腺腺泡细胞内的酶原颗粒,由于其中存在有胰腺自身分泌的蛋白酶抑制因子(PSTI)而防止了细胞内酶的活化。细胞还存在有另一种酶——

溶酶体酶,正常时这种酶与酶颗粒是分离的,但在各种致病因素的刺激下,可使其融合,以致酶原在细胞内被活化,从而损害细胞本身。

3.胰腺的血循障碍　胰腺组织对血流量的变化极敏感。胰腺与其他组织不同,当发生炎症时,血流量不但不增加反而减少,从而可促使水肿型胰腺炎发展成 SAP。

4.胰腺血管壁通透性增加　经实验证实,胰腺炎时胰腺组织的血管壁通透性明显增加,而其血流量则急剧减少。其确切机理还不清楚,大多认为与氧自由基的损伤有密切关系。

(二)氧自由基在胰腺炎发病学中的意义

Sanfey 等用狗离体胰腺灌注方法,于 1984 年首次研究了氧自由基与胰腺炎的关系,结果表明各种不同原因引起的胰腺炎均与氧自由基的作用有关。从而认为氧自由基引起的损伤是各种病因导致胰腺炎的共同发病环节。

机体内的氧自由基清除系统有:①超氧化物歧化酶(SOD);②过氧化氢酶(CAT);③谷胱甘肽过氧化物酶。

(三)内毒素在胰腺炎发病学中的意义

近年来的研究表明,急性胰腺炎时内毒素血症的发生率甚高,而且还是胰腺炎发生MOF 以及致死的主要原因。内毒素在胰腺炎发病中的作用涉及以下几个方面:①非特异性与细胞膜结合,干扰细胞膜的正常功能;②直接破坏单核巨噬细胞系统细胞内的溶酶体膜,造成细胞损伤;③损害线粒体结构,影响 ATP 酶和氧化磷酸化的偶联过程,使能量代谢发生障碍;④改变机体的免疫功能;⑤引起机体一系列病理或病理生理变化,影响血管的舒缩功能,激活血管活性物质,使血小板和白细胞减少,以及降低血压,乃至发生DIC、MOSF 等。

(四)腹腔内高压

多数 SAP 患者合并腹腔内压力升高,达到 1.96~2.45kPa(20~25cmH_2O)时;称腹内高压症(imtraabdominal hyertension,IAH)。当腹内压>1.96kPa 以上,并伴发多器官功能障碍时,称为腹腔室隔综合征(Abdominal cofllparunerlt syndrome,ACS)。其发病机理为:①SAP早期:由于严重的全身炎性反应综合征(SIRS)导致毛细血管通透性增加,胰、胰周、腹腔后组织水肿,大量坏死组织形成,腹腔内血性渗出液增多引起腹内压升高;②SAP 中晚期:由于蛋白丢失等原因致使腹壁水肿,弹性下降,腹壁顺应性下降,腹腔内实质性脏器病理性肿大,使腹内压力急剧升高;③SAP 治疗和抢救过程中:由于大量补液、输血、细胞外液容量增加,加上 SAP 时消化道功能不全、肠麻痹、肠腔积液等,使腹腔内压力升高;④SAP 合并大出血时:使用纱布填塞止血或手术后勉强关闭腹腔使腹内压升高。以及近年来提倡早期非手术治疗,使 ACS 发生率有所上升。

(五)酒精性胰腺炎

其发病机理十分复杂,有资料表明与下列因素有关:①刺激产生大量高度碱性液,使腺体细胞碱化,酶原膜变为不稳定;②刺激胃黏膜胃泌素分泌增加,促使胃酸分泌增加,从而直接或间接地作用于十二指肠黏膜,使促胰泌素(secretin)、缩胆囊素和促酶素(CCK-PZ)增加释放,从而促进胰酶分泌增加;③酒精可刺激十二指肠乳头,引起 Oddi 括约肌痉挛,Vater 壶腹区充血、水肿,而使胰液排泄不畅;④乙醇对胰腺还有直接毒性作用。

【临床表现】

(一)症状

1.腹痛 突发性剧烈的持续性上腹部剧痛,可呈绞痛、钻痛或刀割痛等。束带状向左侧或两侧腰背部放射,弯腰或坐起前倾略可减轻。用解痉剂不缓解。

2.发热 因并发腹膜炎、胰腺蜂窝组织炎、胰腺脓肿及败血症等,可引起持续发热39℃以上。

3.恶心、呕吐 有明显腹胀或持久性恶心、呕吐。呕吐物多为胃内容物及胆汁。呕吐后上腹痛不缓解。

4.黄疸 除胰头部水肿压迫胆总管引起黄疸外,亦可因胰酶经胆道逆流入胆囊与肝脏,胰源性胆囊坏死及肝坏死引起。

(二)体征

AP病人中,左上腹部或全腹可出现肌紧张、压痛、反跳痛等急性腹膜炎体征。伴有麻痹性肠梗阻时,肠鸣音减弱或消失。腹壁常呈弹性紧张如橡皮腹。有时触诊可触及假性囊肿或炎性包块。叩诊有移动性浊音。少数病人腰部两侧可出现蓝—绿—棕色皮肤斑(Grey-Turner征)或脐周皮肤蓝—棕色斑(Cullen征)。偶见皮下脂肪组织、骨髓、关节、纵隔、胸膜及神经系统脂肪坏死及远处皮肤结节红斑。

(三)多脏器损害的表现

SAP如出现多脏器衰竭或侵及其他系统,则可出现休克、呼吸衰竭、肾功能衰竭、播散性血管内凝血(DIC)、胰性脑病、消化道出血、肝脏损害、内分泌代谢紊乱,以及水、电解质和酸碱平衡失调等表现。

(四)病理分期

1.急性反应期 2周左右,有休克、呼吸衰竭、肾功能衰竭及脑病变等。

2.全身感染期 2周~2个月,细菌感染,深部真菌感染(后期以双重感染为主)。

3.残余感染期 2~3个月,营养不良,腹腔内残腔窦道形成,消化道瘘等。

【诊断】

(一)病史

一般有胆系统疾病,包括胆石症、胆系感染或胆道蛔虫症等,或有暴饮暴食;腹部手术及外伤史;酗酒史;少数病人可能有服用某些对胰腺有损害的药物,或有血管、代谢、内分泌等疾病史。

(二)症状体征特点

AP临床上无特异性的表现,常在暴食后数小时或暴饮(酒)24h后突发上腹剧痛、恶心、呕吐、腹张并伴腹膜刺激征。疼痛可偏左或偏右,牵涉至背部或两侧腰部,随着病情发展,疼痛可扩散至全腹。早期疼痛剧烈而体征不明显是本病的特点。严重者很快出现休克表现,腹胀加剧,肠鸣音消失,出现弥漫性腹膜炎体征,少数病人脐周或两侧腰部可见特征性的淡蓝色或黄棕色淤斑(Cullen或Grey Turner征)。一般认为,SAP发病早期以"酶性消化"症状为主,即症状重而体征相对较轻;当合并感染后则腹部体征也尤为突出。

(三)辅助检查

1.白细胞计数及红细胞压积　中性白细胞显著增多,达 $20×10^9/L$ 以上,伴有核左移。红细胞压积减少>10%。

2.尿常规　白尿、血尿、管型尿,尿比重固定为 1.010~1.014。

3.淀粉酶测定　血清淀粉酶起病后 6~12h 开始升高,48h 后下降。持续 3~5d。Somogyi 法测定>500U 可以确诊,然 SAP 时可以正常或低于正常。②尿淀粉酶在发病 12~24h 开始增高,持续 1~2 周。Somogyi 法正常值为 80~130u/h,Winshow 法正常值为 32~256U。较正常可高出两三倍以上。③SAP 时诊断性腹穿抽出深紫红色腹水有助于本病的诊断。胸水、腹水中淀粉酶值显著高于血中值,>1500U 有诊断意义。

4.血液其他检查　血清正铁白蛋白(methemalbumin,MHA)阳性,提示 SAP 有腹腔内出血。②血钙<2mmol/L,提示病变严重,预后差。③空腹血糖>10mmol/L,出现高甘油三酯血症。④血清胰蛋白酶用放免法测定,胰蛋白酶>4000ng/mL,提示 SAP,其价值与淀粉酶相似。⑤血清脂肪酶于起病后 48~72h 开始上升,>1.5u 有诊断意义。⑥血清胆红素、乳酸脱氢酶、转氨酶、尿素氮、肌酐、钾、钠、氯、镁等均可有异常改变。⑦血小板≤100×10^9/L、纤维蛋白原<10g/L、纤维蛋白降解产物>80mg/L,提示 SAP 产生凝血机制异常,发生 DIC。⑧动脉血气分析有明显低氧血压(PaO_2<8.0kPa 及代谢性酸中毒)。

5.心电图　见 T 波低平、倒置,S-T 段下降,传导阻滞,期外收缩,心房或心室纤颤,甚至出现后壁心肌梗死。

6.影像学检查

(1)X 线检查:腹部平片可能见到"哨兵襻"(sentinel loop)、"结肠横断征"(colon cutoffsign),弥漫性模糊影,腰大肌边缘不清,胰腺区影增大。钡餐检查见胃肠移位,假性囊肿。胸部平片可见肺炎、双侧横膈抬高或胸腔积液、盘状肺不张及肺间质绒毛状浸润性肺水肿等。

(2)B 型超声波检查:可动态观察胰腺弥漫性肿大,胰管扩张,胰周病变。

(3)CT 检查:有胰腺周 NIK Gerota 氏筋膜水肿,胰腺明显肿大,肠系膜水肿,肾周脂肪组织水肿,肠胀气,腹腔、胸腔渗出液。

(4)血管造影:可见血管粗细不匀,并有血管造影剂漏至血管外的征象。

(5)腹部核磁共振(MRI):仅适用于肾功能衰竭及对静脉造影过敏者。

(四)穿刺检查

1.腹腔诊断性穿刺或灌洗　腹腔穿刺是一种最为简便、实用的诊断方法,可选择不同穿刺点反复施行,但腹腔积液少的情况下阳性率不高。此时可采用腹腔灌洗,先自腹腔穿刺针注入生理盐水或平衡液 1000mL,适当转动病人体位,待 3~5min 后再抽液。上述两法若能从腹腔抽出 10mL 以上棕褐色或杨梅汁样的血性腹水即可确定 SAP 的诊断。腹穿液还可进行淀粉酶测定,若高于 1500 苏氏单位,则大致可以肯定是急性胰腺炎。

2.胰周间隙穿刺　此法是由杨兆升等于 1989 年首次报道。其操作方法是:病人左侧卧位,双手抱膝,常规皮肤消毒,铺巾。用 7~8 号腰椎穿刺针或 9 号注射针均可,于第 10~

11 肋间、脊椎左旁 2.5~3 横指进针,刺入 5~6cm,边退针边抽吸,若抽不到渗液可更换一个邻近肋间或在邻近部位再行穿刺。据报道,他们施行了 20 例,14 例阳性,若抽得深棕红色血性液,即可确诊为 SAP。急性胰腺炎的渗液首先积聚于胰周,早期穿刺亦可获得满意的结果。此法还可与其他急腹症如溃疡穿孔、胆囊炎、胆石病、绞窄性肠梗阻及急性肠系膜血栓形成等疾病相鉴别。

(五)诊断及相关计分标准

1984 年马赛国际胰腺会议确定,水肿型为轻型,出血坏死型为重型,1992 年阿特兰大国际胰腺炎专题会议上推荐 Ranson′s 标准和 APCHE-Ⅱ记分法,作为临床医师早期判别重症胰腺炎的标准。

Ranson′s 标准包括 11 项指标,经 20 多年的临床实践证实有很好的实用价值,其指标包括:入院时年龄>55 岁;WBC>16×10⁹/L(16000/mm³);血糖>11.10mmol/L(200mg/d1);LDH>11.69μmol/L(350u/L);AST>250u/L(4157.5μmol/L);起病 48h 内红细胞压积下降>0.10(10vol%);血钙<2mmol/L(8mg%);BUN 升高>1.7mmol/L(5mg%);PO₂<8kPa;碱缺失>4mmol/L,体液移位>6L。

1992 年我国第 4 届胰腺外科学术会议提出了一个比较统一的重症急性胰腺炎临床诊断和分级标准,即突发上腹部剧痛、恶心、呕吐、腹胀并伴有腹膜刺激征,经检查可排除胃肠穿孔、绞窄性肠梗阻等其他急腹症并具备下列 4 项中的 2 项者,即可诊断为重症急性胰腺炎。此 4 项指标包括:①血、尿淀粉酶增高(>128 温氏单位或>500 苏氏单位),或突然下降到正常且病情恶化;②血性腹水,其中淀粉酶升高(>1500 苏氏单位);③难以恢复的休克(扩容后休克不好转);④B 超或 CT 检查显示胰腺肿大,质不均,胰外有浸润。此外,若合并消化道出血、腹腔内出血、败血症、DIC,B 超或 CT 提示胰腺脓肿或腹腔内脓肿均属重型。

2000 年中华医学会外科分会胰腺外科学组制定《重症急性胰腺炎诊治草案》。2004 年第二次全国胰腺学术会议将其更名为《重症急性胰腺炎诊治指南》,其中 SAP 诊断定义为:急性胰腺炎伴有脏器功能障碍或出现坏死、脓肿、假性囊肿等局部并发症,或两者兼有。有腹膜炎体征、腹部包块、腰肋下淤斑征(Grey-Turner 征),脐周淤斑征(callen 征)可并发一个或多脏器功能障碍,伴严重代谢紊乱,低钙<1.87mmol/L(7.5mg/d1),B 超、CT、腹腔穿刺对诊断有一定帮助。SAP 的 ApacheⅡ评分≥8 分,Balthazar CT 分级在Ⅱ或Ⅲ级。

暴发性急性胰腺炎(FAP):SAP 在起病 72h 内经充分液体复苏,仍出现脏器功能障碍。

APCHE-Ⅱ记分法包括有年龄和数项生理异常指标,伴同慢性病记分。此记分法需从入院时开始,每天评估 1 次,若入院时≤7 项阳性则可能为轻型,若超过 7 项阳性指标则常考虑为重型。

伴昏迷者参照 Glasgow 昏迷计分法说明:

A.总生理指标计分:总共 12 项指标相加的总分数;

B.年龄计分:≤44 岁 0 分,45~54 岁 2 分,55~64 岁 3 分,65~74 岁 5 分,≥75 岁 6 分。

C.慢性病计分:如病人曾有器官功能衰竭或有免疫抑制者(用免疫抑制剂放疗,长期或近期大剂量应用皮质激素)。a.非手术或急症手术后计 5 分;b.选择性手术后计 2 分。

APCHE-Ⅱ记分的总分数=A+B+C

（六）SAP严重度分级

1.Ⅰ级:SAP无脏器功能障碍。

2.Ⅱ级:SAP有脏器功能障碍。

3.FPA:72h内经充分液体复苏仍出现脏器功能障碍(Ⅱ级)。

（七）SAP合并ACS的诊断

①有急性重症性胰腺炎表现;②APACHE-Ⅱ积分在14分以上;③有严重的进行性腹胀、腹痛及弥漫性腹膜炎体征;④体温升高>38℃以上,呼吸加快;⑤腹内压>2.45kPa;⑥进行性少尿,部分患者出现精神异常,甚至昏迷等;⑦B超示腹腔内、肠腔内大量积液;⑧CT示后腹膜张力性浸润,严重腹胀呈球腹征(腹前后径/横径>0.8);⑨部分患者出现下腔静脉受压、肾受压或移位、肠壁增厚、肠腔扩张等影像学表现。

腹内压测定方法如下。

（1）直接法:置管于腹腔内,然后连接压力传感器和气压计进行测试;

（2）间接法:通过测定内脏压力,间接反映腹内压力。

1)膀胱测压法:在膀胱内置Foley导尿管,排空尿液。注入50~100mL盐水,用"T"形或三通接头连接测压器。患者平卧以趾骨联合为"0"点,水柱高度即为腹内压。

2)胃内测压法:通过胃管注入50~100mL盐水,将胃管与测压器连接。胃内压的"0"点位于腋中线。但当腹内压>2.67kPa时,胃内压与膀胱压力有明显的差异。

3)下腔静脉测压法:通过股静脉插管测量下腔静脉压。下腔静脉压与膀胱压相符性好,能比较准确地反应腹腔内压力,但本法为有创操作,临床应用少(注:膀胱测压法操作简便,可在床边进行,是间接测腹腔内压最佳的方法),但如果结肠上区水肿严重者,上腹压力高,而下腹张力基本正常或炎性渗出局限于后腹膜者,膀胱压力不高,不能排除ACS的存在。

【鉴别诊断】

本病须与消化性溃疡穿孔、急性胆道疾病、肠梗阻、心肌梗死、左侧肺炎及胸膜炎、肠系膜动脉栓塞、腹主动脉瘤破裂、宫外孕破裂等鉴别。

【治疗】

SAP是以胰腺弥漫性出血和组织坏死为特征的急性胰腺炎。近年国内外对炎性介质、细胞因子等的深入研究,已证明SAP早期由于肌体受到各种物理、化学、感染等损害,引起机体的应急反应,表现出超强的全身炎症反应综合征,产生心血管休克,内环境失衡,细胞凋亡,免疫抑制和器官功能衰竭。稍后期则由于急性的黏膜损害、肠道细菌移位等导致肌体继发全身感染及局部坏死组织感染,因而将SAP的临床病理过程分为急性反应期、全身感染期及残余感染期三个阶段。

针对上述病理演变过程,在治疗上已逐步认识到急性反应期病人都伴有全身中毒症状及内环境失衡,表现为不同程度的休克和器官功能损害,此时手术不但不能阻止病情的发展,反而可能由于手术的创伤和应急反应而加重局部和全身的炎症反应。另外,早期手术易诱发继发感染,而SAP一旦感染将加剧胰腺病变的进程,进一步激化全身感染,导致心肺肾等重要器官的功能衰竭,形成SAP的第二个死亡高峰期。而采用积极有效非手术治疗,包括:积极的体液复苏、抑制胰酶分泌、改善胰腺的微循环、肠道细菌移位的防治、多器官功能障碍的防治,多数病人的病情将得到改善,并发症减少、病死率降低。到后期的残余感染期,由于全身反应已纠正,病情稳定、感染局限、则只需要局部引流即可治愈。对某些早期胰腺即已广泛坏死,甚至继发严重感染的病人在积极非手术治疗后病情仍不断加重方采取早期手术干预的方法治疗。

此外,SAP多合并不同程度的腹腔内压力升高,当伴多器官功能不全时则导致腹腔室隔综合征(ACS),治疗时应引起足够重视。

(一)非手术治疗和围手术期处理

SAP一旦明确,应立即给予重症监护、供氧、抗休克、补充血容量、置胃肠减压及应用解痉止痛剂和抑制胰酶分泌药,包括生长抑素、抗胆碱药物、H2受体拮抗剂、抗酸制剂等。同时给以抗生素和全胃肠外营养支持直到病情稳定、胃肠功能恢复能经口摄取食物为止。通过以上处理SAP的早期并发症发生率和死亡率都将明显降低。

1.禁食和胃肠减压 使胰液的分泌减少,降低消化酶及胰腺的"自溶"作用。此外,胃肠减压还可防治病人的恶心、呕吐、胃潴留及腹胀等,是促使胰腺充分休息的重要措施。SAP一般禁食2周,可以防止食物和酸性胃液进入十二指肠,减少对胰腺分泌的刺激。

2.抑制胰腺分泌

(1)抗胆碱能药物:通过迷走神经传递的胃液和胰液的分泌,减轻壶腹痉挛,并能改善微循环。以654-2为代表,一般20mg加入10%葡萄糖液500mL中静脉滴注,1~2次/d,共用5~7d。肠麻痹者及老年人慎用。

(2)抑酸类药物:包括抗酸剂及H2受体阻断剂。如奥美拉唑40mg,静脉注射,每天2次;西米替丁300mg静脉注射,每天2~3次;雷尼替丁200mg加入5%葡萄糖液250mL静脉滴注,每天2次,用3~5d。可减少胰腺外分泌,对预防上消化道出血及胃酸高的胰腺炎有效。

(3)胰酶抑制剂:上类药物使逸脱的胰酶失去活性,宜早期应用,如果严重病灶形成,药物并不能使其逆转。①抑胰肽酶:如Trasylol、Aprotinin等,能抑制胰蛋白酶、糜蛋白酶、血管舒缓素、纤维蛋白溶酶,但对磷脂酶A及弹力蛋白酶活性无阻碍作用。以Trasylol为代表,首次静脉注射25~5万u,每天用药量30~50万u,临床症状改善后减量,维持量为10~30万u。腹痛消失或血淀粉酶正常后数日可停药。过敏者禁用。②福埃针剂(Foy):能抑制胰蛋白酶、血管舒缓素、纤维蛋白酶、凝血酶及激肽类的生成。用法:100~200mg加液体500mL静脉滴注,每天1~3次,共用5~7d。③二磷酸胞(核)嘧啶核苷胆碱(CDP-choline):能阻断磷脂酶A的活性。用法:500mg加液体500mL静脉滴注,每天2次,共7~14d。④FUT-175:能抑制的酶谱与Foy相似,其强度为Foy的10倍。用法:10mg加入液体中静脉滴注,每天2~3次。⑤5-氟脲嘧啶(5-FU):系细胞类药物,能抑制DNA及RNA的合成,减少胰腺细胞酶分泌,使胰腺自身消化得以控制。用法500mg加液体500mL静脉滴注,每天 1 次,共用 2~5d。

(4)其他药物:①生长抑素八肽类似物善宁(Sandostatin)每天 0.6mg,分次静脉滴注,具有良好的止痛作用,又能有效抑制胰泌素、胆囊收缩素的分泌。②碳酸酐酶抑制剂乙酰唑胺 0.25g,口服,每天 2 次,有减少胰液分泌作用。③胰高血糖素每小时 lmg,稀释后静脉滴注,持续 24h,能减少胰腺分泌,抑制脂肪坏死。④如血糖>10.2mmol/L 或伴酮症时,可应用胰岛素。⑤14 肽生长抑素:思他宁,能有效地抑制胰液分泌,每日静滴 3000gg~6000μg,24h 持续静滴。

2.抗生素的应用　尽管 SAP 的早期均为无菌性化学性炎症,但由于病情重,病人免疫力受到抑制,目前认为尽早使用抗生素是合理的,常用有效的抗生素应是对胰腺组织穿透力强、对多数致胰腺感染的微生物有效、价效比好而副作用小。由于其感染的微生物多数是大肠杆菌、肠球菌、链球菌及厌氧菌等,可选用的抗生素为第三代头孢菌素、匹拉西林、喹诺酮类、依来匹能及甲硝唑。当长期大量联用抗生素时需注意防治真菌感染。

3.肠道去污及肠黏膜的保护　由于从 SAP 病人中培养出的细菌基本与肠道的细菌种类相一致,因此认为进入胰腺及胰周积液中的细菌来源于肠道,故常规的肠道去污和保护肠黏膜屏障的完整性已成为近年来治疗 SAP 的重要环节。其方法有应用肠道内抗生素、吸氧、补充白蛋白。使用利尿剂以消除肠壁水肿,纠正循环不良,尽早使用肠内营养及谷氨酰胺。

4.内镜括约肌切开(EST)及内镜胰胆管引流(ERCP)　目前认为急性胰腺炎的发生主要是由于胰管开口堵塞、胰液不能排出之故,而并非由于胆汁返流。EST 能有效清除胰管开口的堵塞,扩大胰管的开口,去除病因、防止成病,是近年来治疗急性胰腺炎的一项新技术,特别是对于胆源性胰腺炎具有创伤小、疗效好等独特价值,值得推广应用。

5.营养支持　急性重症性胰腺炎患者的营养支持是一个有争议的问题,涉及全肠外营养和全肠内营养。最近,有关急性胰腺炎营养研究集中在全肠外营养和全肠内营养的应用比较。最新研究表明,全肠外营养的平均花费是全肠内营养的 4 倍,病程中全肠内营养容易耐受且无副作用,并发症发生率较全肠外营养少,能明显改善患者的预后。因此在营养支持有指征时,在患者肠功能恢复后全肠内营养应替代全肠外营养作为急性胰腺炎的常规营养方法。

6.糖皮质激素的应用　急性胰腺炎时多种炎症介质释放失控,触发瀑布性连锁反应,机体发生全身炎反综合征(SIRS),在胰腺组织大量坏死同时,并发全身多个脏器功能障碍,最终导致死亡。地塞米松(DXM)作为一种非特异性炎症介质拮抗剂,可能通过抑制多种炎症介质的产生或(和)抑制炎症介质的作用,阻断炎症介质的反应。因此,中期使用 DXM,有可能在 AP 的急性反应期阻断 SIRS 产生的连锁反应,对机体更加有利。当大量的炎症介质产生并发生作用,组织脏器的炎症损害已经发生,此时应用 DXM 所起到的对机体的保护作用不及 SIRS 早期就将其阻断的效果,尽管延期应用地塞米松的治疗效果不及早期治疗,但晚用比不用要好。由于地塞米松的副作用,应用于临床需要短疗程。

7.血液净化技术(CBP)的应用　CBP 被认为能清除血液中的炎性介质是治疗 SAP 的 SIRS 和 MODS 的重要机制。用作 SAP 的血液净化技术主要有血浆置换

(plasmaexchange)、血液透析(hemodylisis)和血液滤过(hemofiltration,HF),能有效地改善患者的血管张力,减少血管活性药物的剂量,纠正酸中毒和肠壁水肿,从而改善器官的血流灌注和功能,形成良性循环,为抗生素、手术及其他治疗措施的疗效发挥争取时间。CBP除能清除炎症因子以外,也同时滤出了血液中部分营养物质,如葡萄糖、维生素、微量元素、矿物质、蛋白质、氨基酸等。因此,合理的早期营养支持对行 CBP 治疗的 SAP 患者的免疫功能改善、转归和预后都是有益的。

8.改善胰血供的治疗 SAP 常有胰腺微循环障碍,改善胰腺微循环具有减轻胰腺内部淤血及疏通微循环,维护胰腺良好的血流作用。可应用:①低分子右旋糖酐 500mL 静脉滴注,每天 1 次,共 3~5d;②654-2(见前述);③纳洛酮 $2\mu g/kg$ 加入液体 500mL 静脉滴注;④钙通道阻滞剂及肝素也可选用。

9.氧自由基消除剂的应用 近年来,一些学者重视氧自由基对胰腺的损伤作用。丹参或 654-2 具有细胞保护作用,改善微循环,同时丹参还能阻止白细胞过度游出和聚集,防止溶酶体酶氧化代谢产物的过多释放,减轻组织释放氧自由基,在 SAP 导致机体损伤中有一定保护作用。其他如别嘌呤醇、超氧化物歧化酶等,亦可作为氧自由基清除剂应用于 SAP。

10.降血脂 部分血三酰甘油>11.3mmol/L 的患者易发生 SAP,治疗此类患者宜在短时间内将血三酰甘油降至 5.65~6.8mmol/L 以下。常用药物:小剂量低分子肝素和胰岛素以增加脂蛋白酶活性,达到降脂的目的。血脂吸附和血浆置换可快速降脂。

11.维持水、电解质平衡、保持血容量 SAP 多有血容量的严重减低,常发生低血容量休克,此时应快速补充晶体溶液外;还应积极输入胶体液,如血浆、白蛋白或血浆代用品,必要时输全血;同时注意纠正电解质紊乱和酸碱失衡。若低钾难以纠正,要考虑合并低镁血症,给予 25%硫酸镁 10~20mL,连续静脉滴注 2~5d。若血钙<1.7mmol/L,应持续静脉滴注 10%葡萄糖酸钙 1 周,10~30mL/d。

12.腹腔灌洗 SAP 因胰腺及其邻近组织遭受严重破坏后所释放的如蛋白水解酶、血管活性肽、溶酶体酶、组织胺、前列腺素及心肌抑制因子都具强大的毒性作用,进行腹腔灌洗可去除这些有毒物质,从而通过非手术途径挽救病人生命。灌洗方法:局麻于脐与剑突连线中点置进水管,沿腹壁向上达小网膜区前,于脐与耻骨连线中点置出水管,沿腹壁向下达陶氏腔。先夹住出水管,15min 内滴入生理盐水 1000mL,然后开放出水管 30min,如此循环持续灌注,每 1h 为 1 周期。

13.中医中药 医治疗以通腑法为主,佐以清湿热、理气和活血化瘀。通腑主要药物为大黄。主要方药:①辨证处方:大承气汤或大柴胡汤加减,以大黄为主要药物。②泻热汤:生大黄 30g,芒硝 10g,元参 15g,甘草 6g,煎成 250mL,每次服 100mL,每日 1~4 剂不等。③生大黄单味 30g,水煎成 200mL,每次 50mL 口服,5~10 次/d,保持大便 2~3 次/d。

(二)手术治疗

SAP 系由多种原因引起,在采取非手术治疗的过程中除个别发生外科并发症需要及时手术、胆源性胰腺炎和某些感染后遗症需要晚期手术外,其余大部分病人经非手术治疗治愈后不需要手术。手术治疗目的是消除病因,清除胰腺及周围坏死感染组织和积聚在腹腔内的炎性渗出物,阻止大量的炎症介质进入血循环而引发的级联瀑布反应。

1.手术治疗 SAP 的主要临床依据

(1)失活的胰腺组织和胰源性腹水可以向血液循环中释放大量的有害毒性物质。早期阻断正在进行的炎症反应和自我损害过程可以阻止大量的扩血管物质和毒性物质进入血液循环所导致的远隔器官损害;后期可以阻断由于坏死胰腺组织感染所致的多器官功能衰竭。为达到目的,对胰腺感染灶进行彻底清除是必要的,可避免局部和全身的感染扩散。

(2)仍旧存活的胰腺组织需尽量保留,因为它们将长期影响到胰腺的内、外分泌功能。

2.SAP 手术原则

(1)尽量保留有活力的胰腺组织。

(2)既要尽量清除胰腺和胰腺外坏死组织,又要尽量减少手术中和术后出血。

(3)保证术后腹膜后坏死组织和渗出物最大限度的引流排出。

3.SAP 的手术指征

(1)早期手术指征有两点:①凡证实有胰腺坏死感染者且经正规的非手术治疗已超过 24h 病情仍无好转,则应立即手术治疗;②若患者过去过多的非手术治疗不够合理和全面,经加强治疗 24h 病情继续恶化者应行手术治疗。

(2)后期手术指征:后期主要的手术指征是胰腺坏死感染,但无论坏死组织是否感染,如果加强监护治疗期间病情持续恶化也是手术指征。一般认为发病后 3~4 周是坏死组织清除术的最佳时机,这时坏死范围小,利于清创,而且能使切除范围尽量缩小,避免组织切除过多导致术后胰腺内外分泌功能障碍。

值得注意的是:有少数病人可在 2 周内出现胰周感染,甚至出现感染性休克,对这类病人不必拘泥于 3~4 周后手术,以免延误手术时机。SAP 病人早期往往有腹内高压,甚至出现腹腔室隔综合征,早期手术引流有利于阻断其病理生理的恶性循环。一般来说 SAP 出现下列情况要考虑手术治疗:①持续性的急腹症;②坏死感染;③胰腺周围脓肿;④持续加剧的全身和局部并发症;⑤大面积的腹腔内出血;⑥持续性的肠梗阻;⑦肠穿孔;⑧门静脉血栓;⑨急性反应期过后,如果在缓解的过程中出现脓毒综合征,CT 扫描证实有胰腺坏死感染;⑩少数病人病程急性反应期、全身感染期的表现相互重叠,这是由于坏死感染过早发生所致,也是手术指征;⑪胰腺坏死感染包裹;⑫在非手术治疗过程中,如病情发展快(腹胀或腹膜刺激症状严重、生命体征不稳定),在 24 小时左右很快出现多器官功能不全者。如果胰腺坏死诊断有困难,可进行 B 超或 CT 引导下的细针穿刺细胞学检查,还可借助 PCR(聚合酶链反应)的方法进行快速判断。

4.手术方式　手术目的是清除胰腺内外坏死和感染病灶及有害的酶性液体,降低胰腺组织张力,改善血循,防止和减少并发症的发生。手术方式众多,常用的有灌洗引流、坏死组织清除术等,有作者主张对胰腺进行冷冻治疗。

(1)灌洗引流术:是在胰包膜切开、胰腺游离、胰床及小网膜引流的基础上,加上术后持续灌洗,其优点有:稀释含酶腹腔液的浓度,减少酶性复合物对局部或全身的作用;洗出游离的坏死组织;预防和减少感染。方法:经术中预置的灌洗管持续滴入平衡盐液(或腹膜透析液)加肝素(5mg/L),加抗生素(如庆大霉素 1 万 u/L),定时排空,每日灌洗量6~10L。

(2)坏死组织清除术:采用刮匙、刀柄、手指将胰内外的坏死组织一律清除。但因胰腺病变可在胰实质的浅层、深层同时存在,或表浅处外观正常而深部却有坏死,故要明确分清坏死组织和正常组织的界限极不容易,此时应充分游离胰腺、运用肉眼观察、手指触摸、胰实质穿刺及术中 B 超等综合措施来提高判断的准确率。

(3)胰腺的冷冻治疗:这种方法能显著减少胰酶生成和降低酶活性,缩短胰酶血症病程,抑制胰腺炎的发展,相对降低血糖水平,能有效代替胰腺切除术和坏死组织清除术。方法:开腹后在胰腺的坏死组织范围内施行冷冻,若为弥漫性的胰腺坏死,冷冻范围应尽可能不超过胰腺总面积的 80%。一般采用-160~-1900℃的探头温度,每个冷冻点不超过3min。

(4)胆源性胰腺炎术式选择:应尽早解除胆道梗阻,早期首选经十二指肠镜 Oddi,s 括约肌切开鼻胆管引流。后期选择开腹根治性手术,包括胆囊切除术,胆总管探查、取石等。

(5)腹腔镜微创手术:包括腹腔镜下腹腔穿刺灌洗引流术,腹腔镜下坏死组织清除加腹腔置管引流术、腹腔镜胰腺囊肿或脓肿引流术。这类手术有切口小、创伤小、对机体内环境干扰小、术后相对稳定及预后较好等优点。

(6)经皮穿刺置管引流术:在 CT 或 B 超引导下,向胰周织液明显部位穿刺,并置管冲洗和引流,常能取得良好效果,部分患者可替代开腹手术。

(7)其他:Alexander 报道了用改良 Mikullez 氏囊袋治疗 SAP 效果好(26 例中仅 1 例死亡),其方法是将整个胰腺从胰床游离,用 Mikuliez 囊将胰腺兜起,并在囊袋内置人多条烟卷式引流管和多孔的硅胶管,最后将囊袋开口部从上腹区横切口引出体外,使胰腺与腹腔隔离,利于引流和术后灌洗。

选择上述几种不同的手术方式时,需按胰腺的病变范围、深浅和部位等决定,可单独应用,也可联合应用,以使胰腺的坏死病灶得到最彻底的治疗为目的。胰外侵犯的处理:胰腺出血坏死后的炎性酶性渗液和坏死组织向腹膜后间隙,如小网膜囊、肠系膜根部、结肠后等部位渗透,导致严重并发症,如出血、感染、脓肿、肠瘘等,因此应常规敞开大部分腹膜后间隙,彻底清除已坏死和可疑坏死的组织。

5.辅助性手术　发现有广泛而严重的腹膜后侵犯,则应常规敞开大部分腹膜后间隙,清除坏死组织,充分地做腹膜后引流。方法可采用张肇达等提出的经后上腰腹膜后引流术。常规置"三造瘘",即减压性胆道 T 管引流、减压性胃造瘘、营养性空肠造瘘,以及腹腔、小网膜腔、腹膜后置管引流等。

6.术后处理　保持各管道通畅,实施腹腔灌洗,继续进行有效的围手术期治疗,并监测病人生命体征变化。此外,因 SAP 病人一次手术很难将坏死组织彻底清除,而且由于胰酶的自家消化,加上胰腺感染未被完全控制,故而术后还会产生新的坏死灶,也必然会导致感染、脓肿及胰瘘等并发症。部分病人可经灌洗引流得到控制,但也有部分病人难免进行再次手术。为此,第一次手术时可有计划地敞开部分伤口,可有利坏死组织排出,也可观察胰床区的坏死发展情况,以便再次手术清除。还有作者主张应用"拉链"置于腹壁,以便随时敞开腹腔再次手术处理。若切口关闭者可采用 B 超和 CT 进行监测,根据坏死的情况来决定再次清创术。

(三)SAP 合并 ACS 的治疗

(1)SAP 合并 ACS 早期(I 级)者不宜开腹减压,应行非手术治疗,主要是治疗 SAP。Decker 等发现,早期开腹减压效果不理想,同时增加了腹腔感染的机会,而且由于肠管的大量长时间暴露,可增加肠壁水肿,使腹压进一步升高。非手术治疗除针对 SAP 的治疗外,应加强对心脏功能的监测。合理使用有效的抗生素,积极营养支持治疗。在此基础上,积极输注胶体复苏溶液(羟乙基淀粉、血浆、蛋白质等)。使血浆蛋白质控制在 45g/L 以上,有利于清除组织间隙水肿。

(2)当腹内压>26cmH$_2$O(Ⅲ级以上时)应及时进行开腹减压治疗。手术目的是:①解除内脏高压;②清除腹腔内酶性毒物、细胞因子及渗液;③松动胰床,改善胰腺微循环;④安置腹腔多管引流。

(3)为防止腹腔减压术后大量无氧代谢产物进入血循环引起再灌注损害,可预防性应用少量碳酸氢钠。在减压过程中, 可使用血管收缩药物, 以防止血压突然下降。Kopecmecn 等报道,腹腔减压术后平均生存率为 53%(17%~75%)。

(4)ACS 患者以开腹减压后,往往由于内脏及腹膜后水肿,腹内压力高,很难在无张力情况下关腹,如果强行关腹,可加重或发生急性 ACS。因此,多采用暂时性关腹的方法:①筋膜开放法:即只缝皮肤,而不缝主筋膜层。②布巾钳关闭法:即将治疗巾用布巾钳固定于伤口周围皮肤,并覆盖自黏性碘化敷料薄膜。当张力过高时,可移动布巾钳即可降低腹内压。③3L 袋法:将硅橡胶"Bogota",袋(3L 的 Foley 冲洗袋)根据切口大小整形后,缝合固定于腹壁切口两侧的筋膜或皮肤上而暂时关腹。此法简便易行,经济实惠,目前被广泛使用。④一般在术后 3~4 天(最长不超过 2 周),腹压降至正常,血流动力学稳定,尿量增多,水肿开始消退后,行二次关腹,重建腹壁的完整性。

(5)腹腔镜减压,效果更理想,具有简便易行,无关腹困难的缺陷。

(6)也有学者建议以监测膀胱内压来指导外科手术后关腹,并根据对腹内压的客观估计和发生 ACS 的可能性,来选择手术切口的关闭方法,对临床有一定的实用性。

【护理】

1.做好全面监护 老年病人因反应较差,自觉症状不很明显,但往往病情危重,且发展变化快,加上原有的疾病因素,器官功能的储备力差,极易出现 ARDS 或 MOF,故要严密观察患者意识,精神,表情,生命体征,作心电监护,注意呼吸深浅度,节律,频率的改变,观察有无缺氧体征,密切监测血气分析,IVP,正确记录 24 小时出入量,及时监测生化,白细胞,血清和尿淀粉酶的动态变化,警惕感染性休克,DIC、ARDS 或 MOF 的发生。

2.营养护理 重症急性胰腺炎须禁食 2~4 周,持续有效的胃肠减压,以减少胰酶的分泌,但此时患者多处于高代谢,尤其是高分解代谢状态,腹腔内大量炎性渗出,加之腹腔灌洗,导致大量蛋白质自创面丢失,这种被称为"胰腺烧伤"或"腹腔内烧伤"的后果是迅速出现的营养不良和免疫力低下, 同时, 做手术清创术后易并发严重的各种并发症,如

MOF 感染,胰瘘等,增加了自身的消耗。早期给予静脉高营养如复方氨基酸,脂肪乳剂,白蛋白等,及时补足血容量和纠正水电解质酸碱紊乱。术后中期行空肠造瘘管注入低脂全流饮食,入量由 100mL,3~4 次/日,逐渐增加至 800~1000mL/日。恢复期做好饮食指导,由少量多餐的低脂全流饮食,逐步过渡到半流和普食。

3.药物治疗护理 ①抗胰酶疗法:用施他宁针 3000μg+NS50mL Ⅳ 每日 2 次,微泵 24 小时维持,使用此药时要注意控制好速度,防止呕吐等,一般控制在 4.5mL/小时左右即可。5-氟脲嘧啶针 0.5 加入液体中每天 1 次静脉滴注,静滴时要防止液体外渗,观察消化道反应。②解痉止痛:使用 654-Ⅱ 针 20mg 加入液体中每天 1 次静脉滴注,对老年男性病人使用时注意有无前列腺肥大病史,防止尿潴留发生。③根据病情选择副作用小,疗效强的抗生素,目的是预防性药和防止肠道细菌移位感染,后期控制感染。

4.引流管护理 术后病人往往有许多导管,如胃管,留置导尿管,空肠造瘘管,"T"管,腹腔多根冲洗及负压引流管等,均妥善固定,引流管长度合适,经常挤压,保持引流通畅,以清除腹腔炎性渗出液,减少胰酶对自身组织的消化及坏死毒素的吸收,防止胆汁返流,胃液刺激及胃肠胀气,保证术后营养供给。密切观察腹腔负压引流管的引流量,性质,色的变化防止感染。

第五节　绞窄性肠梗阻

任何原因引起肠腔内容物的正常运行发生障碍，统称为肠梗阻(intestinal obstruction),若肠系膜血管受压、肠管发生淤血或缺血即为绞窄性肠梗阻。肠梗阻是一种常见急腹症,是由多种原因、病理所引起的一组疾病。一旦发生,可能造成病人全身生理紊乱和肠管本身解剖与机能上的变化,严重者往往危及生命,因而在腹部外科中有其特殊的重要性。由于对其病理生理的认识、补液、胃肠减压、放射学诊断、抗生素等诊疗措施的应用,以及麻醉和外科技术的进步,外科医护人员对本病的治疗和护理有了很大进展,使死亡率由 21 世纪初的 50%以上降至 10%以下。

【病因】

肠梗阻可由多种不同原因所致,有些原因较为常见,另一些原因则较少见。发病的基本原因有以下三大类。

(一)机械性肠梗阻

临床最常见,是由于肠腔、肠壁或肠管外的各种器质性病变使肠腔变小,肠腔内容物通过受阻所致。

1.肠腔堵塞 引起肠腔堵塞的原因很多,如结核、克隆病所致肠管瘢痕狭窄;粪石、异物、蛔虫团或胎粪等造成肠腔堵塞;肠息肉、肿瘤、憩室等造成肠套叠,不仅使肠腔堵塞,还有可能影响肠管的血液循环。

2.肠壁病变 肠壁病变造成肠梗阻最常见的原因是肠道先天性畸形,如新生儿先天性小肠闭锁、狭窄或旋转不良;肠壁肿瘤侵及肠管周径大部或突入肠腔;胃肠吻合口或肠造瘘口狭窄;腹部的理化性损伤(含放射线),造成肠管壁受损而发生狭窄。

3.肠管外压迫 肠管外的病理性压迫,是造成肠腔狭窄,发生肠梗阻的常见原因。腹部损伤、腹腔炎症、手术等,发生腹膜的广泛或索带粘连;腹内疝或腹外疝嵌顿;腹腔肿瘤,尤其是晚期肿瘤;肠扭转引起肠管缺血坏死,均可造成肠梗阻。

(二)动力性肠梗阻

肠管无器质性狭小,但肠壁肌肉因自主神经的功能失调或毒素刺激而发生麻痹或痉挛,影响其正常运行,以致肠腔内容物不能顺利通过而形成梗阻。

1.麻痹性肠梗阻 肠壁肌肉因神经、体液或代谢因素的影响而失去蠕动能力,以致不能使肠腔内容物向下运行。如腹部手术或外伤(脊柱骨折、腹膜后血肿等)后、急性弥漫性腹膜炎等。当这些原因清除后,肠麻痹仍然存在,即形成麻痹性肠梗阻。

2.痉挛性肠梗阻 交感神经麻痹或副交感神经兴奋,造成肠壁肌肉强烈痉挛收缩而肠腔变得很细小,以致肠内容物不能正常运行。这种情况偶见于肠道本身有炎性病变或神经系统机能紊乱,一般仅为暂时性。铅中毒时的肠痉挛亦可造成肠动力性梗阻。肠麻痹与痉挛也可同时发生在一个病人的不同肠管位置,形成所谓混合型动力性肠梗阻。

(三)血运性肠梗阻

系膜动脉或静脉因血栓形成或栓塞,造成肠管血运障碍,因而失去蠕动能力,使肠内容物停止运行。肠腔本身并无狭窄阻塞。此外,可根据梗阻肠管血供有无损害,分为单纯性肠梗阻与绞窄性肠梗阻;根据梗阻部位,可分为高位肠梗阻和低位肠梗阻;根据梗阻程度,分为部分性梗阻和完全性梗阻;根据发病缓急,分为慢性梗阻和急性梗阻。如果一段肠管两端均受压,如肠扭转,则称为闭袢型肠梗阻。

上述分类只是相对的,在一定条件下可以互相转化。若梗阻未得到及时治疗,病情逐渐发展加重,单纯性可以为绞窄性,部分性可变为完全性,慢性可转为急性,机械性可以变为麻痹性梗阻。

【病理生理】

不同类型的肠梗阻各有其特殊的发病机制,将在讨论不同病变时叙述。在此仅就肠梗阻的一般发病机制加以说明。

(一)全身性病理生理变化

1.水、电解质紊乱 平时胃肠道每天分泌的 7000~8000mL 液体绝大部分通过小肠再吸收回到全身循环,仅约 500mL 到达结肠。发生肠梗阻时,回吸收停止。而且液体自血管内向肠腔继续渗出,积存于肠腔内,这些液体实际上都被丢失。加之呕吐、不能进食,可迅速导致血容量减少和血液浓缩。高位小肠梗阻时更易出现脱水。体液的丧失必然也有大量电解质(Na^+、K^+、H^-、Cl^-)的丢失。胆汁和肠液均为碱性,丢失的 Na^+、K^+ 较 Cl^- 为多。大量 K^+ 的丧失还可引起肠壁肌力减退,加重肠膨胀。同时,由于组织灌注不良,致酸性代谢产物增加,尿量减少,而导致代谢性酸中毒。

2.感染和中毒　肠梗阻尤其是低位肠梗阻时,肠内容物淤积,细菌繁殖,产生大量毒素。由于肠壁通透性增加,细菌和毒素可透过肠壁致腹腔感染,并可通过腹膜吸收引起全身中毒。

3.休克　肠梗阻时大量急性失水致血容量骤减,加上感染和中毒,很容易造成休克。尤其在绞窄性肠梗阻时,往往静脉先受压致回流障碍,动脉则仍向绞窄的肠袢继续供血,相当于一个中等动脉不断将血流到体外。因此,绞窄性肠梗阻早期即可出现休克。

4.呼吸和循环功能障碍　膨胀时,腹压增高,横膈上升,腹式呼吸减弱,可影响肺内气体交换;同时还可使下腔静脉回流受阻,加上全身血容量骤减,可使心输出量明显减少。

(二)局部病理生理变化

1.肠膨胀　实验证实,肠梗阻时70%的气体是咽下的空气,30%来自血液弥散和肠内细菌发酵。正常时体内液体与肠腔内液体在不断进行交换,有人通过实验估计,30min 内有 5000mL 液体自血液流向肠腔, 同时有 5 500mL 液体由肠腔回吸收到血液, 即有 500mL 液体在交换中被吸收。在低位梗阻时,由于肠腔消化液分泌增加及吸收障碍,致肠腔积液。肠腔积气和积液造成肠膨胀,进而使腹腔压力明显增高,妨碍下腔静脉血液回流,影响呼吸及心脏的正常功能。在急性完全性梗阻,肠管扩张使肠壁变薄,黏膜可能发生溃疡和坏死,肠浆膜甚至因肠管过度膨胀而裂开。在慢性部分性梗阻,往往因肠蠕动增加而使肠壁肌层肥大并增厚,在腹部表面有"肠型和蠕动"。梗阻部位以下的肠管均缩小或塌陷,而扩大与塌陷肠袢的交界处即是梗阻所在。

2.肠动力紊乱　由于肠管梗阻,近段肠管为使肠内容物通过梗阻处,蠕动力逐渐增强,从而产生腹痛和肠鸣音亢进。随着病情进展,肠扩张逐渐加剧,使收缩力减弱的肠壁平滑肌完全麻痹;远段肠管在梗阻初期由于保持正常动力,故能排出少量气体或干粪,当排尽后,即因肠腔空虚而进入静止状态。因此,不能仅根据有无排气、排便进行诊断。

3.肠壁充血水肿、通透性增加　平常小肠腔内压力为 0.27~0.53kPa,单纯性肠梗阻时肠腔内压可增至 1.33~1.87kPa,强烈蠕动时可达 4kPa 以上。在肠腔内压增高的情况下,肠壁静脉回流受阻,毛细血管及淋巴管淤积,致肠壁充血水肿,液体外渗。同时,由于缺氧,细胞能量代谢障碍,致肠壁通透性增加,液体则自肠腔渗出至腹腔。

4.肠管绞窄　前肠管绞窄仍是肠梗阻死亡的主要原因。肠壁因缺血而失去其活力,肠管因淤血变为紫色,最后成为黑色,肠壁变薄,肠腔内细菌和毒素通过受损的肠壁进入腹腔和血液而导致死亡。同时由于绞窄肠壁静脉血流受阻,使动脉反射性痉挛,毛细血管通透性增加,造成大量血浆和血液成分逸入肠腔、肠壁和腹腔内,而发生低血容量性休克。闭袢性肠梗阻由于肠腔内压力很快升高,较早干扰肠壁静脉回流造成肠管绞窄。单纯性肠梗阻发展到晚期,由于肠曲过度膨胀,亦可引起肠管绞窄。

【临床表现】

肠梗阻的共同症状是腹痛、呕吐、腹胀及停止排便、排气。这些症状虽与一般急腹症的表现大致相同,但进一步观察和研究,即可发现其特殊之处。

(一)症状

不同类型的肠梗阻有不同的临床表现,但都有一个共同的病理特征,即肠内容物不能顺利通过肠腔。由此,各类肠梗阻可产生共同临床表现,即腹痛、呕吐、腹胀及停止排气、排便。

1.腹痛 不同类型的肠梗阻有不同性质的腹痛。机械性肠梗阻常具有典型的伴有肠鸣音亢进的阵发性腹绞痛;持续性腹痛伴有阵发性加重,多见于肠绞窄;持续性腹痛伴有腹胀常为麻痹性肠梗阻。高位小肠梗阻时腹痛一般在上腹部;低位小肠梗阻腹痛常在脐周;麻痹性肠梗阻呈持续性全腹胀痛。详细分析腹痛的性质、变化规律及腹痛与其他症状的关系,对了解肠梗阻的原因、部位与性质十分重要。

2.呕吐 呕吐也是肠梗阻的常见症状。在梗阻早期,呕吐为反射性,吐出物为染有胆汁的发病前所进食物或胃液,量相对较少,进食或饮水均可引起呕吐,吐后可静止一段时间。此后,呕吐按梗阻部位的高低而表现不同。空肠高位梗阻静止期短,可以出现频繁的反射性呕吐,吐出物为胃液、十二指肠液和胆汁,一般无臭味。由于可明显地减压,故一般无明显腹胀。回肠末端梗阻时,由于梗阻上段肠管可扩张接纳滞留的肠内容物,故呕吐出现较晚,一般间隔 1~2d 后才出现呕吐,且吐出物色深、有臭味,即所谓"呕粪",难以起减压作用,病人腹胀明显。如为绞窄性肠梗阻,呕吐物可呈棕褐色或血性。

3.腹胀 是肠梗阻较迟出现的症状,腹胀程度往往反映梗阻部位的高低。高位肠梗阻由于频繁呕吐,腹胀不明显,或限于上腹;低位肠梗阻腹胀明显,遍及全腹,叩诊呈鼓音;闭袢性肠梗阻,梗阻段肠袢膨胀;麻痹性肠梗阻腹胀尤为明显且呈均匀性隆起。

4.停止排便、排气 停止排便排气是完全性肠梗阻的表现。早期或部分性肠梗阻,仍可有粪便及气体排出;肠套叠或肠系膜血管栓塞,在腹部绞痛后可排出少量血性液体或果酱状便,故不能仅根据有无排气、排便进行诊断。必须指出,完全停止排便和排气应视为严重现象。

(二)检查

1.体格检查 早期单纯性肠梗阻全身症状多不明显,体温、脉搏、白细胞计数多属正常。随着病情进展逐渐出现症状与体征,血象和血液化学亦发生变化,如果肠管发生绞窄,病人将出现严重全身症状,烦躁不安、发热、脉搏加快、血压下降,甚至休克等。

与所有急腹症一样,肠梗阻的体格检查重点是腹部。不同类型、不同部位的肠梗阻,其体格检查所见不尽相同。腹部视诊可见腹胀、肠型、肠蠕动波,此多见于低位肠梗阻,尤其是腹壁薄者,腹部扣诊多可触及扩张肠袢,按压时有胀痛感,肠绞窄时可有较明显的局限性触痛,且伴有反跳痛、肌紧张或触及包块;肠管绞窄时,腹腔有渗液,腹部叩诊可有移动性浊音;机械性肠梗阻腹部听诊时可闻肠蠕动音亢进(每次呼吸有 2~3 次以上的蠕动音出现),并有气过水音或金属音。病程晚期或麻痹性肠梗阻,肠鸣音减弱或消失。

肠梗阻病人在腹部检查时,必须同时检查腹股沟部、脐部,以确定有无腹外疝嵌顿。

2.实验室检查 实验室检查有助于判断病情和为术前准备、术后处理提供依据。血红蛋白值及红细胞压积可因脱水、血液浓缩而升高;白细胞计数有助于区别不同类型肠梗阻,单纯性肠梗阻白细胞一般不超过 $15×10^9/L$,如达到 $(15~25)×10^9/L$,并有多核球明显增多,提示有肠绞窄,若高达(40~60)×10^9/L,提示原发性肠系膜血管栓塞,血清钾、钠、氯化物、尿素氮、肌酐和血气分析,可反映电解质和酸碱紊乱状况和肾功能;呕吐物和粪便检查有大量红细胞或隐血阳性,提示肠管可能有血运障碍。

3.X线检查 X线检查在肠梗阻的诊断上有很重要的价值,多数病例可通过临床表现和腹部平片而做出诊断。应在病人入院时即摄平卧位和直立位的腹部平片,或摄左侧卧位片,以协助判断有无肠梗阻及梗阻性质和部位。一般在肠梗阻发生4~6h后,腹部立位片上可见多个液气平面,且位置高低不等,呈阶梯状,并伴有倒V形扩张肠曲影。在平卧位片上可显示肠曲扩张程度,扩张的小肠影一般位于腹中央,呈横向排列。空肠黏膜环状皱襞可显示"鱼肋骨刺"状;回肠黏膜则无此表现。临床资料证实,如果在扩张的小肠肠曲里出现两个以上液平,则提示有肠梗阻存在。当首次摄片时仅见肠曲有少量气体而难作梗阻部位的诊断,病人情况许可且无肠绞窄存在时,可在3~4d后重复检查1次,若原来所见肠曲更为扩张,则可做出肠梗阻的诊断。绞窄性肠梗阻时,肠曲间出现渗液,在腹部平片上可见肠曲间出现间隙。腹部平片也可鉴别机械性和动力性肠梗阻。机械性肠梗阻时,肠管扩张一般仅涉及小肠或结肠,只在少数情况下才两者均有;麻痹性肠梗阻时,所有肠管均可充气。当腹部平片不能鉴别小肠或结肠梗阻时,可做钡剂灌肠。Maglinte介绍,在部分性肠梗阻时应用小肠灌钡法加压注钡,可使梗阻近侧肠管扩张突出而显示病变。该法系用1根F12导管置于十二指肠与空肠交界处,将50%钡混悬液注入肠腔内并使其中度充盈,间断对各段小肠加压摄片,亦可注入空气或甲基纤维素以产生双重对照。

【诊断】

临床与文献资料均证实,肠梗阻因诊断不明而延误治疗,甚至死亡的病例时有发生,可见肠梗阻的早期诊断有重大意义。但其诊断有时并非容易,尤当早期体征不明显时,诊断往往有困难。若能根据一定的诊断步骤,运用正确的思维方法,则既可确定有无梗阻存在,又可对其性质、部位、程度等做出精确判断。在诊断过程中需解决下述问题。

1.肠梗阻是否存在 有腹痛、呕吐、腹胀、停止排气排便四大症状,以及有腹部压痛、肠蠕动波、肠型、高调肠鸣音等体征,即可确定为肠梗阻。但须注意,并非各型肠梗阻均有以上症状、体征,或以上症状和体征均很明显。尤其在某些早期绞窄性肠梗阻,可能与其他一些疾病如急性坏死性胰腺炎、输尿管结石、卵巢囊肿蒂扭转等相混淆,须做好疾病有关的检查以排除之。再如,急性或麻痹性梗阻有时只胀痛而无肠蠕动波,高调肠鸣音也不明显。X线检查对确定有否肠梗阻帮助较大,当腹部透视或摄片发现肠管充气胀大,有液体平面,即表示有肠梗阻的存在。

2.机械性梗阻还是动力性梗阻 机械性肠梗阻具有较典型的肠梗阻临床表现;麻痹性肠梗阻多为持续性胀痛,无绞痛发作,肠鸣音减弱或消失,全腹膨胀,肠型不明显;痉挛性肠梗阻腹痛是开始时剧痛,减轻较突然,肠鸣音多不亢进,腹胀也不明显,有时可扪及痉挛的肠管。X线检查有助于以上三者的鉴别,机械性肠梗阻时充气与胀大的肠管仅限于梗阻以上的小肠,充气肠袢大小不一;麻痹性肠梗阻则可见胃肠道普遍胀气,小肠充气肠袢大小较为一致;痉挛性肠梗阻胀气多不明显。

3.单纯性梗阻还是绞窄性梗阻　肠梗阻的诊断初步确定之后,首先应判定其为单纯性或绞窄性,这个问题尤为重要,因为绞窄性梗阻必须尽早手术,单纯性梗阻即使是机械性的,有时也可不必手术,或待定时期的准备或非手术治疗后再行手术。绞窄性肠梗阻有以下特点:

(1)腹痛发作急骤,起始即甚剧烈,持续不停并有频繁的阵发性加剧,亦不因呕吐而有所减轻,有时还可感腰背部疼痛。

(2)呕吐为持续性且出现较早,呕吐物可为血性。肠蠕动在绞窄性梗阻时不亢进,有时甚至完全消失,往往需反复检查,静听 10~15min。

(3)腹胀一般不甚显著,且为不对称。腹部扪诊或直肠、阴道指诊时可触及有压痛的肿块(绞窄的肠袢)。

(4)由于绞窄肠袢渗出的液体刺激腹膜,故常有明显腹膜刺激征,表现为腹壁压痛、肌紧张和反跳痛。腹腔穿刺常可抽得血性液,直肠指诊有时也可发现血性黏液。

(5)病人常表现为重病危急外貌,早期即出现休克,病因未解除,抗休克治疗效果多不显著。

(6)采用非手术治疗如输液及胃肠减压等措施,腹胀减轻。但腹痛无明显减轻,脱水及血液浓缩现象不见好转。

(7)因剧烈腹痛,病人常辗转不安,不能安眠,需使用止痛药物,有时可能采取舒适之侧卧位。

(8)有些绞窄性肠梗阻 X 线片有特殊征象,如①闭袢型者可见梗阻肠袢呈马蹄形状,充满气体,肠袢间因肠壁水肿而呈条形阴影;②绞窄性者胀气肠管固定且较短小,即使改变体位也不能移动肠管胀气的阴影;③由于绞窄的肠腔内积液多而积气少,故其液平面一般较阔,夹在其他肠袢间往往显得很突出;④孤立的充气肠袢屈曲扩张呈"咖啡豆"形;⑤乙状结肠扭转时,巨大胀气的肠袢从盆腔向上延伸至肝脏,甚至到达膈下。

(9)除临床表现外,有人报道在绞窄性肠梗阻发生 1h 后腹腔液内肌酸激酶即开始增高;还有人发现肠绞窄 3h 后血清无机磷即显著增高,都可能有助于诊断绞窄性肠梗阻。绞窄性肠梗阻有肠腔梗阻和血运障碍两个基本病变,在临床表现方面有剧烈腹绞痛、频繁呕吐和腹膜刺激征。当其病理改变不典型时,临床表现也可能不突出,因而给诊断造成困难。

4.梗阻部位是高位还是低位　确定梗阻存在后,要判断高位或低位肠梗阻比较容易。因为临床上高位肠梗阻有剧烈呕吐而腹胀不明显,腹绞痛的程度也较缓和;低位肠梗阻呕吐次数较少,但可能有吐粪现象,腹胀一般较显著,而腹绞痛的程度也较严重。腹部 X 线检查结合临床所见,对肠梗阻部位的确定帮助很大。典型小肠梗阻造成的气胀阴影为阶梯式,常位于腹部中央,其长轴是横贯的;若肠管胀气严重,则肠袢间壁仅存一条极菲薄的阴影。空肠的环状皱襞(circular folds)的阴影与结肠袋的阴影相似,诊断上可能发生错误。故必须结合临床表现,必要时可用稀释的钡剂低压灌肠检查。

5.梗阻是急性完全性还是慢性不完全性　完全梗阻者,临床多呈急性表现;不完全梗阻者,多为慢性临床表现。二者的区别可从其临床表现及肠袢膨胀大小加以判断。X 线片可提供判断是否为肠完全性梗阻的依据。在清洁灌肠后,腹部 X 线片上发现肠胀气十分明显,而结肠中全无气体,则可诊断为肠完全梗阻;若肠胀气同时结肠也有气体影像时,则为肠不完全梗阻。

6.判断引起肠梗阻的原因 一般说来,对肠梗阻病人在解决了上述诊断问题后,已能确定处理原则,梗阻原因的探讨并非绝对必要,但若能确定引起梗阻的真实原因,则对决定治疗方式有进一步的帮助。判断引起梗阻的原因,可从病人的年龄、病史、体检、X 线检查及常见多发病来分析。我国肠梗阻以外疝,粘连、套叠、扭转和蛔虫梗阻等最为常见。凡以往有过腹部手术、创伤、感染病史,应考虑到腹膜粘连或索带存在的可能;新生婴儿的肠梗阻多为肠道的先天性畸形;2 岁以下者多为肠套叠;儿童则应考虑蛔虫所致,特别是肠蛔虫流行地区;有心血管病者可能为肠系膜血管栓塞。对机械性肠梗阻的病人,应先详细检查各种疝的发生部位,任何腹疝出现肠梗阻时,应先想到嵌顿性或绞窄性疝的诊断。

【治疗】

肠梗阻的治疗方法,取决于梗阻的原因、性质、部位、病情和患者的全身情况。但不论采取何种治疗方法,皆有必要做胃肠减压以改善梗阻部位以上肠段的血液循环,纠正肠梗阻所引起的水、电解质和酸碱平衡的失调,以及控制感染等。

(一)基础治疗

1.胃肠减压:是治疗肠梗阻的重要方法之一。通过胃肠插管减压,可吸出胃肠道内过多的气体和液体,减轻腹胀、呕吐,避免吸入性肺炎,改善由于腹胀引起的循环和呼吸窘迫症状,在一定程度上能改善梗阻以上肠管的瘀血、水肿和血液循环。少数轻型单纯性肠梗阻经有效的减压后,肠腔可恢复通畅。

胃肠减压一般采用较短的单腔胃管。但对低位肠梗阻,可应用较长的 Miller-Abbott 管,减压效果较好,但结肠梗阻发生肠膨胀时,插管减压无效,常需手术减压。胃肠减压可减少手术操作困难,增加手术的安全性。

2.纠正脱水、电解质丢失和酸碱平衡失调:补充体液和电解质、纠正酸碱平衡失调的目的,在于维持机体内环境的相对稳定,保持机体的抗病能力,使患者在肠梗阻解除之前能渡过难关,在有利的条件下经受外科手术治疗。输液所需容量和种类须根据呕吐情况、缺水体征、血液浓缩程度、尿排出量和比重,并结合血清钾、钠、氯和血气分析监测结果而定。

一般症状较轻的成人,约需补液 1500mL;有明显呕吐的,则需补 3000mL;而伴有周围循环衰竭和低血压时,则需补液 4000mL 以上。若病情一时不能缓解,则尚需补给从胃肠减压和尿中排泄的量,以及正常的每日需要量。当尿量排泄正常时,尚需补给钾盐。

低位肠梗阻多因碱性肠液丢失易有酸中毒,而高位肠梗阻则因胃液和钾的丢失易发生碱中毒,皆应予相应的纠正。

在绞窄性肠梗阻和机械性肠梗阻的晚期,可有血浆和全血的丢失,产生血液浓缩或血容量的不足,故还应补充全血或血浆、白蛋白等,方能有效地纠正循环障碍。

由于酸中毒、血浓缩、钾离子从细胞内逸出,血钾测定有时不能真实地反映细胞缺钾情况,应同时进行心电图检查作为补充。

3.控制感染和毒血症：一般单纯性肠梗阻可不应用，但对单纯性肠梗阻晚期，特别是绞窄性肠梗阻，以及手术治疗的病人，应该使用。

肠梗阻时间过长，或发生绞窄时，肠壁和腹膜常有多种细菌感染（如大肠杆菌、梭形芽孢杆菌、链球菌等），积极地采用以抗革兰氏阴性杆菌为重点的广谱抗生素静脉滴注治疗十分有效。

此外，还可应用镇静剂、解痉剂等一般对症治疗，止痛剂的应用则应遵循急腹症治疗的原则。

（二）解除梗阻、恢复肠道功能

有报告指小肠梗阻后约半数人可以用非手术治疗。但这些病人复发机会较高，复发也更早。

1.非手术治疗：对于一般单纯性机械性肠梗阻，尤其是早期不完全性肠梗阻，如由蛔虫、粪块堵塞或肠结核等炎症粘连所致的肠梗阻等可做非手术治疗。

非手术治疗除前述基础疗法外，还包括：中医中药治疗、口服或胃肠道灌注生植物油、针刺疗法，以及根据不同病因采用低压空气或钡灌肠，经乙状结肠镜插管，腹部按摩或颠簸疗法等各种复位法。另外，急性假性肠梗阻可以用新斯的明医治。

2.手术治疗：各种类型的绞窄性肠梗阻、肿瘤及先天性肠道畸形引起的肠梗阻，以及非手术治疗无效的病人，均适应手术治疗。由于急性肠梗阻病人的全身情况常较严重，所以手术的原则和目的是：在最短手术时间内，以最简单的方法解除梗阻或恢复肠腔的通畅。具体手术方法，要根据梗阻的病因、性质、部位及病人全身情况而定。

外科手术的主要内容为：①松解粘连或嵌顿性疝，整复扭转或套叠的肠管等，以消除梗阻的局部原因；②切除坏死的或有肿瘤的肠段，引流脓肿等，以清除局部病变；③肠造瘘术，可解除肠膨胀，便于肠段切除；④绕过病变肠段，行肠吻合术，恢复肠道的通畅。

手术可以是剖腹或用腹腔镜。后者是微创手术，尤其适合松解粘连及肠造瘘，解除肠膨胀。

近年来更可以用内窥镜替很虚弱的病人放入支架，借以撑宽肠腔，消除梗阻。对晚期癌症病人，这更可能是最佳选择。也可以透过内窥镜用气球撑宽良性肠狭窄。

【护理】

一、非手术治疗的护理

1.病情观察：严密观察体温、脉搏、呼吸、血压等变化；注意观察腹痛、腹胀、呕吐及腹部体征变化，有无腹膜刺激征变化，有无腹膜刺激征出现。若病人出现症状与体征不见好转或加重，应考虑有肠绞窄的可能，积极做好术前准备，通知医生处理。

2.饮食护理：肠梗阻患者应禁食，梗阻缓解，症状消失12小时后，可进流质饮食，忌食产气的甜食和牛奶等，24小时后进半流质饮食，逐步过渡到软食。

3.胃肠减压护理：妥善固定胃管，保持通畅，作好口腔护理，观察和记录引流液的颜色、性状和量，若发现有血性引流液，应考虑有绞窄性肠梗阻的可能。

4.体位:生命体征稳定者采取半卧位,可使膈肌下降,减轻腹胀对呼吸循环系统的影响。

5.疼痛护理:确定无肠绞窄或肠麻痹后,可应用阿托品等抗胆碱药物解除胃肠道平滑肌痉挛,使腹痛得以缓解。但不可随意用吗啡类止痛剂。还可热敷腹部,针灸双侧足三里穴;如无绞窄性肠梗阻,可从胃管注入液状石蜡,每次 20~30mL。

6.呕吐护理:呕吐时协助病人坐起或头偏向一侧,防止窒息和吸入性肺炎;及时清除口腔内呕吐物,给予漱口,保持口腔清洁,并观察记录呕吐物的颜色、性状和量。

7.纠正水、电解质紊乱和酸碱失衡:根据呕吐物量、胃肠减压量和尿量等,结合血清电解质和血气分析结果合理安排输液种类和调节输液量。

8.防治感染:合理应用抗生素可有效防治细菌感染,减少霉素产生,同时观察用药效果和不良反应。

二、术前护理

1.心理护理:发生粘连性肠梗阻时,病人面对的是首次手术或再次手术。尤其是再次手术者,对长时间的禁食和胃肠减压不能接受,心理上对手术缺乏信心,存在焦虑和恐惧,因此,在做护理操作前应向病人介绍治疗的相关知识,耐心细致地做好心理疏导与解释工作,增强病人信心,促使其配合治疗,以最佳的心理状态接受手术。

2.一般护理:解痉剂的应用和呕吐的处理;维持体能平衡和运用抗生素;禁食和有效的胃肠减压;术前常规备皮、皮试和完善各项检查。

三、术后护理

1.体位:常规给氧,保暖,防止误吸,麻醉清醒后 4~6 小时(生命体征平稳)后给予半卧位。

2.饮食:术后禁食、胃肠减压;肠功能恢复后,停止胃肠减压,改为半量流质饮食,进食后无呕吐及其他不适,3 天后可进半流质饮食,10 天后进软食。肠切除吻合术后,进食时间应适当推迟。

3.术后治疗:禁食期间应给予补液,保持水、电解质、酸碱平衡。行单纯粘连松解术者,术后 1~2 天可给予新斯的明肌内注射,协助肠蠕动恢复。若术后 3~4 天肠功能尚未恢复时,可行温盐水灌肠或甘油保留灌肠。

4.活动:开腹术后的早期活动十分重要,有利于机体和胃肠道功能的恢复。如病情平稳,术后 24 小时即可开始床上活动,12~24 小时后下床活动。

5.腹带包扎:小儿腹腔容量相对较小,且腹壁薄弱,术后常规行腹带包扎,以防伤口裂开,应注意腹带的松紧度,以免影响小儿的呼吸。

6.病情观察:术后应严密观察生命体征,腹部有无胀痛及呕吐,白细胞计数有无增高及持续发热,腹壁切口有无红肿及流出粪臭味液体,若有病情变化应及时处理,以防腹腔内感染或肠瘘等并发症的发生。

第六节　急性出血坏死性肠炎

急性出血坏死性肠炎(acute hemorrhagic necrotic enteritis，AHNE)，迄今仍是一种原因尚未十分清楚的急性肠道出血、炎性坏死性疾患，是发病急骤，容易误诊，死亡率很高的一种新的外科急腹症。其病变主要在小肠，肠壁各层均可受累，有广泛的溃疡、出血和坏死。典型临床症状是突然发病、腹痛、腹泻、便血、发热和严重的中毒症状。1891年Generich 首次报道此病。1945—1949年在德国北部地区此病曾发生大流行。1949年Hansen 及 Jacklen 对本病报道之后，开始引起世界的重视。此后本病在非洲和东南亚地区发生流行，后又传播至印度。1965年，Mizrahi 等认为 AHNE 是一种独立疾病并加以报道。AHNE 在我国共发生两次大流行：一次发生于20世纪60年代初期；一次发生于20世纪70年代初期。1961年广州中山医学院罗安泰等在尸解中发现 AHNEl8 例，开始引起临床注意，之后临床逐渐有所报道。1964年四川医学院萧路加等报道了经手术证实的AHNEll8 例。自20世纪60年代至1973年，国内报道的例数已有1200多例，1982年辽宁朝阳地区医院报道10年中即收治了460例。自20世纪80年代后期本病则逐渐减少，近年来临床仅有零散病例发生。

由于目前对此病的认识尚不够深透，故而在教科书和文献上命名繁多，Jadffe 称之为"溃疡性坏死性小肠炎"；Jecklen 称之为"肠坏疽"；Aopukocob 氏将其并入坏死性肠炎类型之中；Kloss 称为"重症肠炎"；日本冲中重雄氏称之为"格鲁布性坏疽性肠炎"，欧美多称之"急性出血性小肠结肠炎"。国内学者分别称为"急性节段性肠炎""非特异性局限性肠炎""坏死性小肠炎""坏死性肠炎""肠道的脓性蜂窝织炎"。最新版黄家驷《外科学》称之为"急性出血性肠炎"。《实用外科学》称为''急性坏死性肠炎"。作者认为，本病称之为"急性出血性坏死性肠炎"比较完整和确切。也可能这些名称都不全面，则有待于搞清本病本质之日后确定。

【病因】

对于 AHNE 的确切发病原因尚不完全清楚，目前主要有两种学说，一为感染学说，另一为变态反应学说。

1.感染学说　提出 AHNE 系由感染所致，许多学者做了大量的研究工作，其论据如下。

(1)Zeisser 与国内杨思源先后在病人的肠液和粪便中培养出"F"型产气荚膜杆菌，认为此种细菌产生一种"β"毒素而引起本病；此外也有人报道产气荚膜杆菌 C 型亦能引起AHNE 的发病。

(2)Lepelt 从尸体材料中培养出一种溶血性大肠杆菌，用引种菌混入食物喂养19只动物进行实验，结果12只动物诱发了典型的 ΛHNE。

(3)Hathaway 报道6例 AHNE 合并有克雷白氏杆菌败血症，其中3例是喂了被克雷白氏杆菌属污染的人奶引起的。

(4)K1iegrnan 等报道的病例中,有 1 例因喂养了被肠球菌污染的奶而患 AHNE,并同时在血中培养出肠球菌。

(5)日本学者板谷特之认为,AHNE 是绿脓杆菌 8 型引起的。

(6)北京高寿征等报道,在菌痢流行期暴发了 AHNE 的流行,认为痢疾杆菌是引起 AHNE 的病原菌之一。

(7)另外有报道认为,产气葡萄球菌、非溶血性链球菌、肠链球菌等也可引起 AHNE。因此有人分析,AHNE 是否是在机体抵抗力低下时,肠道正常菌群变为致病菌而致病的。

(8)作者观察 460 例中,78 例做了大便细菌培养,46 例生长大肠杆菌,2 例为绿脓杆菌,1 例副大肠杆菌;15 例做了厌氧菌培养,有 5 例生长产气荚膜杆菌。

为了证实 AHNE 的感染学说,我们做了动物实验研究。用小白鼠为受试对象,将 AHNE 的肠内容(病变肠管区)纱布过滤后,以小细塑料管灌入小白鼠的胃内进行观察。结果 11 只小白鼠在受试后,16~72h 死亡 7 只(对照组 11 只没有死亡)。死亡小白鼠 5/7 发生肠管炎症及坏死;2 只小白鼠肝脏发生空泡变性;1 只发生心肌炎。死亡小白鼠之肠腔细菌培养均生长了致病大肠杆菌及变形杆菌。

2.变态反应学说 有些学者认为,AHNE 的病因是由于某种因子过敏而出现的变态反应。AHNE 发病迅速,病理检查有典型的坏死、水肿、出血,组织内嗜酸性粒细胞浸润,血管壁及胶原纤维有纤维素变性,以及肠壁内的 Meissner 及 Auerbach 氏神经细胞的营养不良性改变,说明神经机制起着重要作用。1964 年 Berdon 根据本病特征,认为是革兰阴性杆菌或其内毒素对肠黏膜引起的变态反应。高鸿等报道,观察到 AHNE 的坏死性附近有血管纤维素样坏死及小血管中的透明血栓形成,并在一些病例中有较多的嗜酸细胞浸润,认为类似施瓦茨曼氏(Shwartzman)现象,考虑为Ⅲ型变态反应。王宝美报道的病例中见到肥大细胞的异色性颗粒减少,部分病例黏膜下层有轻度异色性,当组织内肥大细胞减少时,淋巴细胞、浆细胞和嗜酸细胞明显增多,亦认为与Ⅰ型变态反应有关。夏振龙、曾玉明等报道用 Bendixen 方法,用人胚肠黏膜作抗原,对 11 名病人进行了皮肤试验,白细胞移动抑制试验,琼脂对流免疫电泳,IgG、IgA、IgM,类风湿因子,总补体测定和淋巴细胞转化等检查做了研究。结果是:皮肤反应 7/11 阳性;白细胞移动抑制试验 7/11 为阳性;IgG、IgA、IgM 测定中,除 2 例 IgM 增高外,其余 IgA、IgG 均为正常或减少。根据 IgG、IgM 不高,考虑本病可能与感染关系不大。

3.其他学说 AHNE 之病因,众多学说中尚有食物中毒学说,认为砒中毒、海鱼中毒及不洁饮食后发生的 AHNE 均系食物中毒之故。有人认为本病发生和营养不良有关,认为 1945—1949 年德国战败后生活困难而大批发生 AHNE。我国发病,农村病例较多,可能与营养因素有关。日本天野洋氏等认为,低血压、低血氧使肠管缺血,继发革兰阳性杆菌感染而发生 AHNE。有人认为蛔虫是本病的致病因子,海南、广东的报道以及钱礼等都很注重蛔虫的因素。

综上所述,AHNE 的病因学说很多,主张感染学说所报道的感染病源菌也莫衷一是;以变态反应解释病因,也难以完全阐明 AHNE 的全部现象。因此很可能是由于机体对某些物质过敏而引起的炎症性反应,在此基础上发生继发感染。

【发病机理】

据巴布亚—新几内亚的病例分析,Lawrance 等通过病例流行病学调查及临床观察和动物实验研究,认为 AHNE 的发病是由于胃肠道内的胰蛋白酶水平低下时,由产气荚膜杆菌产生 β 毒素引起的。在一般情况下,胰蛋白酶可以破坏 β 毒素,当吃了含有胰蛋白酶抑制物的食物(如生甘薯、生豆粉等)和肠道蛔虫分泌出胰蛋白酶抑制物时;或者由于暴饮暴食、吃多量肉食,消耗了胃肠内的胰蛋白酶,而致胃肠道内的胰蛋白酶水平降低。在胰蛋白酶含量降低情况下,没有足够量的胰蛋白酶来破坏 β 毒素,则 β 毒素的水平相对升高, 此时便引起 AHNE 发病。有的国家给儿童注射 C 型魏氏杆菌的 β 类毒素预防AHNE,这一机理是否也可以用来解释我国的 AHNE 的发病机理。

【病理】

1.受累部位病变　主要发生在回肠或空肠,约 20% 的病人空肠、回肠皆有病变;偶尔亦可发生在结肠或胃及十二指肠。四川报道病变发生在回肠的占 42%,空回肠同时受累的占 39%,单纯空肠受累仅占 18.6%(据 118 例手术病例的统计)。作者报道了辽宁朝阳发生的 AHNE 病例 140 例手术病例证实,侵犯回肠 76 例(占 54.3%),侵犯空肠的 30 例(占 21.4%),空、回肠同时受侵犯者 20 例(占 14.3%),侵犯其他少见部位的有:结肠 4 例,回盲肠 2 例,回盲肠阑尾 2 例,回结肠 1 例,回肠阑尾 1 例,全结肠 1 例,胃、空肠、回肠、结肠 1 例,空肠、回肠及升结肠 1 例。病变可为单发或多发。多发者则可呈多节段的"跳跃式",与正常肠管之间分界明显。

2.病变区的大体改变　病变器官充血、水肿、肥厚、僵硬,有的肠管扩张变粗,肠壁厚达 0.5cm,最厚者可达 1.0cm;有的肠壁可见气囊肿。肠表面有点状或片状出血,并附有纤维素性渗出或脓苔;严重的有散在点片状坏死及穿孔,多发生在肠系膜缘的对侧。肠系膜水肿,可有淋巴结肿大。部分病例之病变为间断性,间距一般为 30~50cm。有的病例大段肠管坏死,坏死肠管内充满血便。腹腔内有混浊黄色腹水或血腹水,最大量可达 2000mL。肠黏膜充血、水肿、增厚,伴有广泛的出血和溃疡形成,有的部位黏膜坏死,呈灰绿色。

3.组织学所见　黏膜下明显水肿,广泛的炎性细胞浸润,部分区域有散在嗜酸性细胞。黏膜脱落处形成溃疡,坏死基底层有脓细胞"反应带"。血管扩张明显,有充血及出血,血管见有纤维样坏死。平滑肌纤维变性坏死。浆膜有纤维素及脓性渗出物。肠系膜淋巴结除有炎症外,见有出血及灶状坏死,淋巴窦内有较多的中性粒细胞浸润,还有浆细胞和少许嗜酸细胞。

【临床表现】

(一)症状

1.腹痛　在 460 例统计中,432 例有腹痛,占 93.8%。腹痛部位在脐周及中腹部或全腹部为多,腹痛性质多为阵发性绞痛,饮水和进食可诱发腹痛发作。

2.腹泻、血便　460 例中,腹泻者 390 例,占 84.8%,其中排血便者 346 例,占 75.2%。

由于就诊时间的迟早不同,大便的性状也可不一。最初亦可为黄绿稀水样便,以后变为血水、血便、果酱样便及脓血便等。大便的次数5~10次/d不等。粪便具有特殊腥味。

3.恶心、呕吐 460例中,恶心者290例(63%);呕吐者271例(58.9%)。呕吐物多为胃内容物及胆汁,少数病例吐咖啡样液体,有的混有蛔虫。

4.全身中毒症状 60例中,有297例(占69.6%)出现不同程度的全身中毒症状,轻者四肢发凉,面色苍白,脉搏细弱和血压下降;重者出现中毒性休克。

5.发热 发热者占74.3%(342/460例),一般在37~39℃,最高达41.8℃,25%的病例伴有寒战。

(二)体征

1.腹胀 根据病情轻重可有不同程度的腹胀。在脐周及上腹部可见到肠型。

2.腹部压痛和肌紧张 腹部可出现明显的固定性压痛及肌紧张。压痛与病变区所在是一致的,随病情的缓解而消退。这是因为AHNE都有浆膜炎性反应之故。

3.反跳痛 在460例分析中,表现为腹膜炎者91例,有明显反跳痛体征。有部分病例因腹腔有渗出而出现腹部移动性浊音。

4.腹部包块 15%~18%的病人可摸到索条状包块,在开腹手术时证实为水肿发炎的肠祥,在病情好转时即消退。

5.肠鸣音 根据AHNE不同的病型,肠鸣音可亢进、减弱或消失。

(三)实验室检查

1.末梢血象 对363例做了末梢血象检查,白细胞增多者263例(占72.4%)。一般都在$(10\sim30)\times10^9/L$,最高达$65.7\times10^9/L$;中性核增多者198例(占54.3%);嗜酸性细胞消失者有241例(占66.4%)。

2.粪便检查 多见肉眼血便,粪便细菌培养78例,其中46例生长大肠杆菌;15例厌氧培养5例生长产气荚膜杆菌。

3.生化检查 部分病例表现有酸中毒(二氧化碳结合力下降)。

(四)放射线检查

放射线检查对诊断AHNE意义很大。其有意义X线征象较多。

1.肠道积气 据Frinann-Dahl指出,新生儿在生下约5min之后,空气进入胃内,3~4h进入结肠。而成人肠道的气体则是很快被吸收,故一般成人小肠内看不到气体(X线征方面);而在各种传染病和肠管消化不良的疾病,由于酶类的变化,导致腐败分解,使肠管内气体增多,因而X线上表现小肠积气体征。Dudgeon等报道59例AHNE中,44例表现肠管积气。作者将36例(成人病例)AHNE与36例一般胃肠炎病人作X线对比研究,发现两种疾病在小肠积气体征上有差异,P<0.01。

2.腹部液平面征象 正常成人每天都有7000~8000mL消化液进入胃肠道内,但一般是随进入随吸收,故正常成人肠道内X线上没有液平面。作者研究发现,AHNE小肠有多发散在液平面,液平面之直径均在2~4cm。而急性胃肠炎X线平片上小肠很少见液平面,且液平面多沿结肠走行出现。

3.肠壁肥厚及黏膜粗糙征象 由于肠壁水肿在X线上表现为肠壁影像增宽增厚,可达 0.5cm(正常 0.2~0.3cm);肠祥间距变宽。肠黏膜粗糙占 77.7%,而一般肠炎并无此征象。在有肠管坏死的病例,X 线可见局部有成堆的致密阴影。

4.腹腔内游离液体征象　在立位腹部平片,可见下腹部透过性减低,有此征象者占 47.2%。

5.肠壁气囊肿　Dudgeon 报道 59 例 AHNE 中,55 例有肠壁囊肿征象。我国报道的 AHNE 病例此征象发现率很低。作者报道的 460 例中仅见 4 例。

6.腹脂线消失或模糊　此征象见于 AHNE 的腹膜炎型病例。

7.门静脉积气征象　国外报道这种征象占 AHNE 病人的 20%,而国内的病例此征象很少发现。作者在 460 例研究中仅见 1 例小孩病例出现此征象。有小肠穿孔的病例则可见游离气体。

【诊断】

1.腹痛　常为最早出现的症状,多于脐周或上腹部,呈持续性疼痛,阵发性加重,严重者有腹膜刺激征。

2.腹泻、便血　出现腹痛后不久即有腹泻,次数不定,初为黄色稀便既而为暗红色血便,重者为带腥臭味的血水样便,因病变在小肠,故无里急后重。血便是本病特征之一,失血量从数十毫升到数百毫升不等,中毒症状重,发生麻痹性肠梗阻时,便次减少,甚至无腹泻,但肛门指检时可发现血便。

3.恶心、呕吐　早期即可发生,与进食无关,但进食后加重,呕吐物多为胃内容物,甚至可有胆汁。严重时见出血,呕吐物为咖啡色,吐鲜血者罕见。

4.发热　多数患者起病后即有发热,一般为低及中等热度,重症者可出现高烧,伴乏力、全身不适,发热多于 4~7 日渐退,持续 2 周以上者少见。

5.全身中毒症状　大量毒素吸收入血及失水、失血,患者可发生休克,面色苍白、口唇青紫、明显腹胀、高热抽搐等。

【治疗】

治疗原则为以非手术治疗为主,主要是积极加强全身支持治疗,纠正水和电解质紊乱,控制感染和防止中毒性休克。必要时手术治疗。

(一)一般治疗

腹痛、便血和发热期应完全卧床休息和禁食,禁食时间视病情而定,一般轻症 7~10 日,重症 14~21 日,腹胀、腹痛明显减轻后方可进流食,以后逐渐加量。腹胀者可给予胃肠减压。绝对禁食是治疗的基础,过早进食易导致疾病反复或加重,过迟恢复饮食又可能影响营养状况,延迟康复。

(二)用药常规

(1)高热者可给予物理降温,如冰袋、冰帽,乙醇或温水擦浴和退热药,如安痛定 2~3mL 肌内注射;吲哚美辛栓入直肠;必要时可用肾上腺皮质激素。

1)吲哚美辛(indometacin):栓入直肠,每次 50 mg,每日 1~2 次,体弱患者、老年人适当减量。

2）肾上腺皮质激素：如泼尼松（prednisone）主要用于过敏性与自身免疫性炎症性疾病，本药需在肝内转化为泼尼松龙后才有药理活性，生物半衰期为 60 分钟。

（2）烦躁者适当给予镇静剂地西泮（valium）治疗，本药具有良好的抗焦虑、镇静、催眠、抗惊厥和肌肉松弛作用。

（3）出血者可用酚磺乙胺（止血敏，etamsylate），本药可降低毛细血管通透性，使血管收缩，出血时间缩短；还可增强血小板的聚集性和黏附性，促进血小板释放凝血活性物质，缩短凝血时间；有血栓形成史者慎用。

（4）腹痛严重者可酌情选用解痉药，如阿托品 0.5~1.0 mg 或山莨菪碱 10 mg 肌内注射。

（5）纠正水电解质紊乱，应补充足够的热量、水、电解质和维生素。

（6）抗生素选择针对肠道杆菌感染的药物，如庆大霉素（gentamycin）、卡那霉素（kanamycin）、丁胺卡那霉素（amikacin）及头孢菌素，或根据细菌培养结果选择相应抗生素，如培养出梭状芽孢杆菌可给予万古霉素，厌氧菌可选择甲硝唑等。疗程 7~14 日。

（7）抗休克应迅速扩容，保持有效循环血量，改善微循环；除补充晶体溶液外，应适当输血浆、新鲜全血或人血白蛋白等胶体液。血压不升者，适当应用血管活性药物，如 α 受体阻滞剂、β 受体兴奋剂。肾上腺皮质激素可减轻中毒症状，抑制过敏反应，对纠正休克也有帮助，但有加重肠出血和促发肠穿孔危险。一般应用不超过 3~5 日；儿童用氢化可的松每日 4~8 mg/kg 或地塞米松每日 1~2.5 mg；成人用氢化可的松每日 200~300 mg 或地塞米松每日 5~10 mg，静脉滴入。

（8）抗血清治疗：目前认为急性出血坏死性肠炎主要是由 C 型产气荚膜梭状菌所产生的 B 毒素引起，用 Welchii 杆菌抗毒血清 42000~85000 U 静脉注射，可获得较好疗效。

【护理】

1.连续便血和腹泻时要特别注意预防感染，便后温水坐浴或肛门热敷，改善局部循环。并局部涂擦抗生素软膏。

2.需行药物保留灌肠时，宜在晚睡前执行，先嘱患者排便，后行低压盐水灌肠。

3.轻者适当休息，指导患者晚间安然入眠，重视午睡；重型患者应卧床休息，以减轻肠蠕动和肠痉挛。

结肠炎护理常识之对症护理

1.腹痛应用解痉剂时，剂量宜小，避免引起中毒性结肠扩张。

2.严重发作者，应遵医嘱及时补充液体和电解质、血制品，以纠正贫血、低蛋白血症等

3.需行结肠内窥镜或钡剂灌肠检查时，以低压生理盐水灌肠做好肠道准备，避免压力过高防止肠穿孔。

4.指导患者以刺激性小、纤维素少、高热量饮食；大出血时禁食，以后根据病情过渡到流质和无渣饮食，慎用牛奶和乳制品等。

第七节　急性弥漫性腹膜炎

急性弥漫性腹膜炎是腹膜炎中危害最大的一种,既是外科急腹症,又是死亡率较高、处理棘手的外科重症疾病。根据病因可分为化学性和细菌性两类,但化学性腹膜炎很快就会合并细菌感染,所以临床上很难截然分出阶段时限,早诊断,正确处理,预后较好。根据致病菌来源的不同又可分为原发性及继发性腹膜炎,当原发和继发性腹膜炎经病灶处理、引流和抗生素等适当措施治疗48h后,症状无明显缓解,腹腔感染仍然持续或复发称为第三腹膜炎。

【病因和发病机制】

原发性腹膜炎即腹腔无原发病灶,病原菌由其他部位的病灶经血运、淋巴道侵入腹腔而引起的腹膜炎。继发性化脓性腹膜炎是因腹腔内器官炎症穿孔、损伤破裂或手术后并发症等,细菌进入腹膜腔所引起。急性阑尾炎穿孔是引起本病的最常见病因;其次是胃、十二指肠溃疡穿孔;其他常见的有急性胆囊炎并发穿孔、绞窄性肠梗阻、胃肠道肿瘤坏死穿孔;坏死性肠炎、Meckel憩室炎、伤寒回肠溃疡穿孔较少见。另外有一些各种腹部钝性伤或穿通性损伤,以及术后消化道吻合口漏引起的腹膜炎。

引起腹膜炎的细菌多系消化道的常驻细菌。胃肠道内的细菌种类很多,在不同部位,细菌的数量和种类均有很大不同。胃和十二指肠内细菌很少,且无专性厌氧菌。小肠部位愈低,其内的细菌量愈大,且有较多类杆菌和肠杆菌属。结肠内细菌种类和数量与粪便中细菌相同,每毫升细菌数超过10^{12}个,厌氧菌与需氧菌比例超过3000:1。因此,继发性化脓性腹膜炎是多种细菌的混合感染。大肠杆菌、肠球菌、脆弱类杆菌、肠杆菌、绿脓杆菌、变形杆菌为主要致病菌。

第三腹膜炎的感染来源有三种途径:①原发或继发性腹膜炎引流不充分,残留病灶在抗生素的选择压力下,产生了典型的耐药菌株;②医院获得性感染,多与医院ICU流行菌一致,且以肠球菌、念珠菌和表皮葡萄球菌为主;③患者肠道菌群异位,多与患者上消化道细菌类同。

重症感染并发休克,主要由革兰阴性细菌释放的内毒素与革兰阳性细菌产生的外毒素引起。在弥漫性腹膜炎时,可发生革兰氏阴性杆菌菌血症,细菌释放大量内毒素,能引起严重的血液动力学改变,使有效血液循环发生障碍,导致休克;同时内毒素能直接作用于心肌,使心力衰竭;对心血管的影响是直接作用于血管平滑肌,改变血管阻力,使心搏出量与动脉压下降,这也是急性弥漫性腹膜炎重症感染并发休克的常见病因,故有人称之为脓毒性休克。

【病理生理】

急性弥漫性化脓性腹膜炎一开始即引起腹膜、肠道和体液间隙的反应,重症腹膜炎病人的循环血容量减少尤为显著,又将进一步导致内分泌、心、肺、肾和代谢的变化。

腹膜充血,腹膜下组织水肿。腹膜先有蛋白质含量不高的液体渗出,内含大量中性白细胞,但渗液内蛋白质含量很快增高,其中含有纤维蛋白,沉积后有助将病变处与周围器官和网膜粘连,从而阻止感染扩散,是机体对损伤的一种自我保护机制。随着大量中性粒细胞的死亡、组织坏死,细菌和纤维蛋白凝固,渗出液逐渐成为脓液。脓液的性状根据细菌的种类而不同。由于继发性腹膜炎多为大肠杆菌感染,故脓液多呈黄绿色,稍稠,有粪臭味。肠道浸在脓性渗液中,亦呈充血水肿反应,蠕动减少或停止,发展为肠麻痹。肠麻痹时,肠道分泌增加,吸收减少,以致吞入的空气和大量液体都郁积在肠腔内,使肠腔扩张。腹腔内的大量炎性渗出以及肠腔内的积液,造成大量水、电解质和蛋白质丢失在"第三间隙"内。血容量降低,可导致一系列病理生理改变。肾上腺髓质分泌大量儿茶酚胺,引起血管收缩、心率加快、出汗。抗利尿激素和醛固酮分泌增加引起水钠潴留。由于细胞外液体量的减少和酸中毒影响,回心血量减少、心排血量降低、心率加快、心肌收缩功能减退。腹胀、横膈和腹式呼吸活动减弱,使病人的通气量降低,呼吸急促。这些可加重肺通气血流比例失衡,肝内血液分流和组织低氧血症。在低血容量、心排出量降低,以及抗利尿激素和醛固酮分泌增加的共同作用下,肾血流量减少,肾小球滤过率降低,尿量减少,水、钠回吸收和钾排出增加。各脏器的灌注受到影响,尤其是胃肠道和肾脏,可致急性胃黏膜损害和肾功能衰竭。

此外,大量毒素被腹膜吸收,可引起毒血症,细菌进入血液可引起败血症,甚至发生感染性休克。由于炎症和脱水可引起红细胞压积与纤维蛋白原水平升高,致使血液黏滞性与流动性发生障碍,血液有形成分凝集,严重时可导致播散性血管内凝血(DIC)、急性呼吸窘迫综合征(ARDS)以及多器官功能衰竭(MOF)。

【临床表现】

1.原发病表现 发病前多有腹腔脏器炎症、坏疽、穿孔、腹部手术或损伤破裂、溃疡穿孔、肠梗阻绞窄等原发病灶的表现。

2.症状

(1)骤发或突然加重的持续性剧烈腹痛:多自原发病变部位开始,迅速延及全腹,但仍以原发病灶处最显著。每于腹壁紧张或受刺激时(咳嗽、用力、深呼吸、转动体位或扪腹)腹痛加重,多屈髋静卧,惧动。

(2)频繁剧烈呕吐:初为反射性呕吐,多为胃、十二指肠内容物,晚期因中毒反应或肠麻痹而呈频繁喷射状粪样呕吐。

(3)肠麻痹和中毒性休克多见于晚期。

3.体征 以原发病灶处最明显,以化学性刺激最强烈。这是腹膜炎的特征,具有重要诊断意义。

(1)腹壁紧张:是腹膜受刺激后的保护反应,出现早,其范围和程度与腹膜炎的范围和程度是一致的。一般以原发病灶处最明显,严重者呈板状腹。但年老、体弱、经产妇、儿童或伤寒肠穿孔时,腹壁紧张可轻微或缺如。

（2）明显触痛：压痛最明显的地方，常是病灶所在部位。

（3）反跳痛：按压腹壁后突然松开，按压部位立即出现剧痛。

4.腹部其他体征 腹式呼吸减弱或消失，肠鸣音明显减弱或消失，肝浊音界缩小或消失，腹内可有移动性浊音。

5.直肠或阴道内诊 有广泛触痛；若 Douglas′s 窝明显触痛或波动，即证实为盆腔脓肿形成。

6.感染中毒症状 有高热、大汗、口干、脉速、呼吸浅快等全身中毒表现。后期则全身衰竭、面色灰黄、眼窝凹陷、皮肤干燥、四肢发冷、口唇发绀、呼吸急促、脉细数微弱、体温剧升或趋下降、血压下降。

7.实验室检查 白细胞计数增多，中性粒细胞比例可达 90% 左右，出现核左移现象，并有中毒颗粒出现。在严重的弥漫性腹膜炎中，大量白细胞可移入腹膜和脓性渗液内，而只有 3000~4000/mL 的白细胞留在循环血液内。此时，常规白细胞计数的结果可较低，但中性粒细胞比例仍高。尿比重增高，有时尿酮呈阳性，出现蛋白和管型。血生化检查可发现酸中毒和电解质紊乱。

8.腹部 X 线征象 小肠普遍胀气和多个小液平面，腹脂线消失，胃肠道穿孔时可见膈下游离气体。

9.诊断性腹腔穿刺和灌洗 穿刺抽液观察液体颜色、混浊度和气味，并可做细菌培养，淀粉酶值测定，涂片做显微镜检查多可获得阳性结果。但当腹腔内积液少时，诊断性腹穿有时呈阴性结果，此时则需行诊断性腹腔灌洗，可提高阳性率。但此项检查穿刺时易误伤脏器，且常有假阳性发生，故不应过分滥用及依赖此项检查。有学者提出诊断性灌洗，适应证为：①病变波及整个腹腔，病情危重而常规检查又难以明确诊断；②因神志不清、截瘫、反应迟钝等掩盖腹膜炎表现；③诊断不清，有手术探查指征，但手术探查有极大危险；④疑诊为急性胰腺炎，而血、尿淀粉酶不高。

【诊断】

临床诊断主要靠腹腔脏器疾病史、骤发持续性剧烈腹痛、腹膜刺激征以及全身中毒症状等。通过病史、症状和体征的分析，并借助 X 线检查、诊断性腹腔穿刺和灌洗，综合分析，可初步确定腹膜炎的诊断及其病因。但腹部手术后并发的腹膜炎，腹部体征常不典型，腹膜刺激征又常被切口痛及镇痛药所掩盖，有时会引起诊断困难。手术后的发热和肠麻痹有时也很难与腹膜炎的发热和肠麻痹相鉴别，以致将后者的这些症状认为是手术后的反应，而延误诊断。此时，可做腹透、腹腔穿刺抽液或腹腔灌洗，以协助诊断。

【鉴别诊断】

1.内科疾病 内科疾病如急性胃肠炎、中毒性痢疾、肠伤寒等都可有急性腹痛，多为阵发性，伴恶心、呕吐。鉴别之点在于这些内科病腹痛前常见有高热，腹部检查时全腹虽有触痛，但肌紧张一般不明显，也无肠麻痹，腹腔穿刺阴性。大叶性肺炎、胸膜炎引起的腹痛系神经反射性质，体检时胸部有阳性体征，触痛和腹肌紧张不明显，且症状、体征限于一侧,不超过中线。

2.原发性腹膜炎 无腹部病灶可查。腹部 X 线检查阴性。血培养和腹穿液细菌检查可确诊。血培养多可发现致病菌。腹穿液多为混浊、稀薄、无臭脓液,镜检或培养可见单种球菌,尤多为链球菌或肺炎双球菌,无革兰阴性杆菌。诊断性腹穿具有诊断和鉴别诊断意义。

3.急性肠梗阻 多数急性肠梗阻具有明显阵发性腹部绞痛、肠鸣音亢进、腹胀,而无肯定压痛及肌紧张,易鉴别。但如梗阻不解除,肠管水肿、淤血,肠蠕动由亢进转为麻痹,临床可出现肠鸣音减弱或消失、满腹压痛等体征,易与腹膜炎混淆。可通过腹部 x 光摄片和非手术治疗下观察等予以区分;必要时剖腹探查才能明确。

4.急性胰腺炎 血清淀粉酶升高有重要意义,继发急性腹膜炎有时亦可有血清淀粉酶升高,远不如胰腺炎高。出血坏死性胰腺炎的中毒症状重,早期出现休克,腹腔穿刺所得液体检查有鉴别价值。

5.腹膜后炎症或腹膜后积血 各种病因如肾周围炎、结肠周围炎或腹膜后阑尾炎引起腹腔内炎症,可以出现腹痛、腹胀、肠鸣音减弱等临床征象,但前腹壁的触痛和肌紧张均轻,往往有腰大肌刺激征和腰背部明显的叩击痛。

6.脊柱和脊髓病变 如脊柱结核、脊髓结核等可引起腹痛,但无肌紧张或肠鸣音消失,也没有急性感染全身中毒症状。

【治疗】

急性弥漫性腹膜炎的关键是早期手术,包括坏死组织的切除和清创、脓肿的引流、解除梗阻;同时应用抗生素,纠正水、电解质及酸碱失衡、营养支持,增强病人抗病能力。

(一)手术治疗

目的在于清除污染源,包括切除病灶,修补穿孔,阻断继续污染腹腔;彻底冲洗腹腔,除去脓性渗出物;合理使用有效的引流;防止并发脓毒血症和腹腔内脓肿形成。

1.急症手术适应证 ①实质脏器损伤或腹腔内血管损伤。病人表现为内出血征象且血红蛋白和血球压积有进行性下降者;病人呈现休克而经快速扩容、抗休克治疗后血压不能保持稳定者;诊断性腹穿或灌洗证实腹腔内有血液,且放置后不凝固者。②凡有空腔脏器穿孔,病人出现明显腹膜刺激征且进行性加重。③腹透见腹腔内有游离气体。④诊断性腹腔穿刺抽出脓液渗出液、胆汁和脓液者。

2.手术治疗方法 已创用了许多新的手术治疗方法,概括起来有以下几点。

(1)彻底清除病灶:如切除化脓、坏疽、穿孔的阑尾,切除坏死或穿孔的胆囊,修补消化性溃疡或小肠、结肠的穿孔等。但结肠的穿孔或严重创伤,当腹腔感染严重时,在无肠道准备的情况下可切除病肠段,近端肠造口,远端造口或封闭后置入腹腔,待症状控制后再考虑二期手术。

(2)减少腹腔污染:①彻底清创,尽量除去附着在腹膜和脏器上的脓苔,清除腹腔内潜在间隙内的异物。②术中彻底冲洗腹腔,弥漫性腹膜炎病人腹腔内的污染和感染是相当严重的,经腹腔清洗可去除粪便、胃液、胆盐、胰液及血红蛋白等有毒物质,由此可达到减少腹腔内细菌的总体数量、稀释和去除毒性物质的目的。

（3）防治残存感染和复发

1）术后腹腔持续灌洗。弥漫性腹膜炎术虽然处理了原发病灶及腹腔内的脓苔和异物，但腹膜的炎症不会因此而立即获愈，仍会有大量的渗出物，腹腔内仍有细菌、毒素与纤维蛋白等存留，纤维蛋白可被激活，3~5d 内即形成纤维素。术后冲洗腹腔，可起到杀灭、减少细菌和稀释毒素，清除残留污染物质的作用。灌洗液配制：生理盐水 6000~10000mL，加肝素 100mg 及一联或二联有效抗生素，每日灌洗 1 次，一疗程 3d。此外，还可在灌洗液中加入 α-糜蛋白酶、链激酶、肾上腺皮质激素等，可起预防肠粘连的作用。进出水管的安置：于左右膈下各置一根头皮针管作为灌入管，于盆腔两侧各置一根剪有多个侧孔的硅胶或乳胶管作为引出管。

2）经皮脓肿穿刺引流（PAD）：由于各种原因，腹膜炎的残存感染可以胜利腔脓肿的形式存在，尤其是第三腹膜炎。这一问题近年来已有了很好的解决方案，即经皮穿刺脓肿引流。可在 B 超、CT 和 X 线的定位引导下行脓肿穿刺引流，最简便易行的方法是 B 超引导脓肿穿刺引流，可在 B 超室或患者床边施行。对膈下脓肿、腹腔各间隙的脓肿以及实质性脏器的脓肿均可在 B 超或 CT 的引导下穿刺置管引流和冲洗。

3）再次剖腹手术：对于极广泛的腹腔感染或脓肿穿刺引流不甚满意的第三腹膜炎病人需再次剖腹手术。经手术去除感染源，清除坏死组织，去除脓液。术中需进行广泛的腹腔清洗。

（4）腹腔开放疗法：对于极其严重的第三腹膜炎，特别是感染灶无法清除，估计一次手术及继之不能以引流解决的感染，可采用腹腔开放疗法，亦称腹腔造袋，如重症胰腺炎或严重多发伤并发肠外瘘所合并的严重腹腔感染。

腹腔开放疗法最大的好处是开放了腹腔，缓解了腹腔压力，有利于预防和治疗腹腔室隔综合征及呼吸和肾功能障碍。由于腹腔处于开放状态，也便于在床边清除坏死组织，直视下处理出血部位。但腹腔暴露后也存在许多不利因素，故需严格掌握其适应证。有学者建议腹腔开放的适应证为：①重症弥漫性腹膜炎经常规手术未能充分引流腹腔者；②腹壁切口广泛严重感染或坏死者；③腹腔室隔综合征。腹腔开放方法有以下两种。

1）人工材料弥补缺损：为避免腹腔开放后肠管外露导致外露和切口疝，可采用临时性的腹腔关闭技术。即在行开放疗法的同时，使用人工材料如涤纶布、聚丙烯网覆盖在敞开的切口上。这样既可达到减轻腹内压的作用，又可防止伤口无限制的扩大，预防腹壁缺损和肠外露的发生。

2）切口置人人工拉链：为了减少少数腹腔感染极重而需反复多次清除腹腔内的坏死组织，有人建议用切口拉链可减少开、关腹所致的各种出血、感染等切口并发症。有学者将其适应证归纳为：弥漫性腹膜炎超过 48h；腹膜炎伴多器官衰竭；严重出血坏死性胰腺炎；腹部多发性损伤伴有大出血及腹膜炎；无法一次性清除全部感染性坏死灶。

（二）抗生素治疗

弥漫性腹膜炎，尤其是继发者，一般都为需氧菌和厌氧菌的混合感染，致病菌大多为大肠杆菌、肠杆菌属肠球菌属和类杆菌属等。有资料报道，腹膜炎的厌氧菌感染率达55.3%~75%，由结肠、直肠病变继发腹膜炎的厌氧菌感染率更高。有临床意义的无芽孢厌氧菌有类杆菌属(其中以脆弱类杆菌为主要致病菌)、梭形杆菌属、消化球菌属、放线菌属及乳酸杆菌属等。腹膜炎病人在使用抗生素时均需采集脓液做细菌培养和药敏试验,以有针对性地使用有效抗生素。但培养和药敏试验需要一定的时间和条件,因此在未获得结果之前,需按经验方案选择使用抗生素。一般在腹膜炎的初始阶段多为需氧菌占主导地位,可选择氨基甙类抗生素(庆大霉素、妥布霉素、丁胺卡那霉素)对抗大肠杆菌,氨苄青霉素对抗肠链球菌、厌氧性球菌、梭形芽孢杆菌等。近年来对细菌耐药性的研究发现,约30%的革兰阴性杆菌对氨基甙类抗生素耐药,可选用第二代头孢菌素,如头孢美唑、头孢呋肟、头孢头孢菌素抗菌谱更广,对革兰阴性杆菌有强大的杀菌作用,且对β-内酰胺酶稳定,现已广为应用,常用的有头孢噻肟(复达欣)、头孢哌酮(先锋必)、头孢三嗪(菌必治)、头孢唑肟(盖保世灵)等。喹诺酮类抗生素对革兰阴性和阳性细菌均有很好的效果,而且价格较头孢菌素为低,不易产生耐药性,临床应用前景广阔。

抗厌氧菌药物灭滴灵(甲硝唑)和新一代替硝唑对专性厌氧菌如脆弱类杆菌和梭形芽孢杆菌有强大的杀灭作用,用量 20~30mg/(kg?d),分 2~4 次静脉滴注。氯霉素和氯林可霉素对厌氧菌和需氧菌均有效。

选用抗生素的原则:①根据病原菌的变化及对抗生素的敏感度选择抗生素;②熟悉抗生素抗菌作用的特点;③根据感染发生、发展规律选择抗生素;④注意抗生素之间的相互作用,两种抗生素之间的相互关系可以是协同、相加、无关或拮抗;⑤选择抗生素时,首先考虑抗生素的针对性,其次应该选用协同联合,避免拮抗联合。

(三)营养支持

严重感染时,病人出现明显的负氮平衡,这种负氮平衡,不仅关系到病情的进展,且与病人的预后密切相关。大量机体细胞的消耗必然损害病人的免疫机制,并可影响伤口的愈合和增加并发症的发生率。对于这类病人,补充通常的低热量营养液是无济于事的,只有应用近代营养疗法才可能提供充分的各种营养物质而纠正负氮平衡。近代营养疗法从 20 世纪 60 年代开始,1968 年 Dudrick 首创"静脉高营养",又称全胃肠外营养(total parenteral nutrition,TPN),即经中心静脉输入高糖、脂肪乳剂、氨基酸等营养物质,以提供充足的热能和纠正负氮平衡,静脉输入的脂肪、氨基酸及糖的比例以 1:1:3 为佳。TPN 治疗中应注意补充维生素及微量元素。

【护理】

术前护理
·同非手术疗法。·心理支持·对症施护·减轻不适·密观病情·输液给药
术后护理
1.体位:半卧位。
2.禁食和胃肠减压:肠蠕动恢复(术后 72h)可拔管。
3.观察病情:生命体征、腹部体征。
4.补液、给药和营养:维持水电酸碱平衡。必要时输血。给抗生素止痛药。肠内外营养。
5.切口、引流管护理:观察切口敷料及切口愈合情况。引流管:妥善固定、保持通畅、观

察记录、适时拔管。胃肠减压护理?向病人解释其意义,以取得合作。

6.检查减压装置是否通畅,有无漏气等故障。

7.减压期间应禁食、禁饮并补液加强营养。如胃内注药,应注药后夹管并暂停减压1小时。

8.保持通畅,每天30~40mL生理盐水冲洗。

(俞淼 朱思良 刘霞 王静)

第七章 泌尿外科危重病

第一节 肾损伤的现代治疗

肾脏位于腹膜后间隙,后面有腹大肌、腹方肌和胸廓软组织,外侧有 10~12 肋骨,前侧有腹膜及腹腔脏器,这些解剖结构使-肾脏受到保护。肾脏外面的 Gerota 氏筋膜所包围的肾周脂肪囊,有缓冲外来暴力的作用,同时肾脏本身有一个椎体上下的活动度,所以轻度外力,肾脏不易受损。但是,下肋缘是一个危险的保护物,由于游离的第 12 肋骨可在冲击下挫伤,甚至刺破其下方的肾脏。肾血流量占心排出量的 1/4,每分钟有 1200~1500mL 血液通过双肾。因其血循环丰富,故肾挫伤或裂伤也容易愈合。肾损伤多见于成年男性,其发病率国内外尚无确切资料报告。

【病因】

(一)开放性损伤(穿透伤)

多因枪弹、爆炸和刀刺致贯穿伤,且多合并胸、腹腔脏器及脊椎损伤。

(二)闭合性损伤(钝挫伤)

1.直接暴力 致伤原因以撞击为主,其次为跌落。交通事故、暴力直接打击,挤压肾区,常伴有胸 12~腰 3 脊椎骨折、横突和/或 10~12 肋骨骨折,肾脏撞击到肋骨或脊椎受到损伤,或骨折断端刺伤肾脏。

2.间接暴力 病人自高处跌落,双足或臀部着地,剧烈震动而间接损伤肾脏,可发生肾实质损伤或肾蒂撕裂伤。当身体突然旋转或强烈的肌肉收缩,亦可发生肾损伤,此类损伤以镜下血尿多见,即所谓运动性血尿,右肾多见。

3.自发性肾破裂 肾脏在病理条件下,如积水、肿瘤(特别是血管瘤)、多囊肾,结核等。当肾体积增加到一定程度,实质变薄,轻微外伤或体力劳动时可发生破裂。

4.医源性损伤

(1)肾脂肪囊封闭疗法,穿刺超过脂肪囊刺入肾脏,针尖划破肾实质,造成肾周血肿,甚至尿外渗。

(2)经皮肾穿刺造瘘,活检,囊肿抽液或顺行尿路造影,可发生肾周血肿、尿外渗,动静脉瘘,假性动脉瘤或肾裂伤。

(3)肾开放性手术取石,钳夹肾盏内结石,误将。肾乳头钳破撕裂,可发生出血,甚至被迫切除肾脏。

（4）逆行肾盂造影：由于导管过硬或插得过深，可穿破肾盂、肾实质，甚至肾被膜。

【病理及分类】

（一）开放性损伤

如弹片伤对肾脏破坏严重，常是毁损性的多发性裂伤，伤员常来不及抢救，死于大出血；枪弹穿透肾脏，可形成圆形穿孔、裂伤或碎裂伤，易发生继发性出血；刀刺伤裂口较整齐，出血不多且容易自行愈合，如无合并伤不一定需要手术探查。开放性肾损伤较闭合性损伤易发生肾蒂损伤。

（二）闭合性损伤

分类方法较多，根据损伤程度不同可出现下列病理改变。

1.肾挫伤（工类伤）　最为常见，占85%左右，仅肾实质内有出血或小裂伤、小血肿，肾被膜和肾盂黏膜无撕裂，临床症状轻，可有腰痛和血尿，约有半数为镜下血尿，持续2~5d消失。IVP及B超检查往往无形态上改变。

2.肾部分裂伤　亦称破裂伤（Ⅱ类伤）占10%左右，肾实质破裂合并肾盂黏膜或肾包膜破裂。肾盏或肾盂黏膜裂伤，肉眼血尿严重，可有小血块排出，肾包膜裂伤可有尿外渗及肾周血肿，腰部可出现肿块。血尿一般10d左右停止。IVP：延迟显影，肾盏变形。

3.肾全层裂伤　又称肾碎伤（Ⅲ类伤）占3%左右，肾实质、肾盏、肾盂及肾包膜均有破裂。伤情严重，几乎都有合并伤和休克，肾内、外出血多，血尿严重持续时间长，腰部有肿块。IVP不显影或偶见断续的肾盏，有明显的造影剂外溢现象。

4.肾蒂伤（Ⅳ类伤）　占2%左右，肾蒂可穿孔、断裂、侧面撕裂、血管内膜破裂形成血栓。肾蒂伤以出血为主，常因出血性休克不能及时抢救而死亡。可同时伴有合并伤、休克、腰部肿块或肾实质、肾盂破裂。肾蒂伤无血尿者将近半数（23.8%~65%）。IVP：肾影变淡，肾盏多不显影。动脉造影可确诊。

其他分类法：Kuzmarov（1981）分为轻度伤，包括挫伤及裂伤，占91.2%；重度伤，包括碎裂伤和肾蒂伤，占8.8%。Peterson（1978）分为：①轻度伤，挫伤及小的裂伤，占70%；②中度伤，裂伤，占20%；③重度伤，碎裂伤及。肾蒂伤，占10%。

【临床表现】

1.休克　肾损伤出现休克，多提示损伤严重或同时合并其他内脏损伤，休克发生率一般为20%左右；伤后数日出现休克，表示有继发性或反复性出血。在儿童损伤中，迟发性休克较常见，应注意仔细观察。

2.血尿　血尿是肾损伤最常见最重要的症状。其发生率为80%~100%，肉眼血尿为70%左右，如损伤不重，血尿可逐渐减轻，数日内自行停止，但血尿的程度与。肾损伤的轻重及肾出血的多少不平行，没有血尿不能说明没有损伤。50%左右肾蒂伤无血尿，由于大量的出血可流入肾周而不经输尿管顺流而下。肾盏撕裂伤，虽伤情不重，亦可出现较大量血尿。

3.疼痛　多数病人有伤侧腰部或上腹部疼痛，有压痛或叩击痛。严重损伤可有腰部肌肉紧张或强直;合并腹腔脏器伤者,可出现腹膜刺激征。当肾周血肿和尿外渗时,除肾区叩痛外,常出现腹胀、腹痛及腹肌紧张。血尿伴有血块可出现肾绞痛。

4.腰腹部肿块 由肾周血肿和/或尿外渗引起,如后腹膜有较大肿块时,可出现腹膜刺激征,这是肾损伤严重的症状之一,应注意观察。当严重腰肌挫伤,肌肉紧张可误诊为肿块,应注意区别。

5.合并伤 在合并伤中,腹部脏器伤占半数,以肝脾伤最常见,消化道损伤亦不少见,其次为骨骼系统的各种骨折以及脑、胸部损伤。肾损伤合并多器官损伤时,可出现 MOF,一旦发生,死亡率极高。

6.发热 尿外渗继发感染,可出现发热及全身中毒症状。

【诊断】

肾损伤的诊断,一般根据损伤病史、临床症状及体征,结合化验及影像学检查即可确诊。诊断中要明确肾损伤的程度,对侧肾功能及有无合并其他脏器损伤,以便作出合理的处理。

(一)实验室检查

常规进行血和尿的检查,必要时需多次重复。血尿的增减一般能代表肾脏出血是在进行或逐渐停止。如出现血红蛋白的急剧下降,说明肾出血严重;白细胞增多揭示并发感染。血清碱性磷酸酶在伤后数小时内可增高,对诊断有一定帮助,但临床较少实用。

(二)影像学检查

判断肾损程度(分类)及了解对侧肾脏情况,以决定治疗措施是必不可少的检查方法。切勿仅根据损伤较重,大量血尿,贸然进行肾探查或。肾切除。

1.X 线检查

(1)尿路平片(KUB):如肾影增大,提示有肾包膜下血肿;肾影增大且边缘不清,腰大肌阴影消失及脊柱弯向伤侧,暗示肾周围有血肿及尿外渗。同时行胸、腹部照片还可发现有无肋骨骨折、血气胸、脊柱骨折或异物。

(2)静脉尿路造影(IVP):疑有肾损伤,只要病情允许,都应做此项检查,这对肾损伤的分类有很大的帮助。该检查不仅能确定肾损伤的程度及范围,还能了解对侧肾脏的情况。轻度肾挫伤,IVP 正常;肾的中度及重度损伤,可见造影剂在肾内呈不规则停留,显影延迟,肾盏被挤压变形或中断,并见造影剂外渗到肾周组织;肾盂内有血块时,可显示充盈缺损;极重的肾损伤,肾显影极为模糊或完全不显影。

(3)肾动脉造影:可显示肾血管的分布状态。对疑有肾蒂伤,或 IVP 肾不显影,或持续性、延迟性、复发性肉眼血尿时可采用此项检查。不宜用于危重病人,不作为常规检查。

肾动脉造影可以确诊肾蒂伤,也可显示深的肾裂伤及碎裂伤,可达到解剖学诊断;但有时对手术不能提供可靠的依据。wein(1975)19 例肾动脉造影,仅 7 例(37%)对决定手术有帮助。

目前 CT 和/或放射性核素肾扫描已有代替肾动脉造影的趋势。

2.CT CT 比大剂量 IVP 要准确得多,特别是肾周血肿和尿外渗。对肾挫伤、裂伤及肾内血肿的准确性达到98%以上，可以纠正IVP过高的判断伤情。CT对肾损伤分类较准确，可指导治疗方法的选择。危重病人CT应是首选的检查方法,并可同时发现合并伤的存在。当前,CT在我国基层医院尚未普及且费用昂贵,IVP仍是常用的检查方法。

3.B超　不能查出肾挫伤及裂伤,严重。肾损伤时无正常肾脏图像,最有诊断价值的是肾周血肿、尿外渗或尿性囊肿。

(三)放射性核素肾扫描

对肾蒂伤有诊断价值。轻度肾损伤,扫描无明显改变;中度损伤时,核素浓度减少;严重的肾损伤,核素浓度明显减少或缺如。

【鉴别诊断】

肾损伤最常见的合并伤是腹、胸部损伤及各种骨折,腹部脏器损伤最常见,其次为胸部损伤,脊柱骨折、横突骨折和10~12肋骨骨折。对肾损伤病人应全面系统地检查和密切观察,以明确有无合并伤的存在,这对选择治疗方案有指导意义。

【治疗】

肾损伤的治疗目的是,最大限度地保存具有功能的肾组织。肾血循环非常丰富,因此有巨大的应变能力、代偿功能和修复能力,在出血停止后常可自行愈合;同时肾损伤的本身很少危及病人生命(Pryor,1975)。临床应根据伤员的一般情况,肾损伤的程度及是否合并其他脏器损伤而决定治疗措施。

(一)非手术治疗

85%~90%肾挫伤及裂伤可用保守方法治愈。实践证明,肾挫伤即轻度伤占85%左右,用非手术治疗已为临床医生所公认;肾碎裂伤或肾蒂伤(即重度伤)占5%左右,应当用手术治疗。肾裂伤即中度伤占10%左右,在治疗上是有争论的,少数人认为手术探查可减少并发症及后遗症,多数人认为在严密观察下行保守治疗是可行的。

1.休克的处理　轻者经输液及一般治疗即可逐渐好转。对危重病人应及时进行输液、输血等抗休克治疗,然后再根据病情做进一步处理。

2.观察治疗适用于闭合性肾挫伤或。肾部分裂伤病人。对于腰背部刺伤后出血不多,无合并伤,未伤及肾蒂者亦可行观察治疗。

(1)绝对卧床休息至少2周。

(2)输液、止血、抗感染及对症治疗。

(3)连续观察对比尿液变化情况,直至肉眼血尿停止。

(4)测量呼吸、脉搏、血压、血红蛋白及红细胞压积。

(5)注意腰部肿块的变化。

(二)手术治疗

肾损伤的手术治疗包括切开引流、止血修补、肾部分切除术、血管重建、肾离体修复术和肾自体移植术,有时附加带蒂大网膜包肾和肾造瘘术。肾碎裂伤和肾蒂伤无法修复而对侧肾正常,可行。肾切除术。

1.手术指征 ①开放性。肾损伤,伤道进出口较大且有合并伤者;②肾损伤伴休克,经输血输液后仍无好转,应在抗休克的同时做急诊手术;③IVP 肾不显影,经 CT 或肾动脉造影发现肾蒂伤,肾大片缺血可能为碎裂伤者;④肾损伤合并有其他内脏损伤;⑤肾周包块逐渐增大;⑥大量肉眼血尿,经 24~48h 治疗后仍无好转,以及血红蛋白明显下降者。

2.手术方法

(1)肾周引流:适用于贯穿性肾损伤、血肿及尿外渗形成感染者。

(2)肾裂伤修补术:肾裂伤范围较局限,可行局部缝合术;裂口很大或很深,可用明胶海绵、带蒂大网膜、肌肉糜或邻近脂肪组织填入裂伤部,以细肠线间断褥式缝合肾皮质。对多发裂伤,难以将裂口逐一缝合且必须保留肾脏时,可用铬制肠线编结的网套紧束肾脏而达止血目的;或在止血缝合后,用带蒂大网膜包裹肾脏,既有止血作用,又不会产生瘢痕挛缩造成肾缺血。

(3)肾部分切除术:限于肾上极或下极损伤,缝合十分困难,无法修补者。

(4)肾蒂伤:可用大隐静脉或脾动脉进行血管重建术。如手术显露不好,可行肾离体手术,然后行肾自体移植术。肾蒂伤约有半数需行肾切除术,肾蒂伤死亡率为 12%~42%,半数死于合并伤。

(5)肾切除术:严重肾裂伤无法修补或肾蒂伤时,可行肾切除术,但术前必须了解对侧肾功能。对侧肾脏情况不明时,可将伤侧输尿管暂时夹闭,静脉注入亚甲蓝,5~10min后膀胱内尿液呈蓝色者,表示对侧肾功能正常。

(6)电视腹腔镜肾切除术:1990 年 6 月美国 Clayman 首先用腹腔镜完成肾切除术,并于同年 9 月底在华盛顿世界腔内泌尿外科学术会议上报告。之后,日本相继开展。1992 年国内泌尿外科开始应用腹腔镜技术,目前腹腔镜应用的范围和成绩已和国外基本同步。我国泌尿外科工作者已可用腹腔镜进行肾切除、肾上腺切除、肾盂与输尿管切开取石、肾囊肿切除、膀胱切除、盆腔淋巴结清扫、精索静脉结扎等手术。国内那彦群、郝金瑞报告1992~1995 年应用腹腔镜切除肾囊肿 31 例;四川德阳市电视腹腔镜手术治疗中心(什邡市第二人民医院)曾祥武、胡道清等自 1992 年 9 月以来,在应用腹腔镜技术进行胆囊切除术的基础上,经动物实验和临床研究,至 1995 年已成功地用腹腔镜行肾切除术 10 例。陈建国、陆曙炎等于 1995 年 7 月至 1996 年 1 月用腹腔镜经腹膜后途径行肾盂、输尿管取石 12 例,均获成功。所报告用腹腔镜肾切除病例,仅适用于因良性疾患需行。肾切除者,如各种原因所致的肾萎缩(小肾)、丧失机能的肾积水、多囊肾等。对于需手术切。肾的肾肿瘤、肾结核,以及重度肾损伤或需行修补缝合的肾裂伤、肾蒂伤等是否可用腹腔镜手术完成,目前未见病例报告,有待继续研究探讨。

【预后】

(一)死亡率

国内资料为 1.6%~4.8%,国外为 6.5%~10%。几乎所有死亡与合并伤有关,主要为急性失血来不及抢救,或在急诊手术中死亡。肾蒂伤所致大出血是肾损伤死亡的主要原因。

(二)并发症或后遗症

1.并发症　肾挫伤和裂伤愈合后,在形态和功能上可完全恢复正常;而碎裂伤或肾蒂伤经修复愈合,可能出现并发症。病人出院 6~12 个月后应复查血压、尿常规及 IVP。

可出现的并发症:肾盏变形、肾积水、肾周及肾内钙化、肾结石、肾囊肿、肾盂炎、瘢痕肾、肾周尿性囊肿等。

2.肾损伤后高血压

(1)暂时性高血压:常被临床医师忽视。由于肾血管灌注量减少及肾实质受压致肾缺血所引起。一般在伤后 2d 血压逐渐升高,经过 12~50d 下降到正常。经临床研究,证明是肾素—血管紧张素系统活性增高所致。

(2)持续性高血压:常由肾周血肿、肾包膜下血肿的机化,肾实质内广泛瘢痕形成,肾内假性动脉瘤、动静脉瘘,以及肾动脉及其分支狭窄等致肾缺血,肾素—血管紧张素系统活性增加而发生继发性持续性高血压。

肾损伤后高血压的发病率,文献报告为 0~55%,此种高血压发病时间自伤后 37d 到 15 年不等,一般为 3~5 年。

3.肾损伤后高血压的治疗　如为瘢痕肾引起,以肾切除术疗效最佳。肾动脉狭窄者,可用肾离体手术及肾自体移植术或经皮肾动脉腔内扩张术(PTA)。非手术治疗可用肉丙素或巯甲丙脯酸等药物控制。

【护理】

轻度的肾损伤可无任何迹象或仅为个别肾盏的轻度受压变形或在肾盏以外出现囊状的局限阴影。血块存在于肾盂、肾盏内表现为充盈缺损。在断层片上可见肾实质有阴性阴影。广泛肾损伤时,一个弥漫不规则的阴影可扩展到肾实质的一部分或肾周,造影剂排泄延迟。集合系统有撕裂伤时可见造影剂外溢。

输尿管可因血尿外渗而受压向脊柱偏斜,肾盂输尿管连接处向上移位和肾盏的狭窄等,排泄性尿路造影亦可反映两肾的功能。先天性孤立肾虽极少见,但应想到这一可能。休克、血管痉挛、严重肾损伤、血管内血栓形成、反射性无尿、肾盂输尿管被血块堵塞等原因可导致肾脏不显影。故首先必须纠正休克,使收缩血压高于 12kPa(90mmHg)后才进行排泄性尿路造影。大剂量排泄性尿路造影可得到比一般剂量更好的效果。并且可避免压腹引起的疼痛。

第二节　大量血尿

血尿即尿中带血。正常人尿镜检每高倍视野可见到 0~2 个红细胞,离心后每高倍镜视野红细胞如超过 2 个,即为不正常。血尿程度决定于尿内出血量多少。出血多时,血尿肉眼可见,称为肉眼血尿。如在短期内持续大量排出深色或血样尿,甚至排出血块,属大量血尿。大量血尿不仅可造成失血,还给病人精神上增加很大的压力;尤其对大量无症状性血尿,更要怀疑泌尿器官有恶性肿瘤的可能。为此,必须采取各种方法,争取尽早得出正确的诊断,采取及时有效的治疗措施。

【病因】

(一)泌尿系统疾病

1.炎症 非特异性炎症,如急性肾盂肾炎、膀胱炎、后尿道炎等;特异性炎症,如泌尿系结核等,均可造成泌尿器官直接损害,引起血尿。

2.肿瘤 肾、输尿管、膀胱的良恶性肿瘤,由于肿瘤组织的糜烂破溃产生血尿。

3.梗阻 肾积水、肾下垂、输尿管或尿道狭窄、前列腺增生症等,使长时期尿流受阻,可继发梗阻以上尿路积水、感染而导致血尿。

4.结石 泌尿系结石,长时间存在于尿路,可造成机械性损伤,引起血尿。

5.损伤 肾、膀胱、尿道的外伤,泌尿系统手术后,ESWL 术后,腔内泌尿外科诊疗操作造成的损伤,均可引起血尿。

6.物理、化学因素及药物所致血尿 如物理因素所致的放射性'肾炎、膀胱炎;化学物质,如二氯化汞、四氯化碳、乙二醇铋制剂等;药物如磺胺类、抗生素(氨基糖苷类)、抗凝药(肝素、双香豆素等)、阿司匹林、非那西丁、水杨酸钠、盐酸氯胍,以及静脉大量输注甘露醇等,都可造成泌尿器官的直接损害,而严生血尿。

7.其他 先天性多囊肾、肾血管瘤、特发性肾出血以及膀胱尿道异物等,也可发生血尿。

(二)全身性疾病

1.血液疾病 如过敏性紫癜、血小板减少性紫癜、血友病、再生障碍性贫血、维生素 K 缺乏症等,影响疑血机制,导致出血时间延长及血块退缩不良,可发生泌尿器官黏膜出血。

2.心血管疾病 肾动脉栓塞(多见于亚急性心内膜炎)、充血性心力衰竭引起的肾淤血及肾动脉硬化等,可引起肾小球缺血性损害而导致血尿。

3.感染及寄生虫病 败血症、流行性出血热、钩端螺旋体病、丝虫病等,可导致血尿。

4.变态反应疾病 急性肾小球肾炎、急性出血性肾炎等。

5.胶原性疾病 红斑性狼疮、结节性多动脉炎等。

(三)泌尿系统邻近器官病变

如子宫、阴道、前列腺、结肠、直肠癌及盆腔内恶性肿瘤晚期侵犯膀胱时,均可引起大量血尿。

血尿的原因较多,涉及面广,内外妇儿等各科中有不少原因可出现血尿,故原因甚为复杂。国内外大量统计资料表明:①血尿病因的 95% 在泌尿生殖系统,其中以泌尿系结核、结石、肿瘤、炎症和损伤 5 类疾患较为常见;②出血部位来源于膀胱者占半数左右。

【诊断】

(一)病史

1.血尿的伴随症状

（1）腰痛：肉眼血尿伴腰痛的疾病很多，如肾、输尿管结石，肾盂肾炎，。肾结核，肾肿瘤等。

（2）膀胱刺激征：尿频、尿急、尿痛等膀胱刺激症状，除膀胱疾病如膀胱炎、膀胱结石、膀胱前列腺肿瘤等可引起膀胱刺激症状外，上尿路疾病在未出现局部症状以前，亦可能出现膀胱刺激症状，如肾结核、肾盂肾炎等。因此，有人提出膀胱是肾脏疾病"代言人"的说法。

（3）水肿和高血压：如血尿伴水肿、高血压，查尿有蛋白时，以急性肾小球肾炎多见。此症主要出现于儿童及青少年。

（4）发热：肉眼血尿伴发热者主要有急性。肾盂肾炎、骨结核、流行性出血热、钩端螺旋体病等。

（5）肾区肿物：血尿伴有肾区肿物，如为单侧性，主要是肾肿瘤、肾积水、肾下垂、肾结核等；若为双侧性，应考虑先天性多囊肾。

（6）无痛性血尿：又称无症状性血尿，即除血尿外无其他明显不适，多见于肾及膀胱肿瘤。

（7）外伤、手术或腔内泌尿外科诊疗操作史：因腰部外伤致血尿者可以肯定为肾损伤；骨盆骨折或会阴部骑跨伤后发生血尿者，则为膀胱或后尿道损伤。行 ESWL，术后血尿为高能冲击波对肾、输尿管的损伤，及结石下排时对泌尿道损伤所致。行腔内泌尿外科诊疗操作后，或泌尿外科手术后血尿，为术中止血不确切、缝合不规范或术后感染所致。

（8）服药史：如曾服用磺胺药类、中药斑蝥，注射卡那霉素、庆大霉素等，都可引起肾脏损害而发生肉眼血尿。

（9）剧烈运动：在剧烈运动后发生血尿，休息后迅速消失，身体状况良好者，多为肾结石、肾下垂及"运动性血尿"。

（10）出血性疾病：血尿尚可伴有泌尿系以外其他部位的出血，如血友病、紫癜、白血病、再生障碍性贫血等，询问病史时应予注意。

2.出血部位的判断

（1）血尿和排尿的关系：①初始血尿，是指排尿开始时尿内有血，为尿道疾患所引起，病变主要在尿道外括约肌以外的前尿道；②终末血尿，出血来自膀胱三角、膀胱颈部、前列腺或后尿道，该部血尿虽以终末血尿为主，但偶尔亦可出现初血尿，有时初血尿与终末血尿可合并出现；③全程血尿，是指血与尿完全混合，从排尿开始至终末，血尿的情况基本一致，是膀胱以上部位的出血，由肾、输尿管、膀胱的损伤、感染、肿瘤、结核及结石等疾病所引起。全身性疾病如血友病、白血病、紫癜、败血症及药物损害等，也可出现全程血尿。

（2）肾脏出血的特点：①全程血尿；②除肾脏损伤或其他疾病引起的急性大量出血为鲜红色外，一般多呈均匀的暗红色；若混有血块，常呈条状，为血液经过输尿管时凝集而成，称为"输尿管铸型"；③肾区疼痛、压痛、叩击痛，而无排尿不适感。

（3）膀胱出血的特点：膀胱病变引起的全程血尿，除肿瘤外一般多伴有排尿不适、疼痛及阻塞等症状，尿色多为鲜红色，血块极不规则。膀胱三角区与颈部，或后尿道及前列腺病变，若出血不太多时，多为终末血尿，为排尿时膀胱紧张收缩所致，同时常合并有排尿痛。肾脏出血与膀胱出血的鉴别,除根据前述特点外,还可采用导尿法。膀胱出血时,插入导尿管排出血样尿液后,再流出的几乎是纯粹的鲜血,若再继续冲洗膀胱,冲洗液内可一直混有鲜血;相反,肾脏出血时膀胱内尿液流出后,最后排出浓厚的血液呈暗红色,再继续冲洗膀胱,除膀胱内存在凝血块外,冲洗液很快即可澄清,如稍等待一个时间,又可突然呈红色,此为血液经输尿管节律性排出所致。

3.过去病史有无出血倾向、结核病史、肾绞痛及尿路结石病史、肾炎症病史、肝脏疾病病史、过敏史、高血压、糖尿病及用药史等,对血尿的诊断都可能提供线索。

（二）体格检查

1.面容　如病人面色及皮肤红润,结膜充血,口唇干燥,发热等,以急性尿路感染为多见;反之,如病人面色苍白、消瘦无力,以结核、肿瘤为多见;如再合并高血压时,则首先考虑慢性肾炎;若面黄、贫血、黏膜出血、神志不安、恍惚,甚至昏迷时,则多考虑为尿毒症。

2.耻骨联合上隆起（尿潴留）　常见于膀胱肿瘤、前列腺增生、尿道断裂、狭窄、后尿道瓣膜、尿道结石等。

3.皮肤　如发现紫红色淤斑,或并有荨麻疹时,首先要想到紫癜。若面部有蝶形红斑,可见于红斑性狼疮;偶有水肿,则多见于慢性肾炎。

4.肾脏的触诊和叩诊　肾积水、结核性脓肾、肾肿瘤、先天性多囊肾等,皆可触到增生的肾脏;若叩击肾脏有不同程度的痛感,应想到。肾结石、。肾结核、肾盂肾炎等。

5.肛门指诊　对于血尿病人,肛门指诊是不容忽视的检查方法,重点检查前列腺的形状、大小、硬度,表面是否光滑,有无压痛及波动等;此外,也应注意精囊的改变。

（三）实验室检查

1.尿液检查

（1）尿常规:除红细胞外,还需注意:①有白细胞和脓细胞存在,说明尿路有感染;②有蛋白及管型存在,说明有肾炎的可能。尿液中有大量红细胞并伴有大量管型时,则血尿肯定来自肾脏。

（2）尿细菌检查:取中段尿做细菌培养,同时做细菌计数,每毫升尿液内细菌数在1万以下者可能是污染, 在10万以上者肯定为感染,1万~10万为可疑感染; 如计数在10万以下,同时伴有感染症状,仍应考虑为感染。

（3）尿结核杆菌检查:血尿疑为结核所致者作此检查,但要注意包皮垢杆菌及女性外阴部也常带有抗酸杆菌,很易混淆。

（4）尿液 PCR 检查:对泌尿系结核和肿瘤的诊断有帮助。

2.其他有关检查　如怀疑出血性疾病者,查血小板计数、出凝血时间测定,凝血酶原时间测定;如血尿伴-肾功能不良者,测定血尿素氮、肌酐、二氧化碳结合力等。

（四）B 超检查

为了解所致血尿病变部位与性质的首选方法,经济,无创,准确性高,可用于诊断泌尿系结石、损伤、肿瘤、结核、前列腺增生症等。

（五）膀胱镜检查

可诊断膀胱内病变,如肿瘤、炎症、结石、异物、溃疡等;若为上尿路出血,通过观察输尿管口的排尿,可以明确出血来源于何侧,再将输尿管导管插入肾盂,还可区分是输尿管出血或肾盂出血。若在导管插入输尿管时有血尿导出,经导管插入肾盂后反而导出澄清的尿液,说明为输尿管出血,特别是在输尿管肿瘤时。高度血尿,观察膀胱内无明显病变,输尿管口亦无血尿排出时,要考虑后尿道或前列腺出血,应注意有否血液由尿道逆流至膀胱内,必要时立即做尿道镜检查。

(六)X 线检查

1.泌尿系平片　观察肾脏大小、位置、外形、尿路区域有无钙化影等。

2.静脉尿路造影　血尿病人考虑或需要排除泌尿系病变者,或因病情、年龄及设备条件等限制,不能做膀胱镜检查及逆行性尿路造影时皆可行此检查。有过敏倾向者,可选用非离子、低渗透压性造影剂。但肾功能严重受损及一般情况不良者忌用。

3.逆行肾盂造影　本法能较好地显示肾盂输尿管的细小病变。

4.顺行性肾盂尿路造影　适用于静脉尿路造影时肾不显影,逆行插管失败,B 超报告肾积水较重者,可在或不在 B 超引导下穿刺肾盂,直接或置管后经造瘘管注入造影剂,可较好地显示梗阻部位,了解梗阻性质。

5.膀胱造影　适用于因膀胱疾患或前列腺增生症所致血尿的诊断。可了解尿道损伤的程度。

6.肾动脉造影　有助于肾血管病变所致血尿的诊断。

(七)CT 和磁共振检查

适用于肾、膀胱、前列腺肿瘤、前列腺增生症、泌尿系结核、结石、肾损伤、肾囊病变等的诊断。

(八)其他检查

同位素肾图、肾活组织检查等可酌情选用。

【治疗】

对血尿的处理,特别强调以病因处理为主,绝不能单纯止血。对一时找不出原因的血尿,亦应在处理的同时继续寻找病因。切忌血尿停止即获得“安全感”,这是很危险的,因许多间歇性大量血尿的病人,往往系尿路恶性肿瘤所致。因此,即使系统检查未能确诊,亦必须加强定期复查和随访,争取尽早得出正确的诊断。对大量血尿病人,在检查的同时,须采取如下处理措施。

1.一般处理　大量血尿时,病人精神都很紧张,首先宜给予适量的镇静剂,使病人保持安静;出血严重时应给予输血、输液,留置导尿管,防止血液在膀胱内形成血凝块;血尿易继发感染,可酌情使用抗生素。

2.止血药物的应用　可选用安特诺新、止血敏、6-氨基己酸、对羧基苄胺及中草药止血类药等。

3.冲洗法　膀胱内出血量较大,经药物处理无效时,可试用冷生理盐水反复冲洗,有时可以止血。经膀胱镜检查,如血尿来自上尿路,则可见血尿自该侧输尿管口喷出,应插入输尿管导管, 并经导管注入 1∶1000 肾上腺素、1∶1000 麻黄素 10~15mL 或用立止血 1

克氏单位做肾盂冲洗,有可能达到止血目的。

4.压迫法 膀胱颈、后尿道或前列腺大出血,可插入 Foley 氏导尿管,囊内注水(30mL以下),牵拉压迫,常能达到止血目的。

5.体外冲击波碎石(ESWL) 对泌尿系结石所致的血尿行 ESWL 可起到去除病因的作用。

6.介入治疗 对巨大肾癌并出血者,经动脉插管注入化疗药物及栓塞血管,既可起到止血作用,又可使肿瘤缩小,为手术治疗创造了条件。

7.手术治疗根据情况选用:

(1)耻骨上膀胱造瘘术:膀胱内出血呈进行性,且积存多量血块致急性尿潴留,可切开膀胱取出血块,进行止血,并置管暂时膀胱造瘘。

(2)双侧髂内动脉结扎术:适用于制止膀胱或下尿路大出血。

(3)膀胱部分或全切除术:适用于膀胱肿瘤所致的出血。

(4)肾固定术:适用于治疗肾下垂。

(5)肾局部病灶切除术:用于局限的肾血管瘤、肾盏-静脉通道、肾乳头炎等。

(6)肾部分切除术:适用于局限性多发性结石、肾外伤、局限性肾结核、孤立性肾囊肿、肾良性肿瘤等。

(7)肾切除术:用于肾肿瘤、一肾结核、肾碎裂伤(单侧)等,难以控制的单侧肾出血,也可考虑行肾切除(术前必须确定对侧肾功能良好)。

【护理】

1.积极进行检查、诊断:患者可到有一定水平的医院就诊以便及早检查确诊及时治疗。无症状的显微镜下血尿亦应重视。一时不能确诊者,除按一般抗感染外,应密切观察病情发展,定期到医院复查。

2.观察在一次排尿中血色的变化。膀胱出血,初期血尿可能不太严重,可表现为终末血尿严重些;膀胱以上尿路出血在排尿中血尿呈全程性血尿。

3.观察出血性质和排尿情况,是血尿还是阴道出血?是初血尿还是终末血尿?

4.血尿是一个严重的症状,病人极度恐惧。应与病人进行安慰和解释,说明 1000mL尿中有 1~3mL 血就为肉眼血尿。失血是不严重的。

5.留取血尿标本,送常规检查和细胞学检查。

第三节 嗜铬细胞瘤

嗜铬细胞瘤是人体中不定位的一种肿瘤,多发生在肾及肾上腺内,也可发生于腹主动脉两旁、输尿管末端、膀胱壁、胸腔、纵隔、心肌、颅脑等处。其病因不完全清楚,与胚胎期神经嵴细胞发育、生长有直接关系,其肿瘤在肾上腺内或肾上腺外的嗜铬细胞瘤,除分泌特定的肾上腺素及去甲肾上腺素外,又能同时分泌其他内分泌素,引起其他症候群,嗜铬细胞瘤既可为后天生长,也不排除先天因素的影响。可以在人群中散发,也可是家族性遗传疾患。肿瘤的病理生理性质可以是良性,也可以是恶性。多数肿瘤皆表现临床症状,但也有功能静止型肿瘤,遇有强烈刺激时引发症状,其症状复杂。近年来,随着对本病的重视及检诊技术水平的提高,使该病例大有增多。据国内资料统计,该病病例在高血压中的发病率为 0.4%~2%,发病年龄 20~40 岁多见,由于该肿瘤为特殊性,这种特殊异位促皮素瘤未能完全术前确诊,手术死亡率高达 50% 以上,这种全身多处特殊性肿瘤,简单概括为 90:10 肿瘤,即长于肾上腺占 90%,长于肾上腺外者占 10%;单侧瘤占 90%,双侧瘤占 10%;单发瘤占 90%,多发瘤占 10%;良性瘤占 90%,癌占 10%。

【病因】

发病原因与其他肿瘤一样,不完全清楚。但嗜铬细胞瘤发病原因与胚胎期神经嵴细胞的发育生长有直接关系,神经嵴细胞系各种内分泌腺的始基,由于基因发育缺陷致使神经脊细胞发育紊乱,因此与发病方面存在着千丝万缕的联系,形成了各种特殊类型的嗜铬细胞瘤。

1.多发性内分泌腺瘤 1961 年有人曾报告 6 例甲状腺癌并发嗜铬细胞瘤的病例,后来证实甲状腺癌皆为髓样癌,并发嗜铬细胞瘤,多为双侧性。据各内分泌腺瘤间不同组合,可划分为Ⅰ、Ⅱ、Ⅲ及各类亚型。认为是神经嵴细胞分化发育紊乱所致的结果。

2.家族性嗜铬细胞瘤 家族性者多为两个以上的内分泌腺受累嗜铬细胞瘤,也多为双侧或多发,1947 年有人首先报道,1964 年的报道 507 例嗜铬细胞瘤中家族性发病率为 6%。

3.多内分泌功能嗜铬细胞瘤 近年发现嗜铬细胞瘤分泌两种以上的内分泌激素,嗜铬细胞瘤并发高血钙,血内加压物及降钙素值均增高,嗜铬细胞同时分泌 ACTH,自 1979 年以来国内已有报道。

4.特殊部位的嗜铬细胞瘤 肾动脉狭窄与嗜铬细胞瘤并存,生长在胰腺后方的嗜铬细胞瘤可直接侵入下腔静脉,嗜铬细胞瘤生长于。肾实质、膀胱以及身体各部某些特殊部位,引起更为复杂的病理及临床意义。

【病理】

嗜铬细胞瘤的病理可分为良性和恶性,多为良性,呈圆形或卵圆形,表面光滑,而有完整包膜,瘤体大小不一,国外文献记载最大重达 3167g 者,国内报告有重达 3900g,肿瘤细胞很不规则一致,有的为正常髓质细胞所组成,有的则为形态不规则的瘤细胞,瘤细胞的轮廓呈不规则的多面形,胞质丰富,含有嗜铬性颗粒,瘤细胞在电子显微镜下见有两种主要细胞,即明亮细胞和深暗细胞。细胞内存有嗜铬蛋白 A。去甲肾上腺素颗粒为多形型,粗大,色深结构,肾上腺颗粒呈圆形或卵圆形,被染成灰色颗粒,纯的肾上腺素瘤及去甲肾上腺素瘤分别包含各自特殊颗粒形态像,混合瘤则含有两种颗粒,瘤体内的加压物质总量取决于瘤体大小及颗粒浓度。小肿瘤的加压物总量虽较少,但代谢快,进入血循环量多,功能强瘤体大的总量虽多,但代谢释放率低,储存于瘤内的大量加压物质被分解成为无药理作用的中间产物,进入循环的加压物质并不比小瘤多,功能可能较低而症状轻,故临床症状并不依赖于瘤体大小,瘤细胞所含的嗜铬粒蛋白 A 或两种嗜铬颗粒的量比正常髓质细胞的含量大 6~10 倍。

根据病理组织切片,确定肿瘤恶性或良性是比较困难的,往往在镜下表现为恶性瘤细胞形态,但在临床上却为良性瘤病程;相反,有的瘤为良性组织像,在术后 1~6 年内癌瘤复发。

本病的主要病理生理变化是肿瘤分泌大量的去甲肾上腺素,肾上腺素作用于人体所引起。在生理状态下,去甲肾上腺素可在交感神经节合成,肾上腺素只能在肾上腺髓质内合成,中度刺激内脏神经,使髓质产生 20%的去甲肾上腺素及 80%的肾上腺素,但长期刺激则使其比例颠倒,嗜铬细胞瘤的分泌相与后者同,瘤细胞膜有离子通路,对儿茶酚胺的摄取依赖于钠离子,释放则需钙离子进入细胞,经过弥散及膜裂分泌始可进入血内,若以药物阻断钙离子进入细胞内,即可阻滞其释放。去甲肾上腺素及肾上腺素具有不同的加压作用,其中间产物也有一部分加压作用,嗜铬细胞瘤所合成的加压物质,可高出正常肾上腺髓质分泌总量的 100 倍以上。人体长期遭受巨大剂量加压物的袭击,必将引起重要脏器的严重病理变化,如心血管系统、心脏肥大、心力衰竭、持续性高血压,以致相当程度的动脉硬化、眼底出血、水肿、视力障碍、脑血管意外常有发生。病程较长的持续性高血压者,可有肾动脉硬化。本症常并发甲亢、甲状腺腺瘤、甲状腺髓样癌。

【临床表现】

1.高血压 为嗜铬细胞瘤特有的症状及病史。高血压分为持续性及阵发性两型。一般认为肿瘤分泌加压物为阵发性释放入血,则呈阵发性高血压型;如持续性分泌则为持续性高血压型。但也有认为与肿瘤所合成的加压物成分有关,血压骤然上升,可高达 26.6kPa(200mmHg)以上,病人表情焦虑,皮肤苍白,全身出汗,手足厥冷,软弱无力,气促、胸闷、呼吸困难,一般发作持续数分钟,少数可长达数小时。发作缓解后病人极度疲劳、衰弱、全身出汗。持续性高血压型者也可有阵发性加重,尚有一种无任何症状的嗜铬细胞瘤。发作多由剧烈运动、变换体位、压迫腹部、饥饿、精神刺激等原因引起;也可在妊娠、分娩、创伤、手术时突然发病。发作时偶可发生脑溢血或肺水肿。阵发型病人在发作间歇期血压可在正常范围,个别病人可低于正常。

2.代谢紊乱 基础代谢皆有不同程度的增加,肾上腺机体的氧耗量增加,似甲亢症状。肾上腺素可使肝糖原分解增加,血糖升高,糖尿。症状发作时,产热多于散热,体温升至 38℃左右,蛋白消耗较重,病人消瘦、乏力。

3.腹部和消化道症状 常见恶心、呕吐、腹痛、消化道出血。

在一部分嗜铬细胞瘤的病例中,一般情况下可不表现任何症状,这种"无功能"、"静止期"的嗜铬细胞瘤 10%~17%。

【诊断】

具有典型发作的病例诊断并不困难,凡遇下列情况之一时,可进行嗜铬细胞瘤的特殊检诊:①凡有交替性发作头痛、出汗、胸腹痛、视力减退、神经质等可疑症状者;②消瘦病人患波动性高血压者;③青年高血压;④基础代谢率高而非甲状腺功能亢进者;⑤病程短暂的恶性高血压并发糖尿病者;⑥有嗜铬细胞瘤家族史;⑦对神经节阻滞剂有良好的反应者;⑧创伤、手术麻醉、分娩期症状发作者,应想到本病的可能。

嗜铬细胞瘤的诊断首先应作定性诊断,再采用不同方法进行定位诊断,目前归纳起来有下列方法。

(一)药理学试验

1.组织胺激发试验　常用于发作的间歇期血压低于 22.7/14.7kPa 时进行,如 2min 内血压升高 4~8kPa,持续 5min 以上者,则为阳性结果。如在 3min 内血压降低 4.7~3.3kPa,则为阴性结果。

2.苄胺唑啉试验　可用于血压持续性高于 22.7/14.7kPa 的病人,静脉注射 5mg 苄胺唑啉后,3min 内血压降低 4.7~33kPa 并持续 5min 以上,则为阳性结果。试验前每分钟测血压 1 次,至少测 5 次,注药后每 1/2min 测血压 1 次,持续 2~4min,然后每 1~2min 测血压 1 次,持续 10~20min。

试验前应停用降血压和镇静药 1 周,以减少假阳性的机会。

(二)髓质激素的测定

1.24h 尿内儿茶酚胺含量　正常人为 258~891μmol/d,女性 239~806μmol/d,本症病人的 24h 尿内含量较正常值高出 10~100 倍,24h 尿内香草基杏仁酸(VMA)含量测定对诊断也有帮助。

2.血内髓质激素测定　本症去甲肾上腺素值可明显升高。

3.膀胱后充气造影　可显示。肾上腺区的肿瘤显影。

4.同位素肾图及肾上腺扫描检查　肾图呈现双肾对称性浓缩分泌时间延长,排泄缓慢的抛物状曲线,肾上腺扫描,以诊断肾上腺疾病。

5.动脉造影　方法有两种,腹主动脉造影和选择性肾动脉造影,可显示丰富的毛细胞管勾画的轮廓。

6.B 超检查 B 超显像对肾上腺区嗜铬细胞瘤的诊断比较准确。

7.CT、MRI 检查　CT、MRI 扫描是一种安全而准确的定位诊断,并对特殊部位的肿瘤,可描画出与重要器官的关系,对诊断和治疗有很大帮助。

根据临床表现及测定血内及尿内的加压物或其代谢产物,不难做出定性诊断。对定位诊断则要结合影像学的各项检查。目前进展快,准确性高,同时又安全的 CT 检诊,不难做出定位诊断,特别对肾上腺外的肿瘤也多被发现。

【治疗】

一旦诊断确定后,及早手术疗效良好;但手术有一定危险性。麻醉和手术中血压容易波动,肿瘤血运丰富,且与大血管贴近,易出血,因此手术前后和手术中的正确处理极为重要。目前对该病的病因、病理、诊断、治疗有了更深刻的了解及重视,因而对手术前准备、麻醉、术中及术后的处理,建立了一系列有效措施。现就处理方法分述如下。

（一）术前准备

充分的术前准备是降低手术死亡率的关键。术前准备主要有两种方法。

1.术前用 α 肾上腺素能阻滞剂　使血管扩张、血压下降。常用苄胺唑啉静脉注射或口服，口服最大量可至 120mg/d。还可口服苯苄胺使血压得到控制后再手术，可减少术中血压波动。

2.术前输入足量的液体或全血　以补充血容量，而不用 α 阻滞剂。

（二）术中处理

宜选用激惹性小的麻醉剂，避免挤压肿瘤，充分给氧，心律不齐可用利多卡因。术中应及时应用和调整苄胺唑啉的静脉用量，中断肿瘤血运和切除时及时补充血容量，必要时可滴注升压药物。

（三）术后血压监测

术后血压维持在 13.3/8kPa，对双侧。肾上腺手术者，可补充皮质激素，术前诊断部位明确者，可考虑为单侧腰切口，但一般主张用腹部直切口或上腹部横切口。

（四）术后一般治疗

术后抗感染，对症支持，根据病情灵活掌握。

目前对该肿瘤的病因、病理研究，检诊手段以及治疗等方面有很大进展，特别是手术通过充分良好的术前准备，成功率大大提高。总之，嗜铬细胞瘤是人体最为变幻莫测的一种肿瘤，症状复杂，处坪时应针对其特殊性，灵活应用，区别对待。

【护理】

一、术前护理

1.病情观察　高血压与水钠潴留和血管壁对去甲肾上腺素反应性增高有关，因此应定时测血压、心率，遵医嘱给予降压药物，并观察药效。若为儿茶酚胺引起的发作性高血压，应观察神志及心肺脑功能变化，血压高于 22.6/14.4 kPa（170/110 mm Hg）时应遵医嘱及时给予可乐宁或酚妥拉明控制血压. 观察有无糖尿病症状皮肤疖肿及蜂窝织炎周期性肌无力低钙性抽搐。记录 24 h 出入量。

2.心理护理　向患者反复耐心讲解疾病的有关知识，使患者对疾病有充分了解和明白手术治疗的必要性，并简要介绍手术方法，打消患者顾虑。患者因儿茶酚胺大量分泌，交感神经兴奋性增加，患者出现心悸、胸闷、头痛、多汗等症状，并表现为排尿后血压急剧上升，同时手术危险性大，术前准备时间长，加重患者心理负担，惧怕排尿，故在进行各种检查前应耐心细致地向患者及家属做好解释工作，解答患者提出的各种疑问，消除其恐惧心理，树立战胜疾病的信心，使心理达到最佳状态，积极配合治疗，顺利接受手术。

3.高血压的护理　膀胱排空时刺激儿茶酚胺大量分泌，使血压急剧上升，因此患者排尿时要有专人陪护，经常巡视病房，密切注意患者的血压变化，确定患者的血压类型，有助于掌握病情。为了克服动脉扩充血容量的方法，使血压保持在稳定状态，减少了术后并发症的发生。由于我们加强巡视，及时发现血压变化情况，无发生高血压危象及高血压脑病。

4.生活护理 因长期代谢紊乱导致体质虚弱,除一般的生活护理外。还应加强对起居方面的指导。如对肿瘤生长的区域禁止触及碰撞,特别是在夜间熟睡时采取防护措施,变换体位时应缓慢,以减少血压骤升的机会。

5.饮食的护理 应注意检查血糖和糖耐量试验,根据检查的结果,调整饮食的结构,适当安排患者进行低糖、低盐、高蛋白食物,多食钾、钙含量高、营养丰富易消化的饮食,能够补充机体由于代谢紊乱所消耗的能量,鼓励患者多饮水。

二、术后护理

1.生命体征监测 肿瘤切除后,患者的血压很不稳定,患者回病房后尽量取平卧位,减少搬动,进行心电监护,术后24~48 h专人护理,予常规吸氧,保持两条静脉通路,一条用来补充血容量,监测中心静脉压,以了解血容量和循环功能情况;一条用于调整血压,以防低血压的发生。根据中心静脉压,调整输液的速度和量,注意水电解质紊乱,按医嘱检测各项生化指标,详细记录24 h出入量。

2.观察切口渗出情况,保持敷料清洁干燥 保持各种引流管通畅,避免扭曲,受压脱落更换体位时勿过度牵拉或打折,观察引流液的量、颜色、性质,并做好记录。

3.预防呼吸道感染 3例手术均采用快速诱导气管内插管全麻,术后分泌物较多,为使痰液易于咳出,给庆大霉素、糜蛋白酶雾化吸入,达到消炎止咳、祛痰效果,鼓励患者咳痰,讲解其重要性,并协助按住伤口轻叩背部或改变体位,进行有效排痰,必要时在围术期加用抗生素预防感染。

4.饮食护理 患者肠蠕动恢复后开始进食,开始先进流质饮食,逐渐过渡到半流质饮食、软饭和普通饭鼓励患者多吃蔬菜、水果,多饮水,保持大便通畅避免用力排便引起血压急剧变化,发生摔倒甚至猝死。

5.术后2周复查血、尿儿茶酚胺,观察血压是否稳定,以了解有无肿瘤残留或其他异位多发灶。

(朱思良 俞淼 刘霞 龙金荣 刘东芝)

第八章　骨外科危重病症

第一节　严重肢体创伤

严重肢体损伤包括,四肢严重的或多发性骨折;肢体的主要神经(神经主干,如尺神经)、血管(血管主干)损伤;肢体严重广泛的软组织损伤(如碾挫伤、缺损等)和严重影响功能的肢、指组织缺损。如不及时救治,将严重影响功能,甚至危及生命。

【病因和分类】

1.根据致伤原因分类
(1)机械性原因所致创:常因直接暴力所致,如车祸、碾压伤、摔伤等。
(2)火器伤:包括枪弹伤和爆炸伤。
(3)化学和物理原因所致的损伤:如Ⅲ度肢体烧伤、虫蛇咬伤等。
2.根据创伤是否与外界相通分类
(1)开放性损伤。
(2)闭合性损伤。
3.根据创伤所致损伤组织分类
(1)骨折。
(2)神经、血管损伤。
(3)韧带、肌腱、肌肉损伤。
(4)皮肤剥脱伤。
(5)离断伤。

【发病机制】

严重肢体创伤时,常因疼痛、失血出现休克,而大量软组织损伤坏死时,所形成的毒血症、酸血症又可加重休克,导致肾功能衰竭及多器官功能衰竭而危及生命。另外因肢、指(趾)离断或广泛皮肤剥脱,如不能正确、及时、妥善处理,挽救其功能,虽能挽救生命,亦因日后功能残缺严重影响生活质量。

【临床表现】

(一)局部表现

疼痛,肿胀,功能障碍,局部淤斑,畸形。开放性损伤时,有活动性出血,组织甚至肢、指缺损。神经干损伤时,出现损伤之神经所支配区域的感觉运动功能障碍。血管损伤,可出现血供障碍或回流受阻等征象。

(二)全身症状

常因失血、疼痛,以及广泛组织坏死,毒性物质进入血循环所致,呈进行性加重,形成恶性循环,表现为血压下降、脉搏快而细弱、肢冷、烦躁,甚至出现昏迷等神经症状。

(1)大出血与贫血:开放性损伤时,可表现为显性活动性失血。闭合性损伤时,则表现为隐性失血(如多处骨折等),而出现进行性贫血。

(2)肾功能及多器官功能衰竭:休克及酸、毒血症时,可出现。肾功能衰竭而少尿甚至无尿,损伤严重或处理不及时,可造成多器官功能衰竭而出现一系列症状。

(3)酸中毒、高钾血症:由于大量组织破坏,大量酸性产物及钾进入血液循环,表现为呼吸深大,以及心律不齐,甚至心功能不全等。

(4)脂肪栓塞:肥胖老年病人可因此而猝死。

(5)挤压综合征、骨筋膜室综合征本节不赘述。

(三)辅助检查

1.血液检查 低血红蛋白,白细胞计数及分类升高,血钾升高,$CO_2CP\uparrow$,$Cr\uparrow$,甚至血中出现肌红蛋白。

2.X线检查 可了解骨折情况;血管造影可了解血管通畅情况。

3.尿检 可出现肌红蛋白尿、管形尿。

4.肌电图检查 以了解神经损伤情况,有助于判断损伤部位。

5.多普勒血管检查仪 能了解动脉血管损伤情况。

【诊断】

结合病人病史、症状、体征及辅助检查,不难确诊,但必须仔细检查病人(尤其是神经血管损伤时),严密观察病情变化,以免延误病情而不能及早诊断和治疗,尤其对合并心脑等器官损伤时,更应严密观察。

【治疗】

严重肢体损伤常由车祸、塌方、地震、摔伤所致,常合并其他重要器官损伤(如心、脑、肺损伤)。故现场救治时,先将病人救出危险区,保证心、脑、肺等器官的正常功能;大量活动性出血,要妥善止血;对骨折肢体妥善固定;开放性损伤,已露出创口外污染的肢体组织,不能随意放入创口内,可用洁净敷料或布包扎固定,迅速运送并进一步治疗。在搬运过程中,要特别注意有否脊柱及脊髓损伤,如有,要妥善保护,以免加重损伤。进一步救治中危及生命的心脑肺等损伤救治,本节不作讨论。

（一）一般治疗

1.抗休克治疗　快速扩容,补充血容量;调整水、电解质及酸碱平衡;应用血管活性药物和肾上腺皮质激素。

2.应用抗生素　选用广谱有效抗生素以防感染,特别是对开放性损伤病人。

3.支持治疗　保持各重要器官功能。

（二）创伤治疗（肢体创伤治疗）

1.开放性损伤的处理　应早期彻底清创,及早消灭创口,注意尽可能保留有活力组织,以期修复创口和主要神经血管并保持关节装置的完整,使开放性损伤变为闭合损伤。当创面污染严重,感染机会极大时,在清创后可暂行包扎,再待Ⅱ期处理。严重肢体开放性损伤很少仅单一种组织损伤,多数有多种组织的合并损伤。在此介绍几种常见损伤的治疗方法。

（1）断肢、指（趾）的治疗:在彻底清创的基础上进行再植,对于毁损严重的肢、指（趾）,尤其是近端毁损严重,而远端组织正常时,可切除毁损部分后再植;对部分污染严重,无法急诊再植,日后有可能行功能重建者,应尽量想办法保留成活部分的活力,如将有活力的肢指（趾）部分移植到身体其他健康部位,将其血管与植入部位血管吻合,而保持活力,以便Ⅱ期修复。做再植术后,应用扩管及抗凝药物2周,严密观察其血运情况,一旦再植失效,再植肢、指（趾）坏死,应早清除之。

（2）肢体严重挫裂伤:彻底清创后,如其远端血运尚好,整个挫裂损伤段组织活力及血运尚可,应尽量保留肢体;如皮肤张力大,不应勉强缝合,以防发生间室综合征,可用凡士林纱条包扎,待肿胀消退后,Ⅱ期缝合或植皮。术后严密观察,一旦出现坏死或感染危及生命时,应毫不迟疑地做截肢处理。对严重挫裂伤,绝大部分组织失活、抢救无望时,亦应早期截肢。

（3）肢、指（趾）广泛皮肤剥脱、套脱伤及大面积皮肤缺损:彻底清创后,将剥脱之皮片、皮下脂肪清除,做原植皮,加压包扎。大面积组织缺损的肢、指（趾）,尤其是主要神经、血管关节部位损伤,以及骨折等周围组织缺损外露时,可做皮肤移植或带蒂皮瓣、或带血管经游离肌皮瓣移植,或肢体岛状皮瓣移植。如手部五指大面积皮肤缺损,可做腹部带蒂桥形皮瓣移植,日后断蒂分指。

（4）肌肉、肌腱损伤:肌肉断、撕裂伤时,可做肌腱缝合;肌腱断裂时,尽可能Ⅰ期修复吻合。术后使肌肉肌腱于松弛位固定（如屈指肌腱损伤,屈腕、屈指位固定）,当肌腱缺损无法Ⅰ期修复（如严重污染等）,可将断端就近缝合固定,尽可能3个月内做Ⅱ期修复。

（5）开放性骨折:彻底清创后,如创口污染不重,组织活力好,在不太加重损伤的同时,可行内固定。若污染严重时,应行通畅引流,术后石膏固定或牵引治疗,严密观察;若感染且扩散为败血症危及生命时,应考虑截肢。

（6）韧带、关节损伤:开放性韧带损伤时,清创后尽量Ⅰ期修复。有缺损时,可取其他腱性组织修复;合并关节囊上裂并脱位,亦应Ⅰ期复位,修复关节囊及韧带,保持关节稳定,同时注意要有活性良好的组织覆盖。若污染严重,关节囊应尽量通畅引流,但尽可能少于囊内置管引流,且在情况许可时早期Ⅱ期修复,以保证关节功能。

(7)主要神经、血管损伤:清创后,对于完全断裂的神经血管,应尽可能工期吻合。若有损伤,则切除挫伤段后松解吻合或做移植(如取浅静脉代动脉)。但对于血管损伤而不影响损伤远端的血运时,可不做修复(如尺动脉损伤,桡动脉完好时),尤其当创口污染重,或病人病情危重时。创口污染严重时的神经修复可留待Ⅱ期,最好3个月内修复。而损伤的血管修复,尤其影响损伤远端血运的血管修复(如股动脉、腋动脉或肱动脉损伤),应急诊修复。术后加用强力、广谱抗生素的同时通畅引流,有感染先兆时即灌洗引流,并加强支持治疗,以及常规应用扩管、抗凝剂。

2.闭合性损伤的处理

(1)肢体严重碾挫伤、其处理见挤压综合征和问室综合征。

(2)单纯严重肢体骨折:其治疗目的仍是使骨折愈合,最大限度地恢复损伤部位的解剖和功能,在选择治疗方法时应考虑以下几个方面:①牢固的愈合;②恢复正常功能;③易于迅速完成;④尽可能少的组织再损伤。严重肢体骨折多为多处骨折或单处的多段骨折(或粉碎性骨折),单处多段或粉碎性骨折时,可牵引或石膏固定;多处骨折病人病情许可时可考虑开放一处或数处骨折内固定(固定器材有髓内钉、钢丝、接骨板、螺栓等,根据不同情况进行选择),亦可在电视透视下行手法整复,不开放骨折部位做髓腔内固定(仅适用于股骨及部分胫骨骨折,且施术者必须具备此方面的技能)。

手术时机的选择:骨折合并大动脉裂伤或神经断裂,应做急诊手术治疗。一般在伤后3~4d全身情况好转后进行,若局部水疱形成、大片皮肤擦伤或挫裂伤时,应等到水疱消失,擦、挫、裂伤愈合后进行。术后尽早进行功能锻炼,以促进愈合,早期康复。对病情重、无法适应内固定的病人,可行外固定支架治疗,亦适用于部分开放性骨折的治疗。此方法可进行早期功能锻炼,有助局部软组织损伤及骨折的同步治疗,便于对肢体其他损伤的观察,亦便于抬高患肢减轻水肿,以及对后侧组织的压力,便于护理,可早期施术以减轻骨折对身体的危害。

(3)神经血管损伤:常与骨折合并存在,多由骨折断端刺伤或压迫所致,表现为裂伤或挫伤。出现血管损伤时,尤其是动脉的裂伤时,出现失血及局部进行性肿大表现,可做血管造影了解损伤情况,进行急诊手术探查,做血管修补。如损伤处挫伤或断裂,应切除挫伤血管段后,松解吻合,术后应用抗凝扩管剂,严密观察患肢末梢血运。骨折并神经干损伤时,可做肌电图,结合体格检查,沿神经解剖通路轻叩其损伤部位,感觉分布区有暂时性刺痛存在,并持续数秒,即谓Tinel征阳性,其叩痛点即为神经损伤部位,应尽早进行手术探查。

手术方式:若完全断裂,应做完全神经缝合术;如为部分损伤,则做部分神经缝合术;若挫裂之神经干过长,在清除后,可做骨折部位部分骨质缩短或神经移植术以修复之,术后石膏固定,上肢4周,下肢6周,拆石膏后进行功能锻炼;若做神经束间移植术,关节固定应不超过10d,关节及肌肉的功能锻炼、理疗将有助于肢体功能恢复。术后检查Tinel征,进行性向远侧移动时,则说明神经纤维向前生长,预后较好。对于无骨折的闭合性损伤或钝器伤而出现神经缺损时,应适当观察一段时间(一般在3个月内)。若临床及肌电图都无神经恢复征象,应做手术探查;如为神经挫伤或软组织卡压所致,全部或部分神经束保持完整,可做神经内松解术;若找不到完整神经束,应切除神经瘤,行神经吻合,术后处理同前述。通常在严重肢体损伤时,神经损伤常伴有邻近骨和软组织严重损伤,在治疗过程中应将肢体功能作整体考虑,以免因偏重神经损伤治疗而出现骨骼畸形愈合,或肢体长时间固定产生肌肉瘫痪、纤维化和关节僵硬而得不偿失。

(4)关节脱位与韧带损伤及关节内骨折:严重损伤时,三者常同时存在,亦可单独出现,如不及时处理,常导致关节功能障碍;关节脱位时应及早复位,手法复位失败者可考虑开放复位;合并韧带损伤或单独韧带损伤,尤其是断裂或自附着部撕脱时,应早期手术修复。对韧带挫伤或部分断裂时,可保守治疗,用石膏固定于韧带松弛位2~3周即可;合并关节内骨折或通过关节面的骨折,或者骨折单独存在时,无移位者可石膏固定保守治疗;以小块骨折游离于关节内,又不影响关节面完整时,可在钢带修复后取出,否则可延迟取出;如骨折影响关节完整性时,应早期修复;手法治疗无效时,要手术治疗,达到解剖复位;对无法修复解剖复位的粉碎性骨折,可石膏将其固定于功能位,使其僵硬于功能位或日后做关节融合术。韧带和骨折早期修复的手术时机,以选择在伤后1周左右为准,因此时病人全身情况已改善,水肿已消退,出血已停止。术后应尽可能早进行功能锻炼,促进关节功能恢复。

(5)肌肉、肌腱损伤:发生在功能重要的肌肉或较大肌肉和肌腱的断裂,尤其对青壮年或体力劳动者,应早期手术修补。其方式是在肌肉撕裂端清创,使健康肌肉断端能精确对合,肌肉四周以丝线间断缝合,情况许可时,应包括肌鞘,然后用阔筋膜行多次深层的褥式缝合加固,肌腱断裂应早期手术直接缝合;而其自附着部撕脱时,应早期手术,用大量丝线、钢丝或螺钉原位固定之。术后石膏固定,上肢2~3周,下肢4~6周,尔后行功能锻炼。

(三)几种特殊的严重肢体损伤

1.肢体广泛的Ⅲ度烫伤 应早期清创和植皮覆盖创面,有助于保护皮下的各种组织结构,以免创面暴露而坏死,影响日后功能恢复。伤后局部应用磺胺米隆,有助于防止感染。清创手术时机选择在伤后72h以后,此时病人全身情况改善,水肿消退。手术切除部分应与肢体皮纹相一致,以免发生张力线和过度瘢痕组织。植皮缝合时,关节等活动部位皮肤不宜拉紧,术后10d左右拆除敷料,逐步进行主动功能锻炼。

2.电灼伤 其损伤程度取决于电流强度,接触时间,病人的易感性。临床上对其损伤范围、深度及对损伤组织的严重性估计困难,常致越来越多的正常组织坏死。早期进行清创(48h内),有助于避免坏死组织引起的败血症。清创时植皮,覆盖创面,保护暴露的骨骼、肌肉、神经组织,以免细菌侵袭而坏死。电灼伤时,大血管坏死的危险最大,可能在晚期发生大动脉自发性破裂,因此有必要于床边置气囊止血带,以便及时抢救处理。其急诊处理方式见开放性血管损伤。

3.严重肢体冻伤 冻伤时由于组织缺氧,早期出现血管痉挛,后期则出现血管栓塞。其严重程度随下述情况发展而增加:皮肤红斑;水肿、水疱形成;皮肤坏死;深部软组织坏死;骨坏死。冻伤的基础治疗在于简单清创后保暖,如无感染,不应挑破水疱,回暖后鼓励病人做运动活动,洗涤、清洁冻伤肢体。若需做彻底清创或截肢,应在坏死部分明确后进行,一般需数周或数月。

【护理】

1.宣传安全知识,加强安全防护意识。

2.一旦受伤,无论是开放性或闭合性损伤,都要及时到医院就诊,开放性损伤时尽早接受清创术并注射破伤风抗毒素。

3.强调功能锻炼的重要性,督促病人积极进行身体各部位的功能锻炼。防止肌萎缩关节僵硬等并发症的发生。

第二节 严重脊柱、脊髓损伤

脊柱损伤较常见,多由外来暴力所致,常合并脊髓损伤,最常见原因为车祸、摔跌伤、跳水、枪击伤等。

【病因和病理】

(一)脊柱骨折

脊柱骨折常因外来暴力所致,还可因本身病变而出现病理性骨折。脊柱骨折多为闭合性,开放性损伤者少。其分类方法很多,可由外力作用来分,亦可由骨折稳定程度分,还可根据损伤部位及损伤程度分。

1.颈椎骨折与脱位 分为颈椎椎体骨折;颈椎半脱位;全脱位。环椎、枢椎骨折与脱位多不稳定,常因脱位、骨折片挤压、急性椎间盘突出而伤及脊髓,甚至高位截瘫,危及生命。

2.胸腰椎骨折与脱位 分为单纯椎体压缩性骨折、椎体粉碎性骨折、椎体骨折并脱位。前者多较稳定,后二者常因脱位及骨折推移而伤及骨髓。

3.附件骨折 多与椎体压缩性骨折并存,亦可因肌肉强烈收缩而出现。以 L2、L3、L4 横突及 C1、T1 脊突多见。

4.多处脊柱骨折 多处非连续性骨折,有人将其分成三种类型:①原发病损在 C5~C7,而继发病损则在 T12 或腰椎;②原发损伤在 T2 和 T4,继发损害则在颈椎;③原发损伤在 T12~L2,继发损伤则在 L4、L5,且发现多处损伤者,非连续性骨折在胸椎中段,与上段的原发椎体损伤不相称。若此部位有骨折,应疑有继发性椎体损伤。继发性病损主要发生在 L4、L5、C1、C2,认识它们很重要,可减少神经功能丧失、慢性疼痛、进行性畸形的发生。

(二)脊髓损伤

多由不稳定骨折并脱位、滑脱或椎体骨折块移位挤压,急性椎间盘突出等损伤压迫骨髓所致。

其病理表现可分为:

1.脊髓休克(或脊髓震荡) 有髓神经细胞受强烈震荡后出现暂时性神经功能障碍,而本身无器质性破坏及受压,伤后在骨折平面以下出现弛缓性瘫痪,但数小时至数日甚至数周后即大部恢复,最后完全恢复。

2.脊髓受压　因骨折块、急性椎间盘突出、血肿等造成椎管变形,缩小压迫脊髓。初期为弛缓性瘫痪,及时解除压迫,可部分或全部恢复。如压迫过久,亦可因血运障碍而导致脊髓软化、萎缩,使瘫痪不可逆转。

3.脊髓实质性破坏　为脊髓实质的挫伤、裂伤(纵行裂伤、横断伤),而导致损伤部位传导功能部分或完全障碍。

【临床表现】

因本节所讨论的是严重脊柱、脊髓损伤,故对单纯稳定的附件骨折及稳定的轻度压缩性骨折等不作讨论,而其他复合伤亦不在本节讨论,因脊柱骨折与脊髓损伤常合并存在,故既有脊柱骨折症状,亦有脊髓损伤表现。

局部表现为疼痛、肿胀、淤血,伴局部痉挛,活动受限,甚至畸形。合并脊髓损伤时,因受伤部位、损伤原因及损伤程度不同而出现不同症状、体征,可表现为截瘫、交叉瘫、特定区域的感觉运动丧失。对于 T6 以上脊髓损伤常表现为低血压、低体温、慢心律,甚至呼吸、心搏骤停而死亡。

对于脊髓休克和脊髓实质性损伤早期鉴别尚较困难,但前者甚少,表现为完全性弛缓性瘫痪,且短期内即有部分恢复,尤以颈部损伤及腰骶段休克不超过 24h。而出现受骶段控制的反射运动感觉很快出现,如屈趾肌的自主运动、肛周感觉、肛门反射、球海绵体反射体,特别是球海绵体反射的出现,说明损伤为部分性;如病人表现为完全性瘫痪,且震动觉亦消失,而短期内无恢复,应考虑为实质性损伤。

对于多处非连续性骨折而出现的脊髓损伤与骨折段不符者,应考虑继发性损伤,应做进一步检查确诊。

【辅助检查】

1.血常规血象增高。

2.X 线检查可清楚显示骨折部位及移位情况,造影则可了解脊髓受压情况。

3.CT、MRI 检查　对进一步了解脊髓损伤及受压原因,判定预后有一定意义。

【诊断和治疗】

(一)颈椎、颈髓损伤

颈椎骨折与脱位多发生于青少年,且多数急诊治疗时并无神经症状,故有不少病人不能早期确诊,所以对其诊断要根据头颈外伤史及体格检查(应注意保护颈椎),是否有颈肌痉挛,有无瘫痪及感觉减退平面,结合 X 线片及 CT 检查,大多能明确诊断。细致缜密的神经功能检查,对正确估计脊髓损伤非常重要。对骶段脊髓是否完全损伤必须作出判断,以利判断预后。完全性损伤特征如下:会阴部感觉缺损;骶神经支配肌肉瘫痪;屈趾肌或直肠括约肌瘫痪。如上述体征持续 24h,则 99%病人不会恢复;反之若有会阴部感觉存在,屈趾肌、括约肌功能存在等脊髓功能幸免的证据,则表示脊髓不完全性损伤,脊髓将有明显恢复的可能性。腰骶段脊髓休克期十分短暂,一般持续时间少于24h,对海绵体、肛门反射及正常脊髓反射恢复,是休克结束的预兆。不能认为病损是完全的,直至这些反射恢复。对完全性损伤病例,要进一步确定损伤平面。在C5~7平面损伤而四肢瘫痪者,绝大多数能成活。而X线及CT检查对于了解其骨折稳定性及局部病损情况,以及决定治疗有着重要意义。

颈椎损伤治疗目的:①脊椎重新对线;②防止未受伤的神经功能丧失;③改善神经功能;④获得和保护脊椎稳定;⑤获得早期功能恢复。

颈椎软组织损伤,早期大多采用非手术治疗,如存在椎间盘源性疼痛,或有神经损伤的颈部软组织损伤,或四肢瘫痪而无后柱损伤的前脊髓综合征,造影没有充盈缺损,多做前路减压和植骨。

无神经损伤的骨折、脱位或骨折脱位:颈椎可分前脊韧带复合体(包括椎间盘、纤维环、前后纵韧带和椎体)及后韧带复合体(项韧带、棘间韧带、黄韧带、小关节、棘突及小关节)。单纯的前或后(柱)骨韧带复合体损伤是稳定的(其稳定性,指在生理负荷下,脊柱防止神经损伤、阻止严重疼痛和明显畸形发生的能力),稳定型者可行保守治疗,不稳定骨折、脱位者多需复位后植骨吻合固定治疗(前路)。

伴神经损伤的骨折、脱位或骨折脱位:完全性瘫痪(脊髓损伤)急诊手术并无良好效果,应待全身情况稳定后手术。对不完全性损伤、脱位者,应尽快牵引复位。X线片造影表明压迫多在前方,应行前位减压植骨。

(二)胸、腰椎骨折与脊髓损伤

胸、腰椎骨折与脊髓损伤的诊断尤其是其严重损伤的诊断通常并不困难,常可根据病史、局部症状、体征,结合X线片确诊。

对于胸腰段骨折与脊髓损伤的治疗,一直处于争论中。多数人认为在进行性神经损伤时应做急诊减压。亦有人主张对完全性脊髓损伤或静态性不完全脊髓损伤,迟缓数天希望脊髓水肿消退后手术。目前还无充分证据证明早期或急诊手术能改善神经损伤和恢复神经功能,有人还证实一年后减压仍有神经功能恢复的病例,但对神经功能不稳定的脊椎损伤和有些非进行性神经损伤,还是应考虑早做切开整复内固定术。

椎管的后外侧减压对胸腰椎损伤是有效的,它包括半椎板切除、椎弓根摘除术、硬脊膜前方用高速钻进行后外侧减压(但在胸椎有损伤神经危险,因其空间较小),前进路则可直接用硬膜来减压,但易损伤内脏及血管,有潜在死亡危险。单纯椎板移除减压治疗脊椎骨折及脊髓损伤,不仅没有明显效果,且增加脊柱的不稳定性,从而加重神经损伤,影响脊髓功能恢复。

通常在减压的同时作内固定,其目的在于稳定脊柱,解除疼痛,促进愈合,防止后期畸形及脊柱活动加重神经损伤。其方法有:钢丝固定,脊柱接骨板、骨不泥加钢丝网、weiss弹簧、Harrington系统、卢氏棒(环)、狄克氏钉等。其内固定之选择应根据生物力学原则,如前柱完整,能抗压缩力,后柱韧带损伤,则用压缩固定;反之利用牵开系统。根据不同的损伤类型及损伤机制,可进行如下治疗。

1.单纯屈曲损伤 大部分为稳定骨折,可保守治疗。当椎体压缩≥50%时,应早期手术融合,以避免晚期产生疼痛及畸形。

2.屈曲和旋转损伤 常产生不稳定骨折,脱位伴后柱撕裂,以下椎体上界骨折、上椎体关节脱位伴神经症状为其特征,需手术治疗稳定脊柱。

3.屈曲牵开伤力 产生脊柱牵开损伤。如果损伤贯穿骨组织前后,用躯干石膏固定即可;如仅损伤后侧韧带,不损伤骨质时,最好选用 Harrington 压缩棒内固定治疗。

4.轴向负荷伤力 常引起崩裂性骨折或称爆炸骨折。其骨折片及椎间盘常突入椎管,多数为稳定性骨折,部分为慢性不稳性,伴神经损伤。当椎体高度压缩超过 50%,硬考虑为不稳定性骨折,宜采用手术复位,固定融合。

5.过伸伤力 此骨折少见。常引起前纵韧带及椎间盘破裂,可伴脱位。但常自然复位,屈曲位固定可保持其稳定。

6.剪切伤力 常产生关节突或椎弓根不稳定性骨折。前纵韧带撕裂、椎体无明显压缩,最好行复位,加压缩固定或植骨融合。若脊髓损伤后即出现完全瘫痪并持续 24h,很少能恢复,治疗方法很少争论。当出现不全性神经损伤,且发生在胸段者,一般较稳定,极少作融合,但作减压者除外。发生在腹段者,虽可明显移位,但因椎管大,马尾抵抗强。故神经症状轻,但骨折不稳定时应考虑复位内固定。

7.陈旧性胸腰椎骨并截瘫治疗 对不完全性腰神经及不全圆柱损伤(即病人感觉存在,并肌力有 1~3.)主动收缩,前外侧减压效果好;如单纯感觉存在者,效果不如前者好。通常其手术时限一般以两年为度,腰段可适当放宽。其减压进路及部位,根据 CT 及 X 线检查,何处变压为主即自何处行前外侧减压。

【护理】

1.睡气垫床(或海绵床),每 2h 翻身一次,建立床头翻身卡。翻身时禁止拖、拉、推等粗暴动作。保持床面清洁、干燥、平整、无渣屑,衣被污染应及时更换。注意保持皮肤干燥清洁,每日晨、晚间护理清洁皮肤,对皮肤易出汗部位可用滑石粉或爽身粉抹擦。

2.注意保护骨隆突部位,用气垫或棉圈等物品使其悬空,每次翻身后,用 50%酒精或红花酒精按摩。

3.若出现早期压疮,立即解除压迫,保护创面,水疱用无菌注射器抽空,水疱周围皮肤按摩并保持干燥,加以红外线照射治疗。

4.若已发生皮肤及皮下组织坏死、溃烂,应清创,用凡士林纱布及敷料包扎若有感染,可用收琐溶液,0.1%~0.3%利凡诺溶液清洁创面和换药。严重者全身使用抗生素。必要时进行植皮。

5.合理进食,加强营养,增强机体抵抗力。

第三节 骨盆骨折合并大出血

因高能量创伤所致的严重骨盆环骨折、骨盆粉碎性骨折或合并有骶髂关节附近、耻骨联合部位的骨折和脱位,常引起大出血,如不能及时处理,死亡率高。多因车祸、房屋倒塌、塌方、高处坠落所致。至于低能量创伤所致骨盆骨折,本节不讨论。

【解剖概要】

骨盆的前方由耻骨环和坐骨支连接于耻骨联合上而形成。后方为骶骨和两个髂骨由骶髂韧带、骶结节韧带、骶脊韧带所连接。韧带复合体损伤后,骶髂复合体稳定性亦将破坏。如前环有损伤,后环亦会有损伤。当其骨折时,出血来源有四。

1.骨折端 骨盆由松质骨组成,血液丰富,一旦骨折,极易大量出血。

2.盆腔静脉丛 伴行动脉行走且相互联通,其数目为动脉10余倍,骨折脱位时常使其破裂而大量出血为主要出血原因。

3.盆腔主要血管 因邻近骨折移位而刺伤出血相对较少。

4.骨折片 刺破邻近的肌肉、内脏引起出血。

【病因】

造成骨盆环骨折、粉碎、脱位的高能暴力多为下列几种情形:①前后方向挤压;②伴有旋转或不伴旋转的侧方挤压;③垂直剪切力量;④上述不同方向的混合暴力,前后及侧向挤压骨折,可有稳定的或不稳定的骨盆,垂直剪切力量和混合力量所致骨折多是不稳定的,易对后腹膜血肿腾出空间。

【临床表现】

因骨盆骨折常合并多发性损伤,其并发伤本节不作叙述。

(一)局部表现

盆部肿胀、疼痛、畸形及皮下出血(淤血),以髋关节主动活动受限,局部挤压分离试验阳性(疼痛),甚至下腹压痛、反跳痛,腹穿可抽出少许血液。

(二)全身症状

大量出血易致面色苍白、心悸气短、低血压,甚至休克、神志恍惚等;严重者可昏迷而出现多器官功能衰竭。

(三)辅助检查

1.血常规 血色素降低显著,而白细胞增高。

2.X线检查 能了解骨折及稳定情况。骨盆正位片,尤其是沿进出口投影拍片更能确定其稳定性,当向上的半骨盆变位小于5cm,关节分离小于1cm,或骶髂关节的分离性骨折小于0.5cm者,要怀疑为不稳定骨折;当任何骨盆向头侧变位超过0.5cm,骶髂关节宽度超过1cm或髂骨分离超过0.5cm,骨折为不稳定形骨折,对其正确判断有助于治疗方法的选择,并减少并发症。

3.血管造影 血管造影能了解骨折出血部位。

4.CT检查 CT扫描能弥补X线片不足,以判断骨折的稳定性及骨折分离情况;同时亦可了解复位是否正确,内固定是否适合,以及愈合发展过程。

【诊断】

根据其外伤史、症状、体征、X线片、血检可明确诊断。

【治疗】

(一)现场抢救治疗

(1)先将病人救出现场,脱离危险地段。

(2)简要检查病情,率先救治致命伤,如心跳、呼吸骤停,窒息等,延续其生命。

(3)对于开放性损伤及骨折者,应妥善处置,迅速送至有条件的医疗单位。

(二)后续治疗

1.进一步救治 先进行全面检查,先行处理如肝脾破裂、严重脑外伤等损伤。

2.骨盆骨折的处理 其目的在于复位骨折及脱位,妥善固定以稳定骨盆是减少出血的关键。传统手术在伤后3~7d进行,以便对其进行充分的术前准备。现主张更积极治疗,做术前血管造影,必要时做栓塞治疗和早期稳定术,希望能在24h内完成骨盆稳定手术。其方法有外固定和内固定两种。

(1)骨盆骨折的外固定:适用于血液动力学不稳定的骨盆损伤病人的复苏治疗,常用于前后挤压损伤和垂直剪切骨折的治疗,常用的"Ganz"、"抗休克"骨盆C钳、Tatis支架。术后治疗:可保留支架8~12w,若整复不满意,较好的治疗方法是在伤后3~6d内确定需做内固定、还是重新整复,并用骨骼牵引和卧床休息。

(2)骨盆骨折的内固定:

1)骶骨骨折和骶髂关节脱位的后方螺钉固定。有人主张对后骨盆环有变位或不稳定骨折且变位超过1cm者,若有适应证做早期剖腹术者,可同时进行内固定。

2)垂直剪切骨折后侧切开整复与内固定的方法治疗,垂直剪切性骨盆骨折效果良好,术中注意防止损伤骶神经根。

3)骶髂关节的前进路和稳定术常用u形钉,接骨板固定。

4)骶骨骨折经髂骨杆固定。

3.出血的处理

(1)对于有盆腔脏器、肌肉损伤而为主要出血源时,应进行手术探查、修复、止血。

(2)对于切开复位内固定者,在开放复位时可行止血,必要时可结扎髂内动脉。

(3)对于做外固定治疗,经积极治疗,观察出血仍无好转者可开放止血,必要时做造影栓塞止血。现认为结扎髂内动脉不能完全止血,因其血运及侧支循环丰富,可行血管造影栓塞术。

(三)一般治疗

1.抗休克治疗 大量快速液体灌注,同时注意晶胶体平衡,适当输血及血浆;注意水、电解质平衡;维护各重要器官功能;必要时加用血管活性药物。

2.应用抗生素 联合应用有效抗生素。

3.支持治疗 对开放性骨盆骨折,在抢救休克的同时应清创、探查止血。

【护理】

1.对骨盆边缘性骨折。只需卧床休息。髂前上棘骨折病人置于屈髋位;坐骨结节骨折置于伸髋位。卧床休息 3~4 周即可。

2. 对骨盆单环骨折有分离时,可用骨盆兜带悬吊牵引固定。骨盆兜带用厚帆布制成,其宽度上抵髂骨翼,下达股骨大转子,悬吊重量以将臀部抬离床面为宜。5~6 周后换用石膏短裤固定。

3. 对骨盆双环骨折有纵向错位时,可在麻醉下行手法复位。复位方法是病人仰卧时,两下肢分别由助手把持作牵引,用宽布带衬厚棉垫绕过会阴部向头侧作对抗牵引,术者先将患侧髂骨向外轻轻推开,以松介嵌插,然后助手在牵引下将患侧下肢外展,术者用双手将髂骨崎向远侧推压,矫正向上移位,此时可听到骨折复位的"咔嚓"声,病人改变健侧卧位,术者用手掌挤压髂骨翼,使骨折面互相嵌插。最后病人骶部和髂崎部垫薄棉垫,用宽 15~20 厘米胶布条环绕骨盆予以固定。同时患肢作持续骨牵引。3 周后去骨牵引,6~8 周后去固定的胶布。固定期间行股四头肌收缩和关节活动的锻炼。三个月后可负重行走。

4. 对有移位的骶骨或尾骨骨折脱位可在局麻下,用手指经肛门内将骨折向后推挤复位。陈旧性尾骨骨折疼痛严重者,可在局部作强地松龙封闭。

5. 髋关节中心性脱位,除患肢作骨牵引外,于大粗隆处宜再作一侧方牵引。予以复位。

6. 对累及髋臼的错位性骨折,手法不能整复时,应予以开放复位内固定,恢复髋臼的介剖关节面。

第四节 骨筋膜室综合征

1.骨筋膜室综合征是由于外伤引起四肢骨筋膜室内压力增高,导致肌肉、神经缺血、坏死,临床表现为剧烈疼痛、相应肌肉功能丧失的一种骨科严重并发症,常见于前臂和小腿。若不及时诊断和处理,可迅速发展为坏死或坏疽,造成肢体残废,甚至危及生命

2.骨筋膜室综合征的解剖基础 骨筋膜室综合征的发生与肢体特定的解剖结构有直接关系。肢体由骨干和深筋膜组成封闭的坚韧筋膜室,内有肌肉、血管和神经通过。前臂和小腿都是由双根骨、骨间膜、肌间隔和深筋膜组成筋膜室,结构更为坚韧,没有伸张余地,外伤造成骨筋膜室压力增加容易压迫血管,造成肌肉、神经缺血、坏死,导致骨筋膜室综合征的发生。

【解剖概要】

骨筋膜室是由肌、骨间膜、肌间隔和深筋膜等形成的腔隙,几乎闭合而少弹性,神经、血管、四肢肌肉、肌腱多成组分居其间。正常时室内压前臂为 1.2kPa(gmmHg),小腿为 2kPa(15mmHg)。

【病因】

病因很多,凡可引起筋膜血运障碍而出现缺血—水肿恶性循环者皆可致本症,多发于前臂前室和胫前室。

1.血管内血流阻断　主要是大血管的损伤和血栓形成等,阻断部位在室外,在其近侧。动脉损伤常致无脉搏,肢体温度下降,皮肤苍白。

2.血管外血流阻断　常见者如下。

(1)筋膜室容积骤减:肢体敷料包扎过紧、严重局部压迫、筋膜严重缺损综合术均可致其容积骤减,而内压升高,血运障碍。

(2)室内容物体积骤增:缺血性水肿;碾挫、烧伤;剧烈运动或长途(过度)跋涉;骨折出血至室内大血肿;血管内药物注射;毒虫、蛇咬伤等。

【病理】

筋膜室壁坚韧,几乎闭合而少弹性。正常情况下,肌肉、神经、血管挤满其间,并有一定压力,称之为组织压或室内压。当室内容物骤增或室内容积骤减时,其室内压急骤上升,阻断室内循环,导致神经肌肉缺血,如不能及时充分解除室内高压,则形成缺血水肿,恶性循环,迅速发展为坏疽。

当室内压达到舒张压以下 1.33~3.99kPa(10~30mmHg)时(低血压病人室内压相对降低),则已濒临组织缺血,而肌肉神经对其耐受力最差。在时间上,神经缺血 30min 则出现感觉异常和过敏,12~24h 则发生不可逆损伤;肌肉缺血 2~4h 发生功能障碍,8~12h 则损害为不可逆。故根据缺血时间及严重情况,本症又可分为三个阶段,但其间并无明显界限。

1.濒临缺血性肌挛缩　在严重缺血早期,经积极抢救、及时恢复血液供应后,可避免发生或只发生极少量的肌肉坏死,不影响患肢功能或影响极小。

2.缺血性肌挛缩　时间较短的室急性缺血或程度较重的不完全性缺血,在积极恢复其血液供应后,有部分肌肉组织坏死,尚能纤维修复,但因瘢痕挛缩而严重影响功能。

3.坏疽　范围广、时间久的完全缺血,则大量肌肉坏死,无法修复。

综上所述,对多室性或肌肉丰富的骨筋膜室综合征,不仅是局部问题,也出现全身(症状)反应。本症早期,血循环尚未完全阻断或完全阻断时间不长,大量血浆和组织液外渗,可出现低血压和休克。如未及时处理,大量肌肉组织坏死,释放出大量肌红蛋白和钾离子,而发生毒血症和代谢性酸中毒。一般缺血 4h 后尿中可出现肌红蛋白,恢复血供 3h 后达高峰,持续 12h。在酸中毒情况下,肌红蛋白又容易在肾远曲小管中沉积,致"肾功衰";而低血压致肾小管缺氧,加剧肾功衰。低血压、酸中毒、高钾血症又可致心功不全。上述严重表现实质为挤压综合征表现,在解除室内高压前后均可出现,并可在减压后加重。

【临床表现】

骨筋膜室综合征发展较快,一般在受伤 24 小时内出现。主要表现是:①疼痛。这是最主要的症状。疼痛剧烈,进行性加重。②活动障碍。缺血的肌肉肌力减退或瘫痪,表现为相应的手指或足趾活动受限。③感觉障碍。因神经缺血,相应神经分布区感觉减退或消失。④被动牵拉痛。缺血的肌肉受到牵拉时出现剧痛,这是早期诊断的重要依据。⑤肢体肿胀。受累肢体肿胀明显,张力大,皮肤发亮,有压痛。⑥血管搏动减弱或消失。⑦骨筋膜室内测压压力增高。

【辅助检查】

实验室检查白细胞总数及分类增高,血沉增快,尿中出现肌红蛋白及管型,可用多普勒检查仪检查血液循环(早期可了解是否为动脉损伤所致本症),测组织压亦升高。

【诊断】

①外伤后肢体肿胀严重,剧烈疼痛;②被动牵拉试验阳性;③血管搏动减弱或消失;④测压时骨筋膜室内压明显升高。以上是骨筋室综合征诊断的主要依据,其中,被动牵拉痛是早期诊断的重要依据,应仔细检查可疑病人。

【治疗】

对疑有本征者,不应抬高患肢,否则加重缺血。一旦确诊,应毫不犹豫地及时切开患室,解除室内高压,阻断缺血—水肿恶性循环。减压必须彻底,必须打开筋膜室(皮肤与之等长)全长,不可姑息而仅切小口减压,同时需注意各部室有无高压,可在术中进行测压,若有则需一并减压;若肌肉明显坏死,应清除之;若尚有活力,应保留并敞开切口,待循环改善、水肿消退后做二期缝合或植皮。

若为血管损伤所致本征,还应做血管探查,以修复损伤或栓塞的动、静脉。

对疑有本征,现有报道使用高压氧及甘露醇治疗成功者。

对于多室性及肌肉丰富的本征病人,切开减压后血循环改善,但大量坏死组织毒素进入血循环而加重休克、肾功衰、心衰、酸中毒等,应积极防治,密切观察。若抢救无效,尤其当合并脓毒败血症者,或患肢因严重碾伤、血运障碍无法恢复,或保留也确无功能者,应立即截肢,以保全病人生命。

一般治疗,见挤压综合征。

对于已形成 Volkmann 挛缩的治疗,可应用动力性支架,肌肉转移或肌滑移术。以前臂为例。

1.轻度挛缩　在其早期防治可用动力性支架或运动锻炼受累肌肉,可防止腕关节挛缩,一般仅有挛缩而没有瘫痪,3 个月后,受累肌肉,肌腱单位可获得延长和松解。但多数肌腱单位受累时,则做肌滑移术。

2.中度挛缩　常累及屈指肌腱、拇长屈肌、腕屈肌等,应做肌肉滑移,正中、尺神经松解及切除纤维化之肌肉。如屈指肌腱无功能时,可将肱桡肌或桡侧腕伸肌移向掌侧,重建屈指功能,同时完全松解指腕的屈曲。

3.重度挛缩　常侵及指屈肌及前臂所有伸肌,常伴前臂骨折及瘢痕,神经亦可因瘢痕而受压,手术应纠正腕、指屈曲畸形,切除坏死瘢痕化之肌肉,松解尺、正中神经同时做肌肉转移,重建屈指功能。对于挛缩广泛,尚未遍及所有屈指、屈腕肌时,仍可做肌滑移术。

【护理】

一般护理 确保室内空气清新,每日通风 2~3 次,保持室温 23℃~25℃,紫外线照射 20~30min/d,并注意保护眼、皮肤。

患肢护理 给予患肢抬高。但对单纯闭合性软组织损伤者不可抬高患肢,因可使动脉压降低,促使小动脉关闭,加重组织缺血。应避免热敷、烘烤,尽可能使患肢温度降低,必要时可给予冷敷,尤其在使用止血带的情况下更为重要 心理护理 要多与患者交谈,给予安慰,消除患者的焦虑、恐惧感;护理操作熟练、准确、动作轻柔,以增加患者的信任感。功能锻炼 功能锻炼是保持及恢复关节功能,预防肌肉萎缩的重要措施,要求在术后第一天就开始进行规律性的指导,以主动活动为主,被动活动为辅。开始可进行患肢以外的全关节任意活动,以促进全身血液循环,改善局部组织营养状况,防止肌肉萎缩。功能锻炼指导①胫腓骨骨折:患肢抬高过膝,踝关节趾屈 5°~10°。②前臂骨折:肘关节屈曲 90°或伸直 0°。③胫骨平台骨折:膝关节屈曲 5°或伸直 0°。④踝关节骨折:趾屈 5°~10°。

第五节 挤压综合征

挤压综合征是指四肢或躯干肌肉丰富的部位,受外部重物、重力长时间压榨、挤压或长期固定体位而造成肌肉组织的缺血性坏死,出现受压部位的肿胀、麻木或瘫痪,而且有肌红蛋白尿及高血钾为特点的急性肾功能衰竭。因病情危重,常合并多器官功能衰竭,其中合并肾功能衰竭的发生率最高,如不积极抢救治疗,病死率可高达 50%。如只有肌肉等软组织损伤,而无急性肾功能衰竭等一系列全身变化,则仅称为挤压伤。肌肉缺血 4~8h,即可出现明显的肌红蛋白尿,肢体持续缺血 12h 以上,神经肌肉发生不可逆性损伤。

【病因】

1.损伤

(1)外伤性大血管断裂,以及广泛性组织碾挫伤致血管痉挛,血栓形成而阻断血液循环。

(2)肢(躯)体人为的长时间捆扎(固定体位自压),而致局部血运障碍。

(3)突发暴力打击,以及过度剧烈的肌肉活动,均可造成肌肉缺血、坏死。

2.中毒及全身疾病 虫、蛇咬伤及全身出血性疾病等均可引起本征。

【病理】

当机体长时间受挤压或缺血时,受累部位血运障碍,甚至血循环完全阻断,组织处于无氧代谢状态,酸性产物大量产生,进一步发展为(或外伤直接至肌肉广泛损伤)肌肉坏死（肌体表现间室综合征），释放出大量肌红蛋白和钾离子而出现毒血症和代谢性酸中毒。创伤所致失血，大量组织液及血浆外渗，出现低血压，甚至休克，使有效循环血量下降及肾缺血，反射性引起肾血管痉挛。在应激状态下，产生大量血管活性物质，如去甲肾上腺素、血管紧张素、5-羟色胺等，作用于肾小动脉及微血管，产生强烈而持续痉挛，加重肾小管缺血、缺氧，出现进行性变性、坏死。因肾间质水肿，导致肾小管受压、引流不畅而少尿；更有低血容量致抗利尿激素及醛固酮的增加，使水钠重吸收增加，尿量急骤减少；而肌红蛋白及血红蛋白在酸性环境中易于在肾小管内沉积，形成管形，阻塞肾小管。因上述原因终致急性肾功能衰竭。

近年来有人对机体再灌注进行研究，认为缺血组织恢复供血后，因血管内膜肿胀、血栓形成，以及再次血管痉挛，而再现机体缺血性损害。亦有人认为，单纯在血循环内的肌红蛋白、血红蛋白不引起急性肾衰，而肌细胞、红细胞释放的毒性物质为产生急性肾衰的主要原因。

【临床表现】

（一）局部表现

患处疼痛、肿胀，皮下淤血，皮肤张力增高甚至水疱形成，亦可见出现肢体远端脉搏减弱、无脉及远端感觉异常或感觉消失，甚至缺血致肢体坏死。

（二）全身表现

1.休克　主要是血容量丢失所致的低血容量性休克，亦可因损伤致强烈神经刺激所引起。根据组织损伤程度，有些早期可不出现，或休克期短未发现；亦可早期即产生，且进行性加重。

2.肌红蛋白尿　病人在伤处解除压迫后24h内出现褐色尿或自诉血尿，应疑为肌红蛋白尿，其在伤处减压后12h达高峰，后渐下降，1~2d后可自行消失。

3.少尿、无尿　因损伤所致休克，反应性血管紧张素分泌，以及应激状态下肾上腺素分泌增多，反射性血管痉挛、肾缺血及肌红蛋白的毒性作用而出现急性肾衰，更有低血容量致抗利尿激素及醛固酮产生，更加剧少尿乃至无尿。

4.酸中毒及氮质血症　表现为神志不清、呼吸深、烦躁、烦渴、恶心等，其发生原因是大量肌肉缺血(致无氧代谢增加)和坏死(大量酸性物质释放)致代谢性酸中毒，严重损伤及组织分解代谢旺盛，大量代谢产物积聚而产生氮质血症。

5.高钾血症　表现为对心肌的抑制和毒性作用产生心律不齐甚至心搏骤停。主要由于大量肌肉坏死，大量细胞内钾进入血循环，肾衰致排钾困难而产生。

（三）辅助检查

周围血白细胞升高，血钾、尿素氮、肌酐升高，二氧化碳结合力（CO_2CP）下降，尿中出现肌红蛋白、血尿及管型尿；同时血中谷草转氨酶、肌酸磷酸激酶升高。

【诊断】

本征的诊断并不困难，关键是早期诊断。早期诊断可根据：①外伤史及局部症状、体征;②少尿或无尿;③肌红蛋白尿;④休克。

【治疗】

治疗本征的关键在于早期、及时、正确有效的处理,尽可能减少或避免危及生命的并发症发生。同时对整个病情应做全面权衡和分析,先处理危及生命的损伤。对于肌肉丰富的多室性间室综合征,不在本节讨论。

1.现场急救

(1)解除病因:迅速解除病因,亦即解除重物的外部压力,脱离险境,可减少本征发生。

(2)肢腿制动:伤肢(躯干)制动,并尽可能降低患处温度以降低代谢,更不能抬高患肢。

(3)伤口处理:有开放性伤口、流动性出血者应止血,但不能加压包扎;然而血管损伤出血者例外。

(4)转运:转运过程中有条件时应输液,补充血容量,防治休克,同时应用碳酸氢钠,以碱化尿液,避免肌红蛋白的沉积和排泄。

2.进一步处理　到有条件的医疗单位后,应做如下进一步处理。

(1)伤处的处理:对于有明确外伤、出现肌红蛋白尿、局部明显肿胀、张力高及局部的运动感觉异常(障碍)者,应立即做局部切开减压,且减压必须充分,打开深筋膜充分暴露肌肉,皮肤切口应与筋膜切口一致,以恢复肌肉血供,减少坏死,利于功能恢复。同时通过引流可减少有毒物质(肌肉坏死释放)进入血液,减轻中毒症状。

(2)创口处理:切开减压创口不缝合,以待Ⅱ期缝合或植皮,故换药必须严格无菌操作,同时适当抬高患肢,以利回流。

3.后续治疗

(1)抗休克治疗:本症主要为低血容量性休克,故其治疗根本在于及时补充血容量,纠正水、电解质平衡紊乱,同时保护好心、肺、肾功能,必要时应用血管活性药物。

(2)急性肾衰的治疗:少尿期控制水入出量,纠正酸中毒及碱化尿液,防治高血钾(可用腹膜透析或人工肾),防治心、肺、脑功能不全。多尿期仍应注意水、电解质平衡,进液量不能太大,增加蛋白摄入,以利康复。恢复期加强营养及户外活动。

(3)应用抗生素:根据情况选用有效抗生素,必要时联合用药,同时可根据减压部分泌物细菌培养药敏结果来选择抗生素。

(4)应用能量合剂:以改善心、脑、肺、肾的代谢。

(5)支持治疗:切开减压后大量血浆丢失,以及损伤后负氮平衡,需及时补充营养,如输血或血浆,以增强体质,促进康复。

(6)府用激素。

【护理】

(1)重症监护:严密观察生命体征的变化,持续心电监护;吸氧;遵医嘱脱水、利尿、补充晶体和胶体,维持有效循环容量,观察用药效果,积极纠正休克。外周静脉补充营养需要,严格记录24 h出入量,尤其是尿量的情况,监测肾功能,维持水、电解质及酸碱平衡。

（2）心理护理：病人大多是急性创伤，突然面对严重损伤的大面积创面，情绪极为恐惧、忧虑、担心肢体功能能否恢复、是否影响美观、医疗费用等，对病人的痛苦给予关心和体贴，使病人消除顾虑，增强战胜疾病的信心，配合治疗。

（3）血液净化护理：包括一般护理、血管通路护理和并发症护理。

治疗期间给予持续心电监护，密切观察心率、血压变化，15 min 测量 1 次，密切观察病人意识的变化，当显示的参数发生变化时，应立即对病人的病情进行重新评估，并及时通知医生，注意观察穿刺部位有无渗血。因血液净化时间较长，注意选择合适的体位，在病情允许、不影响血流量的情况下，定时给病人翻身、按摩，有条件者可使用气垫床，以防压疮发生。

（刘霞　龙金荣　叶元元 刘东芝）

第九章 急性左心衰竭

【概述】

急性左心衰竭是指由于急性心脏病变引起的心排血量显著、急骤降低导致组织器官灌注不足和急性瘀血综合征。临床上急性左心衰竭较为常见,是严重的急危重症,严重危害人类的生命健康,抢救是否及时合理与预后密切相关。近年来因高血压,冠心病等疾病的发病率增高,本病发病也呈明显上升趋势,故积极防治急性左心衰竭是一个十分重要。

【临床表现】

以肺瘀血和心排血量降低表现为主。

(1)症状

1)呼吸困难:程度不同的呼吸困难是左心衰竭最主要的症状。可表现为劳力性呼吸困难、夜间阵发性呼吸困难或端坐呼吸。

2)咳嗽、咳痰和咯血:咳嗽、咳痰是肺泡和支气管黏膜瘀血所致。开始常发生在夜间,坐位或立位时可减轻或消失。痰常呈白色泡沫状,偶可见痰中带血丝。慢性肺瘀血,肺静脉压力升高,导致肺循环和支气管血液循环之间形成侧支,在支气管黏膜下形成扩张的血管,一旦破裂可引起大咯血。

3)疲倦、乏力、头晕、心悸:主要是由于心排血量降低,器官、组织血液灌注不足及代偿性心率加快所致。

4)少尿及肾损害症状:严重的左心衰竭血液进行再分配时,首先是肾血流量明显减少,病人可出现少尿。长期慢性肾血流量减少可出现血尿素氮、肌酐升高并可有肾功能不全的相应症状。

(2)体征

1)肺部湿性啰音:由于肺毛细血管压增高,液体可渗出到肺泡而出现湿性啰音。随着病情由轻到重,肺部啰音可从局限于肺底部直至全肺。

2)心脏体征:除基础心脏病的固有体征外,病人一般均有心脏扩大、舒张期奔马律及肺动脉瓣区第二心音亢进。

【实验室检查】

(1)心电图:对于急性心衰,多数病人为窦性心动过速。引起心衰基础疾病的心电图改变依然存在,如心房纤颤、房扑、房早、房室传导阻滞、室性心律失常等。也可见心肌缺血性的 ST 下移或升高,T 波低平、倒置改变。可提供对诊断有价值的参考,尤其对心肌缺血,心律失常等。

(2)放射线检查:胸部 X 线检查对急性左心衰竭的诊断有一定价值。除原有心脏病心脏形态改变外,可有下述一种或多种 X 线征象:间质肺水肿 X 线征象为间质淤血,肺透光度下降,成云雾状或毛玻璃状阴影。当进一步加重时,肺底微血管受压,而将血流较多地分布至肺尖。这种肺血重新分布,使肺尖血管影增重,甚至肺尖血管管径等于甚至大于肺底部血管管径,肺尖纹理增多、增粗。叶间隙水肿,可在两肺下野周围形成水平位的 Kerley B 线;上部肺野小叶间水肿,形成直而无分支的细线,常指向肺尖,即 Kerley A 线;肺泡性肺水肿时,肺野呈云雾状阴影,肺门阴影更重,呈蝶形;重度肺水肿,可见大片绒毛状阴影,常涉及肺野面积的 50% 以上。

(3)动脉血气分析:病情越重,动脉血氧分压(PaO_2)越低。动脉血氧饱和度<85%时,可出现发绀。多数患者二氧化碳分压($PaCO_2$)中度降低。严重左心衰肺水肿时,$PaCO_2$ 可能升高,引起呼吸性酸中毒。酸中毒致使心肌收缩力下降,心电活动不稳定,易诱发心律失常,加重心衰。肺水肿引起 PaO_2 明显降低,也可出现代谢性酸中毒。

(4)血流动力学监测:正常人肺毛细血管压(指静水压)<13 mmHg(约 1.7 kPa),血浆胶体渗透压 25 mmHg(3.3 kPa),肺间质淋巴循环很丰富,故无液体从毛细血管外渗至间质。当发生急性左心衰竭时,左室舒张终末压升高,肺静脉压升高,因而发生肺充血。当肺毛细血管楔嵌压(PCWP)大于血浆胶体渗透压时,血液中液体即从毛细血管渗至肺间质。开始时通过淋巴液大量增加,肺间质内液体可被代偿性回流;但是,PCWP 继续增加,淋巴循环无能力引流过多液体时,液体积聚于肺间质,在终末气管和肺毛细血管周围,即形成间质性肺水肿;当间质内液体继续聚集,PCWP 继续增加,肺泡壁基底膜和毛细血管内皮间的连接被破坏,血浆和血液中有形成分进入肺泡,因而发生肺泡性肺水肿。应用 Swan-Ganz 导管在床边进行血流动力学监测有利于判定心衰时血流动力学的变化。

①肺毛细血管楔嵌压(PCWP):PCWP 是血流动力学重要监测指标,主要反映心脏的前负荷,正常值为 6~12 mmHg(0.8~1.6 kPa)。此值升高常提示左心功能不全的存在。心功能不全的临床表现常延迟于病理生理改变之后才出现,因此,PCWP 可对左心功能不全做出早期诊断;对病情程度做出定量判断;对血管扩张剂的合理应用,均有重要临床价值。

②心脏指数测定:心脏指数(cardiac index,CI)可精确地反映左心室的排血功能,正常值为 2.8~4.2 L/(min·m²)。心排血量降低、心脏指数降低是心功能不全的主要血流动力学改变,它是由于心搏量降低引起的。

③射血分数(ejection fraction,EF):EF 值是反映左室排血功能较敏感的指标,其改变对估计急、慢性心功能不全的程度很有价值。对 EF 值的测定可采用左室造影、放射性核素、超声心动图等方法。而各种方法与不同仪器所测的正常值可略有差别,应据其方法及正常值范围而判定。

(5)左室舒张功能不全性心力衰竭:近年来对心衰的深入研究,提高了对舒张功能不全性心衰的认识。心脏二维超声见左室舒张功能差,心电图 PTFV1 负值增大。

【诊断和鉴别诊断】

根据典型症状和体征,一般诊断并不困难。常需与重度支气管哮喘相鉴别。后者常常有反复发作史,无心脏病史,常伴有胸廓过度扩张,叩诊呈过清音。当出现心源性休克时要与其他原因引起的休克相鉴别,前者常有肺淤血、肺水肿并存。如无肺淤血、肺水肿体征则心源性休克的可能性很小。漂浮导管血流动力学检测有助于诊断和鉴别诊断,并指导治疗和监测治疗效果。肺毛细血管楔嵌压超过 25~30 mmHg,又有肺水肿的临床表现,则强烈提示心源性肺水肿。

【治疗】

急性肺水肿为急性左心衰竭的主要表现,是危及病人生命的心脏急症,需分秒必争地进行抢救。

(一)治疗原则

首先是降低左房压和(或)左室充盈压,其次是增加左室心搏量,再次是减少循环血量和减少肺泡内液体渗出,以保证气体交换。

(二)具体措施

1.非特异性紧急治疗措施病人应持续心电监测,并立即建立静脉通道,做血细胞计数及血生化测定和血气分析。

(1)纠正缺氧:缺氧将导致肺毛细血管通透性增加,引起肺水肿,使呼吸做功及耗氧量增加。黏膜充血水肿又妨碍了终末呼吸单位气体交换,形成恶性循环。故纠正缺氧和二氧化碳蓄积,消除呼吸困难,是治疗的关键措施。①鼻导管给氧,最好用鼻塞插导管法。应以 60%氧浓度,湿化瓶应保持 60℃温度,以防呼吸道黏膜干燥、糜烂和溃疡。在较高压力(4~6 mmH$_2$O)下,通过 75%酒精的滤过瓶,与氧一起吸入。初始流量 2~3 L/min,可逐渐增加到 6 L/min 以提高疗效,使动脉氧分压(PaO$_2$)保持在 60~90 mmHg(8~12 kPa)最为适宜。适用于部分轻度肺水肿患者。②面罩给氧,如配合活瓣气囊吸氧,可提高氧浓度达95%,如输氧速度达 12 L/min 时,则氧浓度可达 100%。为避免氧中毒,应每隔 12 h 中断输氧数分钟,在急需高浓度氧吸入时可采用此法。神志清醒者,多不能耐受,适用于昏迷病人。③加压给氧。如上述给氧方法,氧分压(PaO$_2$)一直在 50 mmHg(6.6 kPa)以下时,则应气管内插管,或气管切开,如 PaO$_2$ 低于 60~70 mmHg(8~9.3 kPa)时,亦应考虑此法。使用人工呼吸器或呼吸机,用间歇性正压通气给氧,如仍无效,可改用呼气末正压通气给氧。加压给氧适用于神志不清患者,可同时给予去泡沫剂,以消除泡沫阻碍通气及气体交换,常用 75%~95%酒精超声雾化吸入。除泡剂亦可用三甲基硅油消泡气雾剂(消泡净)雾化吸入。一般 5 min 开始生效。用药后 15~30 min 作用达高峰,有效率达 90%以上。在使用消泡剂同时,应间断经吸引器吸取气道内分泌物,保持呼吸道通畅。④膜肺给氧。近年来国内已开始应用体外薄膜氧合器(即膜肺)治疗危重肺水肿。据报道,用其他方法治疗无效的严重病例,用本法可获得成功。

(2)镇静:急性左心衰竭患者,呼吸困难,精神紧张,烦躁不安,既增加氧耗,又加重心脏负担,严重影响治疗,镇静药的及时正确应用,非常重要。

盐酸吗啡是治疗急性左心衰竭和心脏瓣膜病所致的急性肺水肿最有效的药物,早期应用,效果尤佳。其药理作用不仅可以消除病人的焦虑情绪,减轻痛苦,并能减轻呼吸做功,诱导入眠,以减少机体氧耗量。其镇静作用对急性心肌梗死死者更为有益。而对肺水肿患者因为它通过中枢性交感神经抑制作用,反射性降低周围血管张力,通过扩张周围容量血管,减少静脉回心血量,使血液由肺部转到周围循环中,起到"药物静脉内放血"作用。于是肺循环压力降低,从而亦降低了过高的左房压及左室舒张终末压,减轻了心脏前负荷,同时它扩张动脉,减轻心脏后负荷,使射血分数增加。上述两种作用,均有利于心功能的改善及肺水肿的缓解。此外,吗啡具有直接松弛支气管平滑肌作用,使通气功能改善。一般可用 3~5 mg 静脉小壶滴入(3 min),必要时可隔 15 min 静脉小壶加入 2 mg,可使病人镇静。重复 2~3 次。如病人病情并不十分紧急,可每次用 5~10 mg 皮下或肌内注射。对老年、体弱者应慎用或减量应用。对神志不清、低血压(收缩压<100 mmHg)或呈休克状态、已有呼吸抑制严重缺氧和二氧化碳潴留、颅内出血、颅内压增高、脑部疾病、严重肺部疾患(慢性肺心病、支气管哮喘、阻塞性肺气肿等)、肝肾功能明显障碍、孕产妇及黏液性水肿等应禁用。急性心肌梗死引起的肺水肿如伴有心动过缓,可与阿托品合用。

老年人前列腺肥大者,注射后可引起尿路梗阻及尿潴留;两腿下垂时注射吗啡,可导致低血压、虚脱,应注意。应用吗啡时需备有吗啡拮抗剂,如烯丙吗啡(nalorphine)或纳洛酮(naloxone)对抗呼吸抑制作用。

其他如哌替啶(度冷丁)仅适用于对吗啡有禁忌证,或有恶心、呕吐等副作用不能耐受,特别是伴有支气管痉挛者,可用哌替啶 50~100 mg 皮下或肌内注射。该药尚可用于合并慢性阻塞性肺部疾患,或休克后的肺水肿,以及颅内病变所致者。罂粟碱有松弛支气管平滑肌及扩张血管作用,故对心脏扩大、血容量增多、肺充血及肺水肿有效。可用 30~60 mg 肌注,或 30 mg 静脉缓注。亦可肌注安定、苯巴比妥类药物,但疗效不如吗啡及哌替啶。近年来报道用氯丙嗪治疗心衰、肺水肿伴有烦躁不安者,疗效满意。

2.减轻心脏前后负荷减少肺血容量,降低肺循环压力,为缓解肺水肿的重要环节

(1)减轻心脏前负荷、减少静脉血回流。①除急性心肌梗死,以及有心源性休克者外,应让患者取坐位,两腿下垂,以减少静脉回流。此种体位 10~20 min 后,可使肺循环血容量减少约 25%。②加气囊袖带于四肢,每 10~20 min 轮流将一肢的袖带松开。袖带压力以大约无气至舒张压以上 10 mmHg(1.33 kPa)为度,既不阻断动脉血流,又可限制静脉回流,可以轻度降低 PCWP。③静脉放血治疗急性肺水肿。后两种方法自从应用血管扩张药后,已很少使用。减轻前负荷的药物有利尿剂、硝酸甘油等。

利尿剂(尤其是快速利尿剂)主要是减少血容量,降低心脏前负荷,缓解肺循环和体循环的充血状态。对急性左心衰竭,尤其是急性肺水肿患者,可首选利尿剂,如呋塞米(速尿,呋喃苯胺酸)40~80 mg,溶于 5% 葡萄糖液 20~40 mL 内,缓慢静脉注入,必要时可加大剂量重复用药。疗效欠佳时,可用利尿酸钠 25~50 mg 溶于 5% 葡萄糖液 30~50 mL 内,2~3 min 内缓慢静脉注射。丁尿胺为一强利尿剂,药效为呋塞米的 40~60 倍,每次静注 0.5~1.0 mg,或口服 1~3 mg 为宜。对重症心衰或伴肾功能不全者,宜选丁尿胺或呋塞米间断

治疗。应用呋塞米后 10~30 min，开始利尿，大约在 60 min 达到高峰，利尿作用持续 24 h。然而肺水肿的改善常在利尿之前，其作用主要是静脉血管床的扩张，静脉内容量增加而使左室充盈量降低。如有血流动力学监测，利尿治疗以将 PCWP 维持在 12~18 mmHg（1.60~2.40 kPa）为宜。因利尿过度可造成低血容量，使心室充盈不足而致心排血量下降，可引起或加重休克；利尿不当可引起低血钾、低镁血症，诱发严重心律失常，尤以快速型室性心律失常为主，甚至可危及患者生命，因此，应注意水、电解质及心电图监测，及时给予相应处理。在急性心肌梗死患者合并低血压状态或休克如系主由低血容量所致者，应着重纠正低血容量；主因左室顺应性降低所致老年心力衰竭、对利尿治疗反应差；主动脉口狭窄合并心力衰竭，需要较高的左室充盈压来维持心排出量时，此时过分利尿可致心排出量急剧下降，使病情恶化。

总之，利尿剂治疗适用于有左或右心室充盈压增高表现的患者，对心脏明显扩大及血容量无明显增加的急性肺水肿用快速利尿药后，可能有一定疗效，但可引起低血压、心律失常等不良反应，应权衡利弊，审慎用药。而对慢性充血性心力衰竭、心脏明显扩大及血容量增加患者引起的急性肺水肿，用快速利尿剂，疗效迅速而显著，应作为重要治疗之一。

利尿剂均以某种方式抑制肾小管不同部位 Na^+ 的重吸收而产生利尿作用。依其对肾小管作用部位不同，可分为强效、中效及低效 3 种。呋塞米、利尿酸、丁尿胺属强效；噻嗪类次之，安体舒通（螺内酯）、氨苯蝶啶、乙酰唑胺则属低效，且以前三者开始作用时间快，达高峰时间亦快，唯作用持续时间较后者为短。

减轻心脏前负荷，除利尿剂外，还有血管扩张剂。血管扩张剂的应用，主要是减轻神经—内分泌反应引起的水钠潴留，扩张周围血管，降低心脏前或后负荷，降低心肌氧及能量的消耗，从而保护衰竭的心肌，是治疗急性左心衰竭的一个重大进展。此类药物主要有硝酸甘油。

硝酸甘油是血管平滑肌的强力扩张剂，特别是扩张毛细血管后的血管，包括大静脉和肺小动脉。它能增加外周静脉血容量，减少回心血量，同时肺血管床扩张，使肺动脉压降低，PCWP 降低，左室舒张终末压及左室张力均降低，从而对左心衰竭或肺水肿起到缓解作用。有轻度降低动脉压、增加冠脉灌注、改善心肌代谢、降低心肌耗氧、缩小心肌梗死面积的作用。故适用于各种原因所致的左心衰竭及肺水肿，尤其适用于急性心肌梗死所致的泵衰竭及严重心绞痛。近年来报道有防治严重室性异位心律失常、改善心肌电生理效应、提高室颤阈和减少自发性心室颤动发生率的作用。文献报道，二尖瓣狭窄为主的风心病，心功能 I~IV 级，硝酸甘油与多巴酚丁胺联合应用，能较好地纠正血流动力学的异常。对过敏体质、低血压或未纠治的低血容量、肥厚型心肌病、颅内高压（颅脑外伤、脑出血等）、缩窄性心包炎、心脏压塞以及：PCWP<15 mmHg（2 kPa）者禁用。

用法：可先舌下含服硝酸甘油 0.6 mg 每 5 min 一次，最多可用至 8 次，作为紧急抢救措施。同时用硝酸甘油 5 mg 临用前溶于 5%~10% 葡萄糖液 250mL 稀释后静脉点滴，开始剂量 5~10 mg/min，每隔 5~10 min 可增加 5~10 mg/min，最大剂量不超过 200 mg/min。在治疗中以动脉收缩压维持在 100~110 mmHg（13.3~14.6 kPa），原有高血压者不低于 120 mmHg（16 kPa），如有血流动力学监测，以左室舒张终末压不低于 15 mmHg（2 kPa）为宜。有效后,应缓慢减量,不应骤停,应改用硝酸异山梨醇(消心痛)20~40 mg/d 或用硝酸甘油膜,或单硝酸异山梨醇酯等硝酸盐类药物口服,以免发生"撤离症候群",发生心绞痛甚或引起心肌梗死。静脉用药时,应停用其他硝酸盐类药物。不宜与硝普钠等其他扩血管药合用。可与钙拮抗剂、转换酶抑制剂合用。在心衰时,与 β-受体阻滞剂合用时宜谨慎。本药主要副作用为低血压,反射性心动过速。如血压明显降低应停用。当硝酸甘油剂量>500 mg/min 时可致发绀,此系出现正铁血红蛋白血症,正铁血红蛋白浓度>1.5%,即可出现发绀,应减量或中止滴注,必要时应给予亚甲蓝 2 mg/kg,10 min 内静脉注射。其他副作用如头痛、头晕、心悸、心动过速,可通过调整滴速,降低药物浓度,以减轻症状。

(2)减轻后负荷。据 Framingham 研究表明,高血压急症引起左心衰竭约占 70%,主要为后负荷明显增加。降低后负荷的药物有肼苯达嗪、硝苯吡啶。而硝普钠、酚妥拉明、伲福哒等药物则既有减轻前负荷作用,又有减轻后负荷作用,此类血管扩张剂在高血压急症治疗药物选择部分已有叙述,本处不再详述。仅将硝普钠及 ACEI 的降低前后负荷作用及其应用加以叙述。

(3)同时减轻前后负荷的药物,即均衡的血管扩张剂的应用。硝普钠为含 2 个分子结晶水的亚硝基戊氰高铁酸盐,是一个结晶较特别的含铁共价络合物,含有 5 个氰化物基团。它是一个作用强、起效快(2~5 min 即生效)、作用持续时间短(2~15 min)、低毒性的均衡型血管扩张药。它直接作用于血管平滑肌,使动脉和静脉松弛扩张、体循环和肺循环的阻力下降,因而产生降低外周动脉阻抗和增加静脉贮血的作用,可减轻心脏前、后负荷,从而降低中心静脉压,增加心搏量,减轻肺水肿。对高血压患者,由于血压下降后反射性交感神经兴奋而使心率增快者较多,但心衰病人由于心排血量增加,心率并不增快,甚至反而减慢。在较重心衰时,左室射血阻抗明显增加,而硝普钠扩张动脉,使后负荷减轻,排血量增加,如果左室功能正常或接近正常,则静脉贮血作用对心排血量的影响,较动脉阻抗的降低为突出,则心排血量减少;如有血流动力学监测 PCWF 高于 15~18 mmHg(2~2.4 kPa)者适合应用。如下降至 12 mmHg(1.6 kPa)以下,则前负荷降低,可能引起心搏量减少,有时会使心衰加重,应予注意。因有减慢心率、降低外周阻力、减低室壁张力的作用,使心肌耗氧量轻度降低。静脉滴注该药可增加心肌灌注及冠脉供氧作用。本药主要适用于急性左心衰竭与肺水肿。在给予吸氧、镇静、利尿等治疗后 20~30 min 内,如不能迅速改善症状,应加用硝普钠。北京 16 所医院用此药灌注治疗急性左心衰竭及顽固性心衰 104 例,其中 110 例次疗效满意,总有效率为 84.6%,显效率 50%。急性心肌梗死泵衰竭、高血压急症并发急性左心衰竭治疗应首选硝普钠。此外,急性心肌梗死由于合并腱索乳头肌断裂所致严重二尖瓣关闭不全,或室间隔穿孔所致急性心衰,可用此药以维持足够的心排血量,使二尖瓣置换术及室间隔修补术可行择期手术以提高成功率。对心源性休克,可与多巴胺或多巴酚丁胺同时应用,作为综合治疗措施之一。但对急性心肌梗死无左室舒张终末压增高者,硝普钠可增加心率,使心肌耗氧量增加,还可减低冠状动脉灌注,使心肌缺血加重。对血容量不足未纠正者、严重肝肾功能损害、甲状腺功能减退、血小板明显减低者,应列为禁忌。因硫氰酸盐可抑制甲状腺的碘浓缩力,并对血小板收缩蛋白血栓收缩素的作用,可抑制血小板聚集。

用法：硝普钠为水溶性粉剂，将每安瓿 50mg 溶于 5%葡萄糖液 500 mL 内（浓度 100μg/mL），滴注速度从小剂量开始，初为 12.5~25 mg/min，再根据临床征象和血压等调节滴速。血压正常者，一般平均滴速 50~150 mg/min（根据病情和血压调节滴速）。一般应注意血压下降不超过 20 mmHg(2.67 kPa)，心率增加不超过 20 次/min。如病情需要，血压<90/40 mmHg(12.0/5.3 kPa)时，也可同时应用多巴胺以维持血压。硝普钠维持量以 25~250μg/min 为宜，伴有高血压所致左心衰竭者，滴注速度可用 25~300 μg/min。急性左心衰竭病人，一般滴注 3~72 h，平均用量 62 mg，最大量为 375 mg。除葡萄糖液外，不能用其他液体做稀释剂，也不能加入其他药物，一般给药 3~4 d。当 PCWP 已降至 15 mmHg(2 kPa)时，可改用口服血管扩张剂如消心痛、硝苯地平等。硝普钠在肝脏中形成最终产物硫氰酸盐，由肾脏缓慢排出，半衰期 4~7 d。肝肾功能不良者慎用或不用。该药对光敏感，易被破坏，应新鲜配制(6 h 内用完)，避光。血压骤降多系滴速过快或血容量不足所致，应调整滴速或补液，必要时应用多巴胺纠正。停药时，应逐渐减量，并加口服血管扩张剂，以防反跳。连续应用 3 d 应注意硫氰酸盐中毒，应测血中硫氰酸盐浓度，如达到 10 ng/dL，应即停用，并可用硫代硫酸钠、亚硝酸钠等防治中毒。

(4)血管紧张素转换酶抑制剂(ACEI)也是一种均衡的血管扩张剂：.ACEI 是肾素—血管紧张素—醛固酮系统中抑制血管紧张素 I，使之失活而不形成血管紧张素 II 的药物，对心力衰竭有显著疗效，是当前保护心脏的主要药物之一。对急性心力衰竭不宜用硝普钠时，可选用本类药物。据文献报道，对 2569 例临床心衰并且射血分数减退病人，平均 41 个月追踪观察，ACEI 组比安慰剂组死亡率降低 16%，与利尿剂、洋地黄制剂及血管扩张剂共用，可降低死亡率 40%。

本药主要作用是参与血管紧张素 I 抑制血管紧张素转化酶 (angiotensin converting enzyme，ACE)活性，使血管紧张素(AT)与醛固酮生成减少，使动静脉血管扩张，循环量减少，减轻心脏前后负荷；它能抑制激肽酶 I 使缓激肽降解减少，并间接地通过兴奋前列腺素的合成，发挥其扩血管效应，促进肾脏排钠；ACEI 阻滞 AT 生成，抑制交感神经活性，使外周血管阻力降低，心率下降；ACEI 抑制二脂酰羧基肽酶，防止心房肌的降解延长其作用，抑制 AT 所引起醛固酮分泌，拮抗儿茶酚胺所引起的血管收缩，从而具有扩血管、利尿、降压作用。最近研究表明，ACEI 具有抑制心脏组织的肾素—血管紧张素系统(RAS)的作用，可能防止心室重塑，可使心力衰竭患者下调的 β-受体密度上调而改善心室功能，有助于纠正心衰患者的低钾、低镁血症，降低室性心律失常的发生率。最近研究还指出，心力衰竭心肌线粒体膜磷脂损伤性改变，在心力衰竭的发生发展中，起重要作用，卡托普利(captopril)和辅酶 Q10 有修复膜磷脂损伤的作用。

目前国内血管紧张素转换酶抑制剂种类较多，应用较广泛的为卡托普利(captopril)、依那普利(enalapril)、苯那普利(benazepril)、西拉普利(cilazapril)、福辛普利(fosinopril)等，服用方便，疗效可靠。现重点对卡托普利加以叙述。

卡托普利适用于急性左心衰竭，而不宜用硝普钠者；伴高血压的急性左心衰竭；慢性心衰急性发作的患者；以及难治性心衰患者。本药空腹服用起效快，1h 血浓度达高峰，一般吸收 70%，食物可降低药物吸收率 30%。60%以原型自尿排出，余下 30%代谢为灭活性产物,蛋白结合率30%,半衰期(T1/2)为4 h。肾功能损害时,蛋白结合减少,T1/2延长。一般治疗高血压引起的急性心衰。治疗急性心衰,一般用25 mg,3次/d饭前服,服药6 h后症状缓解。用药后15 min,呼吸急促明显改善,2 h后出现利尿,心率减慢,心排血量增加,外周阻力下降,可产生迅速而持久的血流动力学效应。对高血压性心脏病引起的心衰有效率为91%,扩张型心肌病为87%,冠心病为75%,心瓣膜病为73%。用量为25 mg,3~4次/d,如无效,再增加剂量疗效亦不显著。国内用量偏小,一般剂量为6.25~12.5mg,3~4次/d,多数病人均可收到疗效,最大剂量不宜超过400 mg/d。有资料表明,对慢性严重心衰患者用6.25 mg/d和12.5 mg/d时临床症状改善最大。与洋地黄和利尿剂合用,对难治性心衰可提高疗效。

最近报道,联合应用硝酸酯类和卡托普利对急性心肌梗死并发急性左心衰竭患者,可全面改善患者血流动力学和心功能、运动耐受时间及心肌缺血程度,对抗心绞痛发作疗效维持时间较长,且呈递增趋势;降低血压同时,心率不变;随疗效提高,而硝酸酯类药物用量递减;对抗肾素血管紧张素—醛固酮系统(RAAS)活化。有资料证明,卡托普利可降低硝酸酯类的耐受性从而增强硝酸酯类作用,有利于延缓其药物耐受性的发生。卡托普利增强硝酸酯类疗效的机制可能是补充硝酸酯发挥作用所必需的硫基,并对抗硝酸酯长期应用所导致的RAAS激活及其不利后果。两药对冠脉及全身血流动力学具有协同及互补作用,硝酸酯类能迅速强烈地扩张静脉,降低心肌耗氧并促进侧支循环开放;而卡托普利对动、静脉均有明显、持续的扩张作用,可减低前后负荷并减少氧耗,并通过增加前列腺素合成而扩张冠脉,因此,两药合用对心肌氧的供求平衡产生更加有益的影响。缺血的改善及心脏负荷的下降有利于心脏加强做功,使心衰得以改善。

卡托普利与利尿剂合用适用于高血压伴有左心室肥厚发生充血性心衰,而舒张功能障碍者,以钙拮抗剂治疗为主。副作用:低血压是最主要的副作用,特别是并用利尿剂时,此外应注意纠正低血容量。常有皮疹、干咳无痰、发热、关节痛、瘙痒、味觉障碍等症状;中性粒细胞减少,蛋白尿、膜性肾小球病变,或肾病综合征,有肾功能损害者,应小量或慎用。为防止高钾血症,慎用保钾利尿药或常规补钾。

依那普利(enalapril):与卡托普利相似,对慢性心衰者,可产生有利的血流动力学效应,可改善左心功能,但较卡托普利起效缓慢,作用持续时间较长。一般口服10 mg,2次/d,副作用较卡托普利为少。适用于高血压性心脏病所致的心衰。

赖诺普利(1isinopril):本品为依那普利的赖氨酸衍生物,药代动力学优于依那普利,适用于高血压和心力衰竭。每日每次2.5~5.0 mg即可奏效,是新型长效血管紧张素转换酶抑制剂之一。主动脉瓣狭窄、肺源性心脏病及孕妇禁用。

(5)酚妥拉明(phentolamine):系非选择性仪一受体阻滞剂,主要扩张小动脉,并轻度扩张静脉,降低心脏前后负荷和心室充盈压,改善泵血功能。它起效快(约5min),作用时间短,停药15 min作用消失。适用于高血压急症(尤其嗜铬细胞瘤)引起的急性左心衰竭或急性心肌梗死合并左心衰竭。初始剂量0.1 mg/min,静脉滴注,根据反应调节滴数,可渐增至0.2 mg/min, 一般0.3 mg/min即可得到较明显的心功能改善。亦可以2~10μg/(kg·min)静脉滴注,根据血压调节速度。血容量不足时应先予补充。秦氏报道,用酚妥拉明 20 mg 溶于 10% 葡萄糖液 200 mL 内,以 0.1~0.2 mg/min 滴速,1 次/d,疗程 7 d,结果是症状和体征明显改善,周围血管阻力、心肌耗氧量明显下降,而心排出量(CO)、心脏指数(CI)、每搏输出量(SV)均上升,使心功能改善。本药可加快心率,剂量过大可引起低血压。

(6)哌唑嗪(prazosin)也是一种均衡的血管扩张剂。它系轴突后 α-受体阻滞剂,能直接松弛血管平滑肌,均衡地扩张动脉和静脉,降低周围血管平滑肌和肺血管阻力及心室充盈压。增加心排血量。口服 45~60 min 后,出现最大效应,药效持续 6 h。急性心力衰竭患者,用硝普钠等药物缓解后作为维持治疗,或用传统治疗方法无效又不宜用硝普钠的急性心力衰竭患者,可用哌唑嗪。首剂 0.5 mg,如无不良反应,可增到 1 mg,每 6 h 一次,需要时可增到 2~3 mg,每 6 h 一次,每日总量不超过 20 mg。但极易产生"假耐药性",长期应用,并不优于安慰剂。近年来压宁定的应用,又恢复了新型仅一受体阻滞剂在心力衰竭治疗中的位置。压宁定可用于各种情况的高血压,控制急性左心衰竭和肺水肿,而不致使血压下降过低,较硝普钠安全,使用方便;对肾功能、脂肪和糖代谢无明显影响。

3.正性肌力药物在急性左心衰竭中的应用 正性肌力药物(强心药)大多属于强心苷。目前国内急诊常用的强心苷有毛花苷丙(cedilanid 或 lanatocide C),毒毛花苷 K(strophanthin K)和地高辛(digoxin)。它们共同的药理作用是通过心肌细胞膜上的 Na^+-K^+-ATP 酶的作用,使细胞内的 Na^+ 堆积,促使 Na^+-Ca^{2+} 交换,Ca^{2+} 内流增加,Ca^{2+} 进入细胞内,改变了调节蛋白的分子构象,从而促进肌球蛋白和肌动蛋白的结合过程,而增加心肌收缩力,使衰竭的心脏排血量和心脏做功增加。

(1)洋地黄类药物:新近研究表明,洋地黄类药物通过自主神经对心脏的影响,如毛花苷丙、毒毛花苷 G(哇巴因,ouabain)和地高辛,能提高迷走神经活性,抑制窦房结,减慢窦性心率,使房室交界区有效不应期延长,减慢传导,从而减慢房扑、房颤时的心室率。抑制肾小管上升支对钠离子的重吸收,增加尿钠排出,使肺循环和体循环得以改善;醛固酮、抗利尿激素分泌减少,尿量增加;使扩张的心脏体积缩小及改善收缩效率,使心肌耗氧量降低,超过了因心肌收缩加强所致心肌耗氧量增加的作用,所以净效应是使衰竭的心肌总的耗氧量减低。

Ferguson 研究表明,洋地黄类药物可能通过压力反射传人机制起交感抑制作用;通过中枢机制起交感兴奋作用;并可能既有肾上腺素能介导的作用,又有对血管平滑肌的直接作用。在心衰患者中,静脉应用毛花苷丙,可产生显著的交感抑制作用和外周血管扩张作用。认为如能长期应用洋地黄,可望改善心功能及患者的预后。

目前,主要应用于急性心力衰竭,或原有收缩功能不全为主,伴有明显心脏扩大、室性奔马律、窦性心动过速或室上性快速心律失常的严重慢性心力衰竭,心力衰竭加重,房颤、房扑伴室率过快者,如风心病二尖瓣关闭不全、扩张型心肌病、陈旧性心肌梗死等。近年来由于对心力衰竭病理的深入研究,血管扩张剂及其他非洋地黄类正性肌力药物的相继问世,洋地黄类药物在心衰治疗中的地位亦有所改变。经临床实践,多主张采用综合治疗措施。正确合理使用正性肌力药、血管扩张药、利尿药与心肌保护药,要因人、因病而异,强调个体化和每日化,配合非药物疗法,以期扬长避短,达到理想效果。其中地高辛、利尿剂与 ACEI 在临床使用中疗效可靠,可作为一线药物选用。对急性心力衰竭患者,应选用速效制剂,静脉给药,待病情稳定后改用口服给药。

①西地兰(毛花苷丙):为最常用的快速强心苷。风湿性心脏病合并房颤者选用西地兰,0.4~0.8 mg加入5%葡萄糖液20 mL内缓慢静脉注射,必要时2~4 h再给0.2~0.4 mg,注入后10 min生效,1~2 h达高峰,最大效力时间为1~2 d,血清半衰期为33~36 h(1.5 d)。注射后,15%~25%与血浆蛋白结合,每日排除量占体存量的33%,其中25%为西地兰,5%为地高辛,3%为代谢产物。每日30%经肾排除,3%由粪便排出。对高心排出量心力衰竭(如甲亢、贫血、动静脉瘘、肾功能衰竭等)的疗效较差。

对下列情况宜慎用:急性心肌梗死早期出现心衰者,大多不主张用,除非合并房颤等室上性快速心律失常和(或)心脏扩大者;肺心病伴急性呼吸功能不全者,除非伴房颤或室上性心律失常,因易致心律失常,对紊乱房性心动过速疗效亦不佳;严重二尖瓣狭窄伴窦性心律而发生肺水肿者,西地兰不能缓解症状,还可增加右室排血,加重肺水肿;左室收缩功能正常,舒张功能减退,心肌缺血,心肌肥厚,如梗阻性肥厚型心肌病,心脏有舒张不全与收缩过度特征,洋地黄会加重左室流出道梗阻,使病情恶化;Ⅱ度Ⅱ型或Ⅲ度房室传导阻滞,窦性心动过援,预激综合征合并房颤、房扑。以上均应列为禁忌。

②毒毛花苷K:亦是一种快速静脉途径给药的强心苷。对冠心病、高血压性心脏病所致心衰效果较好。剂量为0.25 mg,加入5%葡萄糖液20mL内缓慢静注(或用小壶内滴人),必要时2~4 h后可再给0.125 mg,,静脉注射后5~10 min起效,30~60 min达高峰,药效持续1~2天,血清半衰期为12~19 h,90%~100%由肾排出。

③地高辛:口服吸收60%~85%,25%与蛋白结合,60%~90%由肾排出。血清半衰期为36 h。当病情不太危重时,可服地高辛,剂量为0.25 mg,1次/d,老年患者酌减。若开始就用口服地高辛,不给负荷量,则每日给0.25 mg,需7 d方能达到血液治疗浓度。需短期见效时,可给0.25 mg,2次/d,共3 d,0.125~0.25 mg/d维持。因该药主要由肾脏排泄,故老年人或肾功能不全者应减量使用。地高辛以口服为主,也可静脉给药。

(2)非强心苷类、非儿茶酚胺类:这类药物是近年来在急性心力衰竭治疗上的一个进展。此类制剂具有正性肌力和血管扩张作用。其机制是磷酸二酯酶(phosphodiesterase,PDE)有选择性地被抑制,使环磷酸腺苷(cAMP)降解为5′-磷酸腺苷(5′-AMP)过程受阻,使心肌细胞内cAMP含量增加,而cAMP又可促进Ca^{2+}从肌浆网及钙池中动员出来,促进Ca^{2+}内流,细胞内Ca^{2+}浓度增加,因而增加心肌收缩力。而血管平滑肌细胞内cAMP的增高反可减少Ca^{2+}从肌浆网释放,使肌浆内Ca^{2+}减少,从而降低血管平滑肌张力,导致血管扩张。此类制剂有①氨力农(amrinone):为双吡啶衍生物,其正性肌力作用机制尚不完全明了。该药可增加CO,降低LVEDP和全身外周血管阻力 (systemic vascular resistance,SVR),对心率和血压影响不大。静脉输注初始速度2~3 min内为0.75 mg/kg,嗣后按5~10μg/(kg·min)持续给药,口服量为50~450 mg/d,分3次给予;②米力农(milrinone):系氨力农的同类药物,其作用较氨力农强10~40倍。副作用较少,静脉滴注25~75μg/kg。长期应用可改口服制剂。

4.儿茶酚胺类

(1)多巴酚丁胺(dobutamine):系合成的儿茶酚胺类,主要作用于心脏受体,可直接增加心肌收缩力。用药后 CO、EF 增加,LVEDP 降低,SVR 无明显变化。主要用于以 CO 降低和 LVEDP 升高为特征的急性心力衰竭。初始剂量为 $2.5\mu g/(kg \cdot min)$,参照血流动力学指标调节剂量,可渐增至 $10~\mu g/(kg?min)$。

(2)多巴胺:是去谗肾上腺素前体,兴奋心脏 β1 受体而增加心肌收缩力。与其他儿茶酚胺类不同的是,小剂量[$2\sim5\mu g/(kg?min)$]可作用于肾、肠系膜、冠状动脉和脑动脉床的多巴胺受体,致相应血镶床扩张;当剂量$>10\mu g/(kg?min)$,兼兴奋肾上腺素能受体而致全身血管床收缩。

5.糖皮质激素的应用 此类药物应用广泛,可降低毛细血管通透性,减少渗出;扩张外周血管,增加心排血量;解除支气管痉挛,改善通气;促进利尿;稳定细胞溶酶体和线粒体,减轻细胞和机体对刺激性损伤所致的病理反应,对急性肺水肿的治疗,有一定价值。应在病程早期足量使用, 常用地塞米松 5~10 mg 或氢化可的松 100~200 mg, 溶于 5%~10%葡萄糖液内静脉滴注,根据病情,可重复使用。

6.其他 主要是 1,6-二磷酸果糖(fructose-1,6-diphosphate,FDP)。它是一种心肌细胞营养剂,可改善衰竭心肌的舒张和收缩功能,具有促进细胞内高能基因、保持红细胞韧性及向组织释放氧的能力、防止白细胞产生有害的自由基及促进葡萄糖代谢等作用。用法是 FDP 5 g,1~2 次/d,7 min 静脉滴入。作者对 30 例重症心力衰竭伴心律失常患者用 10 g/d 静注,连续 10 d,不仅心衰症状及超声心动图的心功能指标改善,而且心律失常经动态心电图监测前后对比,疗效亦非常显著。上海华山医院用 20g/d 静脉滴注,作为心源性休克抢救措施之一。剂量 10~30g/d,以 1 g/min 速度静脉输入,7~10 d 为一个疗程,目前已广泛用于心力衰竭、心源性休克、急性心肌梗死的治疗。超滤及血液透析、机械辅助循环等治疗也是有效可选措施。

7.消除诱发因素,积极进行病因治疗 在抢救急性心力衰竭的同时,应努力寻找并积极消除诱发因素,如治疗肺部感染,控制高血压,消除心律失常;心律失常如非由洋地黄中毒所致者,应考虑电击复律;如为缓慢性心律失常,应考虑安装人工心脏起搏器,以恢复正常心律。在经紧急抢救处理,病情稳定后,应进一步查出基础心脏病变,如心房黏液瘤、扩张型、肥厚型心肌病,急性心肌梗死合并机械性损伤,如乳头肌松弛、腱索断裂、室间隔穿孔等。如条件允许,适应手术者,应进行病因治疗。

总之,急性心力衰竭的治疗,应采用综合治疗措施,正确合理使用正性肌力药物、血管扩张药、利尿药与心肌保护药物,并应因人、因病而异,根据具体情况采取具体措施。在抢救和治疗的同时,要积极消除诱因,正确根治病因。

【护理】

1.心理护理

2.一般护理:①体位、坐位、两腿下垂减少→回心血量减少;②休息;③饮食:低盐、低脂易消化,多维生素(含钾、含镁)、多纤维素。

3.吸氧:6~8 升/分、加 20%~30%酒精。

4.药物治疗:①镇静:安定 5~10 毫克、杜冷丁 50~100 毫克、吗啡 5~10 毫克皮下注射。②强心剂:西地兰 0.2~0.4mg 静脉推,增强心肌收缩力→使心排血量增加;③利尿:速尿 20~40 毫克;④血管扩张剂:硝酸甘油:5~10 毫克静脉滴注。⑤氨茶碱:0.25mg 静脉推,除了扩张支气管的作用外,可直接兴奋心肌,缓解支气管痉挛,加强利尿、强心、扩血管药物的作用。⑥激素:Dxm10~20mg 静脉推。降低外周阻力→回心血量下降→解除支气管痉挛医学/教育网整理搜集。

5.记录 24 小时出入量。

6.加强皮肤及口腔的护理。

7.保持大便通畅:腹内压增加→心脏副负担加重→心肌缺氧加重;又由于迷走神经张力过高,反射性引起心律失常→危及生命。

8.控制静脉补液速度:20~30 滴/分。

9.密切观察病情变化:a、生命体征、发绀及肺内体征变化;b、洋地黄类药物的毒性反应。

(刘霞　龙金荣　叶元元　刘东芝)

第十章　高血压急症

　　高血压急症是发生于高血压病程中任何时期的一种致命性高血压。它可由任何原因引起血压突然或极度升高,引起心、脑、肾等靶器官功能严重障碍,甚至威胁患者生命。1984年国际联合委员会将高血压分为需立即或及时治疗的两类。Kaplan认为,需将高血压在数分钟内立即降低的一种危急情况者是高血压危症,常并发急性靶器官损害,通常需静脉给药进行降压治疗;而当通常无靶器官损害,或无新的或加重的靶器官损害的高血压,口服降压药物即可降压者,称为高血压急症。本章仅就急进型恶性高血压、高血压脑病、急性主动脉夹层血肿进行论述。

第一节　急进型恶性高血压

【概述】

　　急进型恶性高血压是在高血压基础上,由于某些诱因使全身小动脉发生强烈痉挛,周围血管阻力明显增高,使血压急剧升高的一种特殊类型的高血压。高血压急症中分急进型高血压和急进型恶性高血压。急进型高血压指舒张压>130 mmHg(17.3 kPa),眼底检查有视网膜出血或渗出,须及时治疗。而急进型恶性高血压指舒张压>130 mmHg或140 mmHg,出现视神经乳头水肿,常伴有肾小动脉坏死。急进型高血压若不及时治疗,可迅速转为恶性高血压。而后者若不积极降压,则易发生靶器官结构上和功能上不可逆损害,甚至危及病人生命。此两种类型高血压,在阻力血管的血管壁中,都有广泛的变性改变。其病理改变和临床症状,均甚相似。目前认为,两者是高血压发病过程中的不同阶段,即急进型高血压是恶性高血压的前驱,而恶性高血压是急进型高血压的最严重阶段。有时两者不易区别,常统称为急进型恶性高血压。

【临床表现】

　　本型高血压占高血压病的1%左右,80%患者为30岁左右,男女比例约为3:1,80%以上患者有良性高血压病史,它可突然发生病情危重,呈暴发性经过。

　　1.血压显著而持续升高　一般收缩压和舒张压均增高,可持续在>200/130 mmHg(26.6/17.7 kPa.)。

　　2.颅内压增高及靶器官损害症状　常有剧烈头痛,以清晨为甚,伴有恶心、呕吐、头晕、眼花、失眠等症状。眼底检查:视网膜有新鲜出血、渗出及视神经乳头水肿。肾功能急剧减退时,可出现蛋白尿(24 h可达3 g)、血尿和管型尿。血肌酐和尿素氮增高,内生肌酐清除率降低,低钙血症,重者可出现代谢性酸中毒和急性少尿性肾功能衰竭。

【诊断和鉴别诊断】

血压明显持续性升高,尤其以眼底改变及心、肾、脑有不同程度的功能障碍,为诊断本病的主要标准。实验室检查,肾素活性增高,继而出现继发性醛固酮增多症,可出现低血钾,一般本病诊断并不困难。

本病须与其他原因所致的左心衰竭、尿毒症、脑压增高相鉴别。与左心衰竭鉴别要点在于其早期可能血压偏高,但舒张压不会达到140 mmHg(18.7 kPa)水平,也无相应的眼底改变。与尿毒症鉴别主要在于高血压之前,已有肾陸、肾前或肾后性疾病。与脑压增高的鉴别要点在于其眼底改变较轻且多单侧,血压一般多轻度升高,如脑肿瘤、头部外伤等。

【治疗】

首选硝普钠静脉点滴。具体用法参见后述高血压急症的药物选择。同时 El 服硝苯地平 30~40 mg/d,2~3 次/d。在停用硝普钠过程中,可用卡托普利 12.5~25 mg,2。3 次/d。伴有肾功能不全者,可用伲福达代替卡托普利,亦可用肼苯达嗪、可乐定、甲基多巴,静脉给药控制血压后,常需口服降压药联合维持。

在急性期,积极治疗可降低死亡率,小动脉病变也可逆转。可同时给予利尿剂,以对抗有水钠潴留所致的血压升高,尤其当血肌酐>265μmmol/L 时,使用其降压效果更好。

【护理】

保持良好的心态非常重要,保持心情舒畅,有乐观、豁达的精神、坚强战胜疾病的信心。不要恐惧,只有这样,才能调动人的主观能动性,提高机体的免疫功能。

第二节　高血压脑病

【概述】

高血压脑病是指收缩压和舒张压突然升高合并急性神经系统症状的综合征。由于脑部小动脉先持久而明显地痉挛,继之,被动性或强制性扩张,脑循环急剧障碍而引起脑水肿和颅内压增高,从而出现了一系列临床症状,在临床上称为高血压脑病。

【临床表现】

1.血压急剧升高　平均动脉压常在 150~200 mmHg(20.0~26.7 kPa)。小儿急性肾炎和妊娠癫痫妇女血压达 160/100 mmHg(21.3/13.3 kPa)时,即可发生。慢性高血压则由于自动调节的上下限上移,可能在 230/130 mmHg(30.7/17.3 kPa)以上才会发生。

2.颅内压增高,脑水肿症状和体征　可有剧烈头痛、恶心、呕吐、颈项强直、意识模糊、躁动、嗜睡、谵妄、昏迷、昏睡,有时有兴奋、激动、肌肉抽搐、局部或全身癫痫样发作,视力模糊、复视、眼球震颤和失明。症状常在 12~48 h 达高峰,如治疗不及时,可进行性加重,直到深度昏迷和死亡。

眼底检查:常见视网膜出血、绒毛状渗出物,有时可见小动脉痉挛和火焰状出血。上述症状及体征如及时进行有效的治疗,则症状和体征可在短期(数小时,至多 1~2 d)内完全恢复,否则应考虑已有脑梗死或脑出血。

【诊断和鉴别诊断】

既往有高血压病或继发性高血压病患者,发病时血压迅速升高,表现有颅内压增高或局限性脑组织损害为主的精神及神经系统的异常表现,用速效降压治疗可在数小时内消失者,诊断并不困难。

本病应和脑出血、蛛网膜下腔出血、颅内占位性病变进行鉴别。脑出血虽血压高,但一旦昏迷后,降压治疗症状不能逆转,鉴别困难时宜慎重进行脑脊液检查。蛛网膜下腔出血,虽有上述症状,但意识障碍通常较轻,极少出现偏瘫,且脑脊液检查可资鉴别。颅内占位性病变,大多为缓慢出现上述症状。

上述疾病可通过脑超声波、脑血管造影、脑部放射性核素、CT 扫描等检查,可明确或协助诊断。

【治疗】

一旦确诊,应立即采取紧急有效的降压治疗。原发性高血压引起者首选硝普钠,或用二氮嗪(diazoxide),但此药可产生心脏交感神经兴奋和水钠潴留,对冠心病患者可诱发心绞痛或急性心肌梗死,因此不宜用于伴有冠心病患者。。肾性高血压引起者,可选用柳胺苄心定 (拉贝洛尔,Labetalo1) 或双肼屈嗪。嗜铬细胞瘤或服用单胺氧化酶抑制剂(monoamine oxidaseinhibitor,MAOI)过程中引起的高血压脑病发作,应在数分钟内将收缩压降至 160~180/100~110 mmHg(21.3~24.0/13.3~14.6 kPa)。利血平、甲基多巴作用缓慢,且可引起嗜睡,影响对神经状态的观察。降压后 1~2 h 内,局部神经症状及体征应有所恢复,如神志无明显变化,则说明病人处于不可恢复的血栓期。如降压后病情恶化或神经系统征象恶化,则应怀疑诊断是否正确,同时需让血压稳定在适宜水平。

【护理】

1.密切观察血压的变化及心率,定时测体重,测血压每日早晚两次并记录(清晨未起床活动前,晚上睡觉静卧 20 分钟后)。

2.调节病人饮食,对于高血压病患者的饮食主要是要坚持低钠饮食,这样能使血压下降,并可增加利尿剂(治高血压的药剂)的降压效果和减少利尿剂的低钾反应,一般食盐量为每天 5~6g，对于肥胖者还应限制食物的总热量和脂肪饮食，每日脂肪不超过 30~40g，并适当增加活动，以减轻体重，减少心脏负荷;还要避免刺激性食物,忌烟酒,辛辣,肥腻及过甜食物,要避免大量饮水,进食宜少量多餐,不要过饱.平时还要增加蔬菜,水果,高纤维素食物的摄入.

3.劳逸结合,保证足够休息和睡眠,鼓励病人参加力所能及的工作和体力劳动,坚持体育锻炼如散步,太极拳,体操等活动

4.注意心理护理,加强卫生宣教,有针对性地向病人讲解高血压病的一般常识,对疾病忧虑恐惧者,讲明高血压是可以控制的疾病,只要有效控制血压便可健康长寿,减轻其思想顾虑.对疾病不予重视不愿长期服药者,应对其讲明高血压病及并发症的危害,高血压的并发症主要是脑血管疾病,高血压性心脏病,冠心病,尿毒症等.因此在平时要注意观察预防,如注意头痛性质,精神状态,视力,语言能力等脑血管疾病的表现;观察有无呼吸困难,咳嗽,咳泡沫痰,突然胸骨疼痛等心脏损害表现;观察尿量变化,昼夜尿量比例,水肿,并参考血肌酐等肾功能检查,以便及早发现肾功能不全等.此外,还要定期门诊复查.使其主动配合服药。

（朱思良 孔祥萦 程娇 刘真）

第十一章　呼吸衰竭

【概述】

呼吸衰竭(respiratory failure)简称呼衰,是指各种原因引起的肺通气和(或)换气功能严重障碍,以致在静息状态下亦不能维持足够的气体交换,导致低氧血症伴(或不伴)高碳酸血症,进而引起一系列病理生理改变和相应临床表现的综合征。由于临床表现缺乏特异性,明确诊断需依据动脉血气分析,若在海平面、静息状态、呼吸空气条件下,动脉血氧分压(PaO_2)<60mmHg,伴或不伴二氧化碳分压($PaCO_2$)>50mmHg,并除外心内解剖分流和原发于心排血量降低等因素所致的低氧,即可诊断为呼吸衰竭。

【临床表现】

1.引起呼吸衰竭原发病的表现　如感染时的畏寒、高热,肺炎时的咳嗽、胸痛,慢性阻塞性肺病的表现等。

2.呼吸异常的表现

(1)中枢性呼吸衰竭:表现为呼吸节律及频率的改变,如潮式呼吸、间歇呼吸、叹息状或点头状呼吸、双吸气呼吸以及呼吸深快而不均匀,或浅慢不规则,甚至呼吸停止等。

(2)周围性呼吸衰竭:表现为呼气性或吸气性呼吸困难,或二者同存。

3.缺氧的临床表现

(1)中枢神经系统:中枢神经对缺 O_2 十分敏感;缺 O_2 的程度和发生的急缓可产生不同的影响。突然中断供 O_2,如吸纯氮 20 s 内可出现深昏迷和全身抽搐。逐渐降低吸入氧浓度,症状出现缓慢。轻度缺 O_2 可引起注意力不集中、定向力减退、头痛、兴奋;重度缺 O_2可出现烦躁不安、神志恍惚、谵妄乃至昏迷。脑组织缺 O_2 可产生脑水肿而有相应表现。

(2)心血管系统:缺 O_2 可刺激心脏,使心率增快和心搏出量增加,血压升高。冠脉血流量在缺 O_2 时相应增加,以利心肌活动增加所需的氧和能量。急性严重缺 O_2 可导致心室颤动或心脏骤停。缺 O_2 和 CO_2 潴留均会引起肺动脉小血管收缩而增加肺循环阻力,使右心负担更为沉重。

(3)呼吸系统:缺 O_2 对呼吸的影响远较 CO 为小。缺 O_2 主要通过颈动脉窦和主动脉体化学感受器的反射作用刺激通气。如缺 O_2 程度缓慢加重,这种反射较迟钝。吸入气中氧浓度为 12%~14%时(正常空气中含 O_2 占 21%),通气量不会增加;氧浓度为 10%时,通气量可增加 50%;氧浓度为 5%时,通气量增加 3 倍。

(4)其他表现:缺 O_2 可直接或间接损害肝细胞,使转氨酶升高。动脉血氧降低时,肾血流量、肾小球滤过率(GFR)、尿排出量和钠排出量均有所增加;但当 PaO_2 为 5.3 kPa(40 mmHg)

时,肾血流量减少,肾功能受到抑制,可有蛋白尿、血尿和氮质血症等。慢性缺 O_2 可通过肾小球球旁细胞产生促红细胞生成素因子,作用于红细胞素原,使转变为红细胞生成素,刺激骨髓引起继发性红细胞增多。缺 O_2 还可引起酸中毒和电解质紊乱。

4.CO_2 潴留的临床表现

(1)中枢神经系统:脑组织对 CO_2 亦很敏感。脑血管扩张,血流量增加是 CO_2 潴留早期的代偿现象。CO_2 潴留使脑脊液[H^+]增加,影响脑细胞代谢,降低脑细胞兴奋性,抑制皮质活动;随着 CO_2 的增加,对皮质下层刺激加强,间接引起皮质兴奋;若 CO_2 继续升高(PaCO_2 达 10.4~13.3 kPa),皮质下层受抑制,使中枢神经处于麻醉状态。在出现 CO_2 麻醉前的患者,常有失眠、精神兴奋、烦躁不安的先兆兴奋症状。"二氧化碳麻醉发生肺性脑病"则表现为:①早期有头痛,头涨,烦躁不安,恶心、呕吐,视力、记忆力和判断力减退;睡眠规律改变(白天嗜睡不醒,夜间失眠、惊醒);②后期有神志恍惚、谵妄、幻觉、精神错乱、抓空摸床、无意识动作和抽搐或震颤;③严重者意识障碍至昏迷,眼底视神经乳头水肿,眼球突出、球结膜充血水肿,出现锥体束征,对各种刺激无反应,脑疝形成等。呼吸道感染、使用镇静剂或给氧不当等常为其诱因。

(2)心血管系统:吸入气中 CO_2 浓度增加,可使心率加快,心搏出量增加,血压上升,脉搏增快。CO_2 可直接作用于血管平滑肌,使血管扩张,故 PaCO_2 增高时外周浅表静脉充盈,皮肤温暖、红润、潮湿多汗,血压增高,脉搏洪大有力。脑循环对 CO_2 亦十分敏感,正常人吸入 2.5%CO_2,脑循环量即增加,浓度增至 5%,脑血流量可增加 50%,由于脑血管扩张,常使患者感到搏动性头痛。

(3)呼吸系统:CO_2 是强有力的呼吸中枢兴奋剂,吸入 CO_2<1%时,通气即见增加;4%时,通气量即达静息值的 1 倍;5%时为 4 倍;10%时则通气量可达 10 倍;当>12%时,通气量不再增加,呼吸中枢处于抑制状态。然而,临床所见,PaCO_2 增高,并无通气量相应增加,相反有所下降,这与肺组织损害严重、胸廓运动的通气功能减退有关;有慢性 CO_2 潴留的患者,则与呼吸中枢反应性迟钝,以及肾脏功能的代偿、无明显 pH 值降低有关。

(4)呼吸性酸中毒的表现。

(5)其他:轻度 CO_2 潴留会扩张肾血管,增加肾血流量,随之尿量增加;当 PaCO_2>8.6 kPa(65 mmHg),pH 明显下降,肾血管出现痉挛,致血流量减少、HCO_3^- 和 Na^+ 再吸收增加,尿量减少。

5.酸碱平衡失调与电解质紊乱　呼吸衰竭在其发生发展与诊疗过程中,极易并发酸碱失衡。

(1)最常见者为呼吸性酸中毒:发生的主要原因是肺泡通气不足,CO_2 在体内潴留。CO_2 潴留时,血浆 HCO_3^- 增加,pH 值下降,产生呼酸;此时机体通过代偿机制包括缓冲系统、细胞内外液离子交换(H^+、Na^+ 进入细胞内,K^+ 向细胞外转移)和肾脏调节(排 H^+、Cl^-,回吸收 Na^+、HCO_3^-)。若 HCO_3^-/H_2CO_3 保持正常,为代偿性呼酸;如 HCO_3^-/H_2CO_3 降低致 pH 值<7.35 时,为失代偿性呼酸。呼吸衰竭呼酸失代偿的患者,碱剂(5%NaHCO_3)虽可暂时纠正 pH 值,但引起的后果是通气量减少,进一步加重 CO_2 潴留,故没有去除产生酸中毒的根本原因。并发代酸的患者,使用碱剂同样有加重 CO_2 潴留的危险,故增加肺泡通气量是

最根本的措施。还应注意到使用碱剂后,随着血液 pH 值的上升,通气量减少,$PaCO_2$ 上升,因 CO_2 可迅速通过血脑屏障进入脑脊液,而 HCO_3^- 通过的时间需较长,以致脑脊液 H^+ 的增加在比例上超过 H_2CO_3 故有加重中枢神经酸中毒的危险。该机制亦关系到呼吸机停用的处理,机械呼吸长时间通气过大,$PaCO_2$ 和 HCO_3^- 就会相对偏低,脑脊液 PCO_2 和 HCO_3^- 亦偏低,当机械通气突然停止,则 PCO_2 迅速增加,并迅速通过血脑屏障,使脑脊液 pH 下降,患者感到胸闷,呼吸急促,将会给停用呼吸机带来困难。

(2)呼吸性酸中毒合并代谢性酸中毒(代酸):多见于病情重笃者。由于低氧血症,血容量不足,心排出量减少和周围循环障碍,体内固定酸如乳酸增加,肾功能障碍影响酸性代谢产物的排出,因此在呼酸基础上并发代酸。阴离子中的固定酸增多,HCO_3^- 相应下降,pH 值下降。

(3)呼吸性酸中毒合并代谢性碱中毒(代碱):常发生于治疗过程中。主要原因有:①使用排钾利尿剂或糖皮质激素后,一方面使尿 K^+ 排出增多,细胞内 K^+ 外移,细胞外液中的 Na^+、H^+ 移向细胞内,使细胞外液 pH 升高;另一方面尿中排 Cl^- 增多,因血浆阳离子总量必须与阴离子总量相等,以保持电中性,而阴离子中的 Cl^- 和 HCO_3^- 占主要成分,Cl^- 丢失后 HCO_2^- 相应增加,pH 升高。②长期低盐饮食、纳差、恶心、呕吐造成的低钾低氯血症。③纠正酸中毒时补碱过量。④应用呼吸机通气使 CO_2 排出过多过快,使 HCO_3^-/PaCO 比值的分母急剧下降,而原来由于代偿 $PaCO_2$ 升高而增多的 HCO_3^- 来不及即刻调整,而产生的相对性 HCl_3^- 增多。对发生代碱患者,补给氯化钾,血氯升高,可促进肾脏排出较多的 HCO_3^-,以缓解碱中毒。

(4)呼吸性碱中毒(呼碱):常因过度通气使 CO_2 排出过快所致。

(5)呼吸性碱中毒合并代谢性碱中毒:慢性呼吸衰竭患者应用呼吸机通气,在短期内排出过多 CO_2 且低于正常值,又因肾脏代偿,机体碳酸氢盐绝对量增加,产生呼碱合并代碱。

(6)少数可呈三重酸碱失衡(TABD):如呼酸+代酸+代碱,呼碱+代酸+代碱等。

酸碱失衡与电解质紊乱有密切关系。酸中毒时,细胞内 K^+ 外移,而细胞外的 Na^+、H^+ 向细胞内移,常致高钾血症;碱中毒时则相反,致低钾血症。低血钾时,细胞内 K^+ 外移,细胞外的 Na^+、H^+ 则内移,故持久低血钾导致细胞外液碱中毒;反之,高血钾则致酸中毒。说明血钾与 pH 密切相关,一般 pH 有 0.1 变动,血钾就有 30% 升降,其他尚有低氯血症、低钠、低钙和低镁血症等。酸碱失衡与电解质紊乱的结果均加重病情,尤其是碱中毒危害最大,因其引起用吸氧难以纠正的组织缺氧。

6.其他表现 其他表现尚有:①缺氧、酸中毒、感染等使肺毛细血管痉挛、通透性增加,液体渗出,血液浓缩,血流迟缓淤积,微血栓形成,可致 DIC。②消化道黏膜缺氧、水肿、糜烂,胃液游离酸增高;使用糖皮质激素、口服氨茶碱等均可致急性胃肠黏膜损伤,引起消化道出血。③休克如感染性休克、心源性休克或失血性休克等。

【治疗】

呼吸衰竭处理的原则是在保持呼吸道通畅条件下,迅速纠正缺氧、CO_2 潴留、酸碱失衡和代谢紊乱,防治多器官功能受损,积极治疗原发病,消除诱因,预防和治疗并发症。

1.保持呼吸道通畅　气道不通畅可加重呼吸肌疲劳,气道分泌物积聚时可加重感染,并可导致肺不张,减少呼吸面积,加重呼吸衰竭,因此,保持气道通畅是纠正缺氧和 CO_2 潴留最重要的措施。

(1)清除呼吸道分泌物及异物。

(2)缓解支气管痉挛:用支气管舒张药,必要时给予糖皮质激素以缓解支气管痉挛。急性呼吸衰竭病人需静脉给药。

(3)建立人工气道:如上述方法不能有效地保持气道通畅,可采用简易人工气道、气管插管或气管切开建立人工气道,以方便吸痰和作机械通气治疗。

2.氧疗　任何类型的呼衰都存在低氧血症,故氧疗是呼衰病人的重要治疗措施,但不同类型的呼吸衰竭其氧疗的指征和给氧的方法不同。原则是Ⅱ型呼吸衰竭应给予低浓度(<35%)持续吸氧;Ⅰ型呼吸衰竭则可给予较高浓度(>35%)吸氧。

3.增加通气量、减少 CO_2 潴留

(1)呼吸兴奋剂:呼吸兴奋剂通过刺激呼吸中枢或外周化学感受器,增加呼吸频率和潮气量,改善通气,但同时增加呼吸做功,增加氧耗量和 CO_2 的产生量。所以必须在保持气道通畅的前提下使用,否则会促发和(或)加重呼吸肌疲劳,加重 CO_2 潴留。主要用于以中枢抑制为主所致的呼衰,不宜用于以换气功能障碍为主所致的呼衰。常用药物有尼可刹米、洛贝林、多沙普仑等,以尼可刹米最常用,常规 0.375~0.75g 静注。

(2)机械通气:对于呼吸衰竭严重、经上述处理不能有效地改善缺氧和 CO_2 潴留时,需考虑机械通气。

4.抗感染　感染是呼吸衰竭的重要病因之一,特别是慢性呼衰急性加重感染是最常见诱因,一些非感染性因素诱发的呼衰加重也常继发感染,因此需进行积极抗感染治疗。

5.纠正酸碱平衡失调　急性呼衰病人常容易合并代谢性酸中毒,应及时加以纠正。慢性呼吸衰竭常有 CO_2 潴留,导致呼吸性酸中毒,宜采用改善通气的方法纠正。如果呼吸性酸中毒的发生发展过程缓慢,机体常以增加碱储备来代偿,当呼吸性酸中毒纠正后,原已增加的碱储备会使 pH 升高,对机体造成严重危害,因此,在纠正呼吸性酸中毒的同时需给予盐酸精氨酸和氯化钾,以防止代谢性碱中毒的发生。

6.病因治疗　由于引起呼吸衰竭的原因很多,因此在解决呼吸衰竭本身造成危害的同时,须采取适当的措施消除病因,此乃治疗呼吸衰竭的根本所在。

7.一般支持治疗　重症病人需转入 ICU 进行积极抢救和监测,预防和治疗肺动脉高压、肺源性心脏病、肺性脑病、肾功能不全和消化道功能障碍,尤其要注意防治多器官功能障碍综合征(multiple organ dysfttaction syndrome,MODS)。

【护理】

一、观察病情,防治并发症

密切注意生命体征及神志改变,及时发现肺性脑病及休克;注意尿量及粪便颜色,及

时发现上消化道出血。

二、用药护理

1.按医嘱选择使用有效的抗生素控制呼吸道感染。

2.按医嘱使用呼吸兴奋剂(如尼可刹米、洛贝林等),必须保持呼吸道通畅。注意观察用药后反应,防药物过量;对烦躁不安、夜间失眠病人,慎用镇静剂,以防引起呼吸抑制。

三、合理用氧

对Ⅱ型呼吸衰竭病人应给予低浓度(25%~29%)低流量(1~2L/min)鼻导管持续吸氧,医学教育|网整理如配合使用呼吸机可高浓度氧。给氧过程中若呼吸困难缓解、心率减慢、发绀减轻,表示氧疗有效;若呼吸立缓或意识障碍加深,须警惕二氧化碳潴留。

四、通畅气道,改善通气

1.及时清除痰液,清醒病人鼓励多饮水用力咳痰,咳嗽无力者定时协助翻身、拍背促进排痰,对昏迷病人可机械吸痰,保持呼吸道通畅。

2.按医嘱应用支气管扩张剂,医学教育|网整理如氨茶碱等。

3.对病情重或昏迷病人气管插管或气管切开,使用人工机械呼吸器。

(于雪 程娇 刘真 马淑颖)

第十二章 急性呼吸窘迫综合征

【概述】

急性呼吸窘迫综合征(acute respiratory distress syndrome,ARDS)是急性肺损伤(acute lung injury,ALI)的严重阶段,两者为同一疾病过程的两个阶段。ALI和(或)ARDS是由心源性以外的各种内、外致病因素导致的急性、进行性呼吸困难。临床上以呼吸急促、呼吸窘迫、顽固性低氧血症为特征。主要病理特征为肺微血管的高通透性所致的高蛋白质渗出性肺水肿和透明膜形成,可伴有肺间质纤维化。病理生理改变以肺顺应性降低、肺内分流增加及通气/血流比例失调为主

【临床表现】

1.症状 ARDS多发生于原发病的抢救或医治过程中,亦可见于原发病似已缓解的数小时或数天后,但多于原发病的24~48 h后发生。症状易被原发病症状所掩盖,或发病早期易与肺部感染或左心衰竭相混淆。呼吸频数(>28次/min)和(或)窘迫,吸气时锁骨上窝及胸骨上窝下陷。可伴有咳血痰或血水样痰。随着病情发展,唇和指甲发绀越来越明显,缺氧症状并不因吸氧治疗而改善。呈呼吸性碱中毒,晚期常有混合性酸中毒。

2.体征 呼吸急促而困难、发绀。发病早期肺部多无啰音,有时可听到干性啰音,晚期可有肺实变体征,呼吸音低或出现水泡音等。

【胸部X线检查】

发病早期多无异常发现,或呈轻度间质改变,表现为肺纹理增多,边缘模糊;以后逐渐出现片状阴影,相互融合呈磨玻璃样,可波及两肺大部,可见支气管充气征,心影边缘尚清晰可见。晚期两肺阴影密度普遍增高,支气管充气征明显,心影边缘不清或消失,形成"白肺"(whitelung)。

【试验室检查】

1.血气分析①PaO_2<8.0 kPa(60.mmHg)。②ARDS发病早期因过度通气,$PaCO_2$多明显降低,常<4.7 kPa(35mmHg),晚期严重组织缺氧,使代谢性酸中毒加重,呼吸肌疲劳使通气量减少,$PaCO_2$升高,表明病情加重,预后不良。③肺泡气-动脉血氧分压差($A-aDO_2$):当吸入氧浓度(FiO_2)=0.21(吸空气)时,$A-aDO_2$由正常的1.3~2.7 kPa(10~20 mmHg)可升至>6.7 kPa(50 mmHg);当FiO_2=1.0(吸纯氧)时,由正常的3.3~10.0 kPa(25~75 mmHg)可增至>13.3 kPa(100 mmHg)。④静动脉分流量(Qs/Qt)在ARDS时明显增加,由正常<0.5%

增至>10%。但 Qs/Qt 需在吸纯氧条件下进行,实测时要做混合静脉血氧含量测定,故常难以在临床进行。且现在所用的计算公式推算所得结果与实测之间有一定误差,故目前多不主张采用此指标。⑤氧合指数(OaO_2/FiO_2):考虑到吸入不同浓度的氧对 PaO_2 的影响,现主张采用 PaO_2/FiO 这一指标,它既反映了吸入氧浓度的影响,又比较简便。PaO_2/FiO_2 正常范围为 53.3~66.7 kPa(400~500 mmHg),可疑 ARDS 患者,$PaO_2/FiO_2<40$ kPa(300 mmHg)时,有助于诊断。

2.肺功能测定肺容量和肺活量,残气、功能残气量均减少。呼吸无效腔增加,无效腔量/潮气量(Vd/Vt)>0.5,若>0.6 需机械通气。

【ARDS 分期】

1.临床分期 典型病程分为 4 期:

(1)一期(损伤期):呈原发病,如外伤、感染、中毒等相应的症状和体征。呼吸无明显变化,至多有些过度通气。X 线胸片无阳性发现。

(2)二期(相对稳定期):经对原发病的积极救治和复苏,循环功能得以稳定,而呼吸困难逐渐开始,但肺部体征尚不明显。胸部 X 线仅有肺纹理增多、模糊,提示血管周围液体聚集。此期一般出现在起病后 12~24 h。

(3)三期(呼吸衰竭期):大多出现于 36~48 h。呼吸窘迫和发绀进行性加重;肺部有干、湿啰音,心率增速。胸部 X 线可见两肺小片状阴影,并渐趋融合。由于低氧血症引起通气过度,$PaCO_2$ 降低。

(4)四期(终末期):呼吸窘迫和发绀持续加重,胸片见肺内浸润性阴影大片融合。呼吸肌疲劳导致通气不足,CO_2 潴留,产生混合性酸中毒,继而发生循环障碍。

2.病理放射学分期 1987 年 Greene 根据病理放射学表现分为 3 期。Ⅰ期:毛细血管充血,内皮细胞肿胀和微肺不张;Ⅱ期:液体漏出,纤维蛋白沉积和透明膜形成;Ⅲ期:肺泡细胞增殖,胶原沉积和微血管破坏。

【诊断标准】

急性肺损伤/急性呼吸窘迫综合征的诊断标准(草案)

1.定义 急性肺损伤/急性呼吸窘迫综合征(ALI/ARDS)是指由心源性以外的各种肺内外致病因素导致的急性、进行性缺氧性呼吸衰竭。ALI 和 ARDS 具有性质相同的病理生理改变,严重的 ALI 被定义为 ARDS,ALI/ARDS 的病理基础是由多种炎症细胞(巨噬细胞、嗜中性粒细胞和淋巴细胞等)介导的肺脏局部炎症反应和炎症反应失控所致的肺毛细血管膜损伤。其主要病理特征为由肺微血管通透性增高而导致的肺泡渗出液中富含蛋白质的肺水肿及透明膜形成,可伴有肺间质纤维化。病理生理改变以肺顺应性降低、肺内分流增加及通气血流比例失衡为主;临床表现为呼吸频数和呼吸窘迫,顽固性低氧血症,胸部 X 线显示双肺弥漫性浸润影,后期常并发多器官功能衰竭。

2.ALI/ARDS 的高危因素

(1)直接肺损伤因素:严重肺感染,胃内容物吸入,肺挫伤,吸入有毒气体,淹溺、氧中毒等。

（2）间接肺损伤因素：脓毒症（sepsis），严重的非胸部创伤，重症胰腺炎，大量输血，体外循环，弥散性血管内凝血（DIC）等。

3.ALI/ARDS的诊断标准①有发病的高危因素。②急性起病，呼吸频数和（或）呼吸窘迫。③低氧血症：ALI时动脉血氧分压（PaO₂）/吸氧浓度（FiO₂）≤300 mmHg（1 mmHg=0.133 kPa）；ARDS时 $PaO_2/FiO_2 \leq 200$ mmHg。④胸部X线检查两肺浸润阴影。⑤肺毛细血管楔压（PCWP）≤18 mmHg 或临床上能除外心源性肺水肿。凡符合以上5项可诊断为 ALI 或 ARDS。（此草案于1999年9月18日~23日在昆明召开的全国呼吸衰竭学术研讨会上讨论通过。）

【鉴别诊断】

ARDS的突出临床征象为肺水肿和呼吸困难。因此，临床必须以此为主征进行鉴别诊断。

1.心源性肺水肿：见于各种原因引起的急性左心功能不全，如瓣膜性心脏病、高血压性心脏病、冠状动脉粥样硬化性心脏病、心肌炎和心脏病等。根据病史、病理基础、临床表现，结合X线胸片和血气分析等，鉴别诊断多不困难。与心源性肺水肿的鉴别见表12-1。

表 12-1 ARDS 与心源性肺水肿的鉴别

	ARDS	心源性肺水肿
病史	既往无心、肺病史，现有休克、创伤、感染性疾病史	原有心血管疾病史
呼吸困难	与体位关系不明显	与体位关系明显
低氧血症	较重，氧疗效果不明显	较轻，氧疗有效
血性痰	非泡沫样、血水样	泡沫样
心脏扩大	无	有
肺部啰音	呈高调"爆裂音"，较广泛	湿性，多在双肺底
PCWP	降低或正常	增高
对强效利尿反应	较差	明显有效

2.非心源性肺水肿：ARDS是非心源性肺水肿的一种，但非心源性肺水肿绝非仅为ARDS，尚可见于多种情况，如输液过量；血浆胶体渗透压降低，如肝硬化、肾病综合征等；还可见于由于胸腔抽液、抽气过多、过快，或抽吸负压过大，使胸膜腔负压骤然增大，而形成肺复张后肺水肿等。

3.其他还需与急性肺栓塞、特发性肺间质纤维化等鉴别。

【治疗】

ARDS病情危重，且病因复杂，早年的治疗方法多限于支持疗法，主要依靠机械通气治疗提高全身氧输送，维持组织供氧，避免肺组织进一步损伤，但病死率往往高达70%左右。近年来机械通气治疗技术有很大进展，早期积极进行呼吸支持治疗大大减少了因严重低氧血症引起的严重并发症和死亡；同时注意对多脏器功能障碍和衰竭采取防治措施，此外，对引起 ARDs 的某些基础病的临床治疗效果亦有所提高，因此，近 10 年来 ARDS 病死率有明显下降，达到 40% 左右。但是目前尚缺乏针对引起 ARDS 发病机制的特异治疗方法，即预防和治疗全身炎症反应(SIR)，及调整全身炎症反应代偿性抗炎症反应的有效措施，因此，ARDS 的病死率未能进一步降低，临床结果仍难令人满意。ARDS 的治疗原则是纠正缺氧，防止进一步损伤和治疗原发病。两者相互关联，前者支持疗法为后者争取时间；而只有在原发病得到控制，ARDS 治疗才能最终成功。

(一)积极治疗原发病

这是防止 ARDS 发生的关键。其主要措施有：①控制感染：对肺部感染、败血症等应早期、足量、联用抗生素，避免导致不敏感菌的繁殖或二重感染。②积极抢救休克，改善微循环，适当补充血容量，避免液体输入量过大、过快。胶体和晶体液应合理应用。③及时正确处理创伤，如清创、骨折固定等。④必须输血时，切忌过量，滴注速度不宜过快，最好输入新鲜血液尤其是输血>1000 mL 者。库存 1 周以上血液含微型颗粒，这些微型颗粒能引起微栓塞，损害肺毛细血管内皮细胞，必须应用时宜加用微过滤器。⑤避免长时间高浓度吸氧，在病情允许下，尽可能使用较低的氧浓度，保持 $PaO_2>8.0$ kPa(60 mmHg)即可，并注意吸入氧的湿度和温度。

(二)呼吸支持治疗

有效的脏器功能支持尤其是呼吸功能支持是 ARDs 治疗的中心环节。

1.机械通气治疗 治疗 ARDS 的重要措施是及时纠正低氧血症。早期积极进行氧疗和机械通气治疗可以缓解严重低氧血症，但应同时注意血流动力学变化，保证适当的氧输送，以改善组织缺氧，同时预防和治疗因呼吸肌疲劳所致的后期二氧化碳潴留和酸碱平衡失调。

常规的机械通气治疗 ARDS 系采用辅助/控制型定量通气和间隙指令通气治疗方式。传统观点认为，ARDS 患者肺水肿、浸润和肺不张等病变呈广泛均匀分布，因此为纠正低氧血症，除适当提高吸入氧浓度外，在进行机械通气治疗时，应当采用较大通气量进行机械通气治疗的策略。例如做间歇正压通气(IPPV)治疗时，增加潮气量(VT)，使萎陷的肺泡得以扩张，并通过增加肺泡内压促使肺水肿迅速消退。因此，在机械通气治疗时，潮气量(VT)可增加至 8~15 mL/kg，呼吸频率为 10~15 次/min，呼吸比率为 1:1~1:1.5，吸入氧浓度(FiO_2)60%。若通过上述 IPPV 治疗，未能维持动脉血氧分压在正常范围，尤其当 $FiO_2>60\%$，而 PaO_2 不能维持在 8.0 kPa(60 mmHg)或以上，且胸片示大片肺浸润影，则应考虑行呼气末正压(PEEP)通气治疗。因为：PEEP 能增加功能残气量，防止肺泡萎陷，减少肺内分流，因此能在较低吸入氧浓度(FiO_2)的条件下纠正缺氧。通常主张采用呼气末正压(PEEP)0.49~0.98 kPa(5~10 cmH_2O)，多数情况下不宜超过 1.47 kPa(15 cmH_2O)。治疗过程中应注意最佳 PEEP，值，具体方法为动态监测肺顺应性。开始进行 PEEP 通气治疗时，肺顺应性随:PEEP,的增高而相应增加，但当 PEEP 值增高至一定程度时，肺顺应性转而降低，当肺顺应性由增高转为降低的转折点所显示的 PEEP 值即为最佳 PEEP 值。

采用上述较大通气量做机械通气治疗的策略固然在一定程度上可以缓解低氧血症，但是临床实践亦发现，患者在治疗过程中常易引起肺压力伤(气胸和纵隔气胸)以及循环障碍(心排量降低和低血压),因而氧输送反而降低,加剧了组织缺氧。研究发现,ARDS者肺部病变并非呈均匀分布,如肺水肿和肺实变为不均匀的斑片状分布,主要位于两肺下垂部位,仰卧位则多位于背部,肺部的有效通气面积可能仅占全肺的20%~30%,因此以高潮气量或高呼吸频率做机械通气治疗必然会引起肺的容积一压力损伤和循环障碍。动物实验亦发现,高潮气量、高气道压力通气治疗对正常肺或病变肺组织都可引起或加剧急性肺损伤,包括肺泡炎和肺水肿,而病情演变过程中肺损伤的程度变化和并发症的发生,亦会影响机械通气治疗的运行,因此,在机械通气治疗时需要密切进行呼吸和循环监护。例如通过肺动力学参数的测定,随时确定和调整最佳PEEP值,并通过Swan-Ganz导管监测血流动力学参数,并计算氧输送量。

目前多建议采用低潮气量压力支持通气(pressure support ventilation,PSV)模式做机械通气治疗,潮气量可按4~7 mL/kg计算,呼吸频率可适当增加,以保持一定的每分钟通气量,但应维持在30次/min以下,气道平台压则维持在2.94~3.43 kPa(30~35 cmH$_2$O)水平,通过调整吸入氧浓度(FiO$_2$)以纠正严重低氧血症。采用此种通气治疗方法,可以减少或减轻因大潮气量和高气道压所引起的容积一压力损伤。但是低通气量的机械通气治疗会造成二氧化碳的排出受限,导致不同程度的高碳酸血症;目前认为造成ARDS患者死亡的重要原因是严重低氧血症,在适当纠正低氧血症的前提下,短期内即使存在一定程度的高碳酸血症,对机体尚不至造成严重损害,因而提出机械通气治疗时采用允许性高碳酸血症(permissive hypercapnic aeidemia,PHA)或称适度高碳酸血症通气治疗的策略。但PaCO$_2$值的增高应有一定限度,且时间不宜持续过久,否则仍难免造成不良影响。允许性高碳酸血症通气治疗已越来越广泛应用于ARDS的通气治疗,并有一些多中心协作观察已进行深入研究。

近年来采用的其他定压型通气方式尚包括:①反比通气 (inversive ratio ventilation,IRV):在呼吸频率稳定条件下,调整呼吸比率为吸/呼>1:1,因此吸气时间相对较长,呼气时间相对较短,IRV与定压型呼吸机适当配合,可能使原先通气不良的肺泡得以扩张,从而改善氧合状态。但亦可能会增高内源性呼气末正压(auto-PEEP),且病人不易配合,产生不良反应, 即降低了静脉血回流量。②气道压力释放通气 (airway pressure release ventilation,APRV)、双水平气道正压通气(BiPAP)和高频通气(HFV)等虽亦有不断报道,但尚缺乏更充分的随机对照观察资料证明其优越性。

2.非机械通气气体交换治疗

(1)体外膜氧合器(EMO):体外膜氧合器的研制已有多年,但其效果并不优于常规的机械通气治疗,仅在部分严重肺损伤患者作为辅助治疗。Gattiow曾报道以低频正压通气治疗配合体外清除二氧化碳能提高生存率,但此结果未得到其他报道证实。

(2)静脉内氧合器(intravenous oxygenator,IVOX):用可透气的中空纤维束自股静脉插入至腔静脉,借以进行气体交换,但气体交换量太少,最大气体交换量仅84 mL/min(O$_2$),且静脉内氧合器的插入降低了心脏指数(CI)和氧输送量,并可能引起感染或栓塞等并发症。

(3)液体通氧(1iquid ventilation,LV):氟碳溶液(perfluorocarbon)具有良好的气体可

溶性及相对低的表面张力,用作气体交换媒体进行液体通气治疗,对于 ARDS 有一定的呼吸支持治疗作用。Fubrman(1991)提出部分液体通气(partial liquid ventilation,PLV)治疗,即将约相当于功能残气量的氟碳溶液(约 30 mL/kg)注入肺内配合常规机械通气治疗,此疗法被认为有效且安全。

(4)俯卧体位(prone position):ARDS 患者在仰卧位时背后部位出现肺不张、通气/灌流失调及肺内分流等情况最为严重,取俯卧位时,该部位的经肺压超过气道开放压,因此有利于改善低氧血症,但由于医疗护理操作困难,不便作为常规方法。

(三)液体和血流动学处理

1.液体管理 为了减轻肺水肿,需要以较低的循环容量来维持有效循环,保持双肺相对"干"的状态。在血压稳定的前提下,出入液量宜呈轻度负平衡。适当使用利尿剂可以促进肺水肿的消退。必要时需放置肺动脉导管监测 PAWP,指导液体管理。一般 ARDS 早期不宜输胶体液,因内皮细胞受损,毛细血管通透性增加,胶体液可渗入间质加重肺水肿。大量出血患者必须输血时,最好输新鲜血,用库存 1 周以上的血时应加用微过滤器,避免发生微血栓而加重 ARDS。

2.持续动静脉血液滤过(continuous arteriovenous hemofihration,CAVH) 用于排除血管内各种炎症介质,但其确切疗效尚待进一步研究。

3.营养支持与监护 ARDS 时机体处于高代谢状态,应补充足够的营养。由于在禁食 24~48h 后即可以出现肠道菌群异位,且全静脉营养可引起感染和血栓形成等并发症,因此宜早期开始胃肠营养。病人应安置在 ICU,严密监测呼吸、循环、水、电解质、酸碱平衡等,以便及时调整治疗方案。

(四)病因治疗

ARDS 由多种病因引起,应针对不同病因进行积极有效的治疗。另外,ARDS 的发生、发展是机体炎症反应的结果,因此调整炎症反应,减轻急性肺损伤的严重程度或阻止其发展,甚至逆转炎症反应过程,是治疗 ARDS 的重要途径。近年来不断提出一些特异性或非特异性抗炎剂,理论上能抑制炎症反应过程,可用于防治 ARDS,但仍正在临床观察研究中。

1.非特异性抗炎剂 非选择性地作用于抑制炎症反应的多个环节。糖皮质激素:具有广泛的抗炎症和减轻肺毛细血管渗透性作用,但临床应用仍有争议,主要用于急性坏死性胰腺炎、胃内容物吸入、氧中毒及呼吸道烧灼伤、脓毒性休克、脂肪栓塞等引起的 ARDS 患者,用作预防性或发病早期治疗使用,可减轻肺泡毛细血管膜损伤。开始用甲泼尼龙(甲基强的松龙)5 mg/kg,每 6 h 一次,或相当剂量的其他糖皮质激素,共 48~72 h,对其他病因所致 ARDS 糖皮质激素的疗效未能证实,长期使用可能加重或激发感染;近年主张甲泼尼龙用于后期纤维增生期,认为可改善病情,提高生存率,但有待随机对照研究证实。

布洛芬:为非糖皮质激素类抗炎剂,以往个别报道对缓解高热、休克有一定作用,并见呼吸道压力降低,现正在进行布洛芬静脉注射的多中心随机对照观察。其他非激素抗炎剂亦有类似作用,如消炎痛、甲氯灭酸等。

2.酚妥拉明 为血管扩张剂,有扩张小血管、改善微循环、降低肺动脉高压、减轻肺水肿及抑制组胺释放作用。可用酚妥拉明 10~20 mg 溶于 5%葡萄糖液 250 mL 中静滴。应观测血压,使收缩压>12.0 kPa(90 mmHg)为宜;如有血容量不足,待血压回升后再用。

3.肝素　肝素具有抗凝和改善微循环作用,ARDS 患者因肺动脉和肺毛细血管内皮损伤,常合并广泛小血栓形成和高凝状态,并有发生弥散性血管内凝血(DIC)倾向,以肝素 100~150 mg/d 静脉持续滴入。最近有报道用纤溶酶原活化物已取得一定疗效。

【护理】

1.氧疗护理

根据患者基础疾病,呼吸衰竭的类型和缺氧的严重程度选择合适给氧方法和吸入氧分数,注意患者氧疗效果,及时调整吸氧流量或浓度。

2.呼吸机感染护理

严格手卫生,减少探视,严格执行无菌操作及消毒隔离技术规范。观察患者体温、白细胞计数。加强口腔护理,预防口腔细菌下延至气道。

3.用药护理

遵医嘱服药,用药后密切观察药物疗效及不良反应。定期检查口腔有无感染,并监测血糖变化。

(于雪　刘霞　龙金荣)

第十三章 大咯血

【概述】

咯血是指喉部以下呼吸器官的出血,经咳嗽动作从口腔排出,每次咯血量和持续时间不一。通常大咯血指一次咯血量>200 mL,或24h内咯血量>400 mL,或48 h内超过600 mL;或持续咯血而需输液以维持血容量,以及因咯血而引起呼吸道阻塞导致窒息者。急性致死性大咯血是指急剧从口鼻喷射出大量鲜血,出血量>2000 mL者。短时间内咯血在300~400 mL者,血压和脉搏可无改变,咯血量增至700~800 mL时,血压和脉搏可有轻度改变,如一次咯血量达1500~2000 mL或更多,即可发生休克。国外报道急性致死性大咯血死亡率达50%~90%,因此,及时治疗,对抢救病人生命有重要意义。

【病史】

询问与大咯血相关疾病史、咯血诱因、咯血量,尤注意其伴随症状。

1.咯血伴发热 可见于肺结核、肺炎、肺脓肿、肺出血型钩端螺旋体病、流行性出血热、支气管肺癌等。

2.咯血伴胸痛 可见于大叶性肺炎、肺梗死、肺结核、支气管肺癌等。

3.咯血伴大量脓痰 可见于肺脓肿、支气管扩张以及支气管癌合并感染等。

4.咯血伴呛咳 可见于支气管肺癌、肺炎、支原体肺炎等。

5.咯血伴皮肤黏膜出血 注意钩端螺旋体病、流行性出血热、血液病、结缔组织病等。

6.咯血伴黄疸 须注意钩端螺旋体病、大叶性肺炎、肺梗死等。

【体格检查】

应注意有无肺部啰音、皮肤黏膜出血、淋巴结肿大、心脏杂音、肝脾肿大及体重减轻等。出血部位的判断可根据肺部体征及X线检查确定。

【实验室检查】

1.胸部X线检查 在病情许可情况下,应及时摄胸片,包括后前位和侧位,以便了解病变性质和出血部位。肺动脉和支气管动脉造影可帮助精确判定出血部位,但多仅限于做栓塞治疗前行造影检查。支气管造影有助于支气管扩张的诊断。

2.纤维支气管镜 可发现支气管静脉曲张破裂出血,深入到亚肺段,对确定出血部位及性质、有无肿瘤能提供极大帮助,并可在直视下行活组织检查作病理学诊断。

3.化验检查 注意痰液的性状及细菌、真菌和细胞学检查。疑为出血性疾病者应做血常规、血小板计数、凝血酶原时间和凝血活酶时间测定。

【鉴别诊断】

1.咯血首先需与口腔、咽、鼻出血鉴别。鼻腔出血多从前鼻孔流出,常在鼻中隔前下方发现出血灶,有时鼻腔后部出血量较多,可被误诊为咯血。用鼻咽镜检查,可见血液从后鼻孔沿咽壁下流,即可确诊。

2.大咯血与呕血的鉴别:见表13-1。

表13-1　大咯血与呕血的鉴别

鉴别项目	咯血	呕血
病史	呼吸道疾病、心脏病 (肺结核、支气管扩张、肺癌等)	上消化道疾病 (消化性溃疡、肝硬化等)
前驱症状	喉痒,胸闷,咳嗽	上腹不适、疼痛、恶心、呕吐等
出血方式	咯出	呕出,可为喷射状
血液性状	鲜红,伴有痰液,泡沫状	棕黑色、暗红,有时鲜红色伴胃内容物
反应	碱性	酸性
演变	大咯血后常持续血痰数天, 除咽入多量血液外,无黑便	呕血停止后无持续血痰,但柏油便常 可持续数天

【治　疗】

大咯血应采取综合治疗措施,即迅速有效止血、保持呼吸道通畅、一般及时对症治疗、控制病因及其并发症的防治。

(一)一般治疗

1.卧床休息　大咯血病人应绝对卧床休息,尽量避免搬动或转送他院,颠簸可加重咯血,甚至导致死亡。一般应取患侧卧位,轻轻将气管内存留的积血咯出,减少出血和避免血液流向健侧。

2.镇静　大咯血时病人常有恐惧、精神紧张,必须稳定病人情绪,解除其顾虑,同时对无严重呼吸功能障碍和体质极度衰弱者适当给予镇静药,口服地西泮2.5 mg或舒乐安定2 mg,3 次/d;或肌注地西泮5~10 mg,1~2 次/d。严重者可口服或肌注苯巴比妥。

3.镇咳　原则上一般不用镇咳剂。剧咳者可给予咳必清25~50 mg,3 次/d,或可待因15~30 mg,3 次/d 口服,作为对症治疗,并有降低胸内肺循环压的作用。年老体弱、肺功能不全者,咯血时慎用镇咳药以免抑制咳嗽反射和呼吸中枢,使血块不能咯出而窒息。气促者应给予氧疗。禁用吗啡,以免抑制咳嗽反射,造成血液滞留于气管内,引起呼吸道阻塞、呼吸困难及继发感染。

4.加强护理　应密切观察病人,随时做好大咯血和窒息的各项抢救准备。注意体温、脉搏、呼吸、血压和心率等生命体征,定期记录咯血量,若有口渴、烦躁、湿冷、面色苍白、咯血不止或窒息者应及时抢救。

(二)止血措施

除采用药物止血外,必须针对不同病因采取相应的措施,才能彻底止血。

1.止血药的应用　视病情选用以下药物

(1)垂体后叶素:有降低肺循环压力的作用,可使肺小动脉收缩,减少肺内血流量,破裂的肺血管形成的血块可堵塞而止血,因此对大咯血者疗效迅速而显著。

(2)普鲁卡因:用于对垂体后叶素有禁忌者,本药具有扩张血管、降低肺循环压力的作用,用前应做皮试。具体用法:0.5%普鲁卡因150~300 mg加入5%~10%葡萄糖液500 mL中缓慢静滴;或0.5%普鲁卡因50 mg加入.50%葡萄糖液40 mL中静脉注射,1~2次/d。

(3)纠正凝血障碍药物:主要为抑制蛋白溶酶原的激活因子,使纤维蛋白溶酶原不能激活为纤维蛋白溶酶,从而抑制纤维蛋白的溶解,达到止血作用。即时止血作用不如前述药物明显,多用于持续咯血者。但多数咯血者无凝血障碍,故疗效评价不一。常用药物包括:①6-氨基己酸(EACA):EACA 6.0 g加入5%~10%葡萄糖液250 mL中静脉滴注,2次/d。②氨甲苯酸(PAMBA):作用比EACA强4~5倍。用法::PAMBA 100~200 mg加入50%葡萄糖液40 mL,静脉注射,2次/d;或200 mg加入5%~10%葡萄糖液500 mL中静脉滴注。③止血环酸(AMCA):AMCA 250 mg加入.50%葡萄糖液40 mL中,静脉注射,1~2次/d;或AMcA 750 mg加入5%~10%葡萄糖液500 mL中,静脉滴注。

(4)其他药物:常用的有:①安特诺新(安络血):对毛细血管通透性有强大抑制作用,并有增加毛细血管抵抗力和加速管壁回缩作用。用法:10~20:mg,肌内注射,2次/d;或5 mg口服,3次/d。②立止血:可用1~2 U静脉注射或肌内注射,1~2次/d。③维生素C200~300mg口服,3次/d。④中药中止血药很多,如三七粉、云南白药等均可使用。⑤近年使用凝血酶原复合物,用于凝血机制障碍、凝血酶原时间延长者,疗效较为显著,剂量为10~20 U/kg加入5%~10%葡萄糖液200 mL中,开始缓慢静滴,以后可稍快,1 h左右滴完。

(5)鱼精蛋白注射液:本药为肝素拮抗剂,使肝素迅速失效,丧失抗凝效力,并使组织中的凝血活酶形成凝血酶,加速凝血过程。可用于凝血功能障碍和肝功能不全的咯血者。用法:鱼精蛋白50~100 mg加入50%葡萄糖液40 mL缓慢静注,1~2次/d,部分患者可出现过敏反应,宜慎用。

2.输血　持续大咯血出现循环血容量不足现象,如收缩压降至<13.3 kPa(100 mmHg)应及时补充血容量,宜少量多次输新鲜血(每次100~200 mL),除能补充血容量外,尚有止血作用。

3.手术治疗　对于出血部位明确、而无手术禁忌的大咯血患者及时恰当的手术有时可挽救生命。

(1)指征:①肺部病变引起的致死性大咯血经严格内科各种治疗无效者;②可能引起呼吸道阻塞和窒息者;②考虑为结核性或非结核性支气管扩张、结核性空洞内动脉瘤破裂、肺脓肿和肺癌等大咯血,可行肺段和肺叶切除术。

(2)禁忌证:①两肺病变广泛,两肺周围病灶、支气管癌转移或咯血部位未能确定;②肺功能不全;②全身情况太差;④凝血功能障碍;⑥肺切除术后再咯血。

4.局部止血治疗　对严重反复咯血病人,如临床情况严重,肺功能较差,不适于手术治疗者,可考虑做局部止血治疗。用硬质支气管镜放人填塞气囊作止血和防止血液扩散至健侧肺;用纤维支气管镜辨认出血的叶、段支气管口,而后将聚乙烯导管由活检孔插入至病变部位,并注入冷(4℃)生理盐水 50 mL,留置 30~60 s 后吸出,重复数次,因冷刺激使血管收缩而止血;或注入凝血酶 5mL(100 U/mL);或肾上腺素液(1:2000)1~2 mL;亦有用血管气囊导管自纤维支气管镜活检孔插入至出血部位的叶、段支气管腔,注入气体充胀气囊后留置。经 24 h 后放松气囊观察,若无继续出血即可拔除气囊导管。

(三)原发病的治疗

1.抗感染治疗 适用于支气管与肺部感染而大量咯血者。根据经验或药敏选择相应的抗生素静滴。

2.抗结核治疗 肺结核大咯血多有活动性病灶,应积极抗结核治疗。如异烟肼 300~400 mg 1次/d,口服,链霉素 0.75 g/d 肌注(50 岁以上或肾功能减退者可用 0.5 g),利福平 1 次/d,空腹口服 450~600mg。也可根据病情改用其他抗结核药物。

3.其他 根据原发病不同作相应的治疗。

(四)并发症的治疗

1.大咯血并窒息 大咯血致死的主要原因是窒息,应及早预防、识别和抢救。

(1)窒息早期特征:咯血突然减少或停止,同时感胸闷,喉头作响,烦躁不安,呼吸浅速或骤停,表情恐怖或呆滞,全身发绀,双手乱抓,大汗淋漓,眼瞪口张,大小便失禁,一侧或双侧肺呼吸音消失。

(2)抢救措施:应争分夺秒、快速准确,抢救的重点是保持呼吸道通畅和纠正缺氧。①立即抱起病人下身,倒置使身体躯干与床成 40°~90°角,另一人托下部向背部屈曲并拍击背部,倒出肺内的血液。对一侧肺已切除,余肺发生咯血窒息者将病人卧于切除肺的一侧,健侧肺在上方,头低脚高。②清除血块:用开口器把口张开,并用舌钳将舌拉出,清除口咽部积存血块,或用导管自鼻腔插至咽喉部,借吸引器吸出口、鼻、咽喉内的血块,并刺激咽喉部,使病人用力咯出堵塞于气管内的血块。必要时可用气管插管或气管切开,通过冲洗和吸引,亦可迅速恢复呼吸道通畅。③给予高流量吸氧,若自主呼吸极弱或消失,则用呼吸机辅助呼吸治疗。在呼吸道通畅情况下同时用呼吸兴奋剂。④窒息解除后继续各种相应处理,纠正酸中毒,控制休克,处理肺水肿、呼吸道感染、肺不张等。⑤止血:仍继续咯血者,可用垂体后叶素等止血药物。

2.大咯血并发肺不张及肺炎

(1)肺不张:因血块阻塞支气管或因应用大量镇静剂、镇咳剂等抑制了咳嗽而妨碍支气管分泌物的排出,阻塞支气管而导致阻塞性肺不张。处理措施包括:①鼓励病人翻身排痰,侧卧位,病侧(肺不张侧)在上,健侧在下,垫高床脚,轻拍患者背部鼓励病人咳痰。②停用一切镇咳剂及镇静剂。③用解痉药、祛痰药雾化吸入以利排痰,可口服氯化铵、鲜竹沥;氨茶碱口服或静脉注射;雾化吸入 α-糜蛋白酶 5 mg+生理盐水 10 mL+庆大霉素 8 万 U,2 次/d,每次 15 min。

(2)肺炎:血块部分堵塞支气管使其分泌物引流不畅,继发肺部感染,处理:①加强排痰,体位引流(侧卧位,病侧在上)。②抗生素:青霉素 400 万~800 万 U/d 十生理盐水 500

mL 静滴,或先锋霉素 V 6.0 g 十生理盐水 500 mL 静滴,或选用其他抗生素。

3.大咯血并休克　中等量咯血很少引起休克,反复大咯血则可导致休克,如伴有感染的毒素作用,则更易引起休克。治疗上应迅速补充血容量(输液或输血);适当使用血管活性药,但血压不宜升得太高,以免再咯血;使用广谱有效抗生素,尽快控制感染。

【护理】

1.安静休息。避免不必要的交谈,一般静卧休息能使小量咯血自行停止。大咯血患者应绝对卧床休息,减少翻身。协助患者采取患者的侧卧位有利于侧面通气,并且结核病患者还可以防止病变的扩散。

2.心理护理当患者出现咯血时,护士应仔细观察并注意使其感到安全,并做出必要的解释以获得患者的治疗。

3.当大咯血暂时禁食时,少量咯血进入凉爽流畅的饮食。

4.注意观察和记录咯血,定期监测生命体征和尿量;密切观察患者的表情、意识以及是否有窒息。

(朱思良　于雪　刘霞　龙金荣　马淑颖)

第十四章 肺栓塞

【概述】

由内源性或外源性栓子阻塞肺动脉及其分支引起肺循环障碍的临床和病理生理综合征,称为肺动脉栓塞,简称肺栓塞,并发肺出血或坏死者称肺梗死。美国每年有 63 万~70 万人患病,约 10 万人死亡,为死亡原因第 3 位。我国诊治率较低,尸检检出率约 3%,生前诊断率 7.8%,可能与种族差异、检测手段有关。

肺动脉或左右分支的栓塞可致心搏骤停,肺叶动脉栓子完全阻断血流,使得阻塞血管远端肺组织肺梗死;粟粒状小栓塞则引起肺动脉高压及亚急性肺心病;感染性栓子还可致肺坏疽。肺梗死仅占全部肺栓塞的 100%~15%,多发于原有心肺疾患者,肺静脉高压或肺血管循环障碍者,只有当支气管动脉和(或)呼吸道受阻时才发生,并与肺血管栓塞的程度及速度有关,为叶段分布,梗死部位肺表面略凸,直径一般<5 cm,常至楔状,底部位于肺表面。镜下见肺泡组织破坏,充满红细胞,肺泡壁凝固性坏死。肺泡组织内出血后出现实变区,部分肺泡坏死,约 40% 的肺梗死伴血性、浆液性或浆液血性胸腔积液。2 周后纤维组织增生,梗死周围新生毛细血管,出血灶为纤维瘢痕取代,并出现胸膜增厚及粘连,范围较大的肺梗死吸收后遗留肺不张。

肺栓塞一旦发生,可引起不同程度的血流动力学和呼吸功能的改变,轻度可无临床表现,重者由于栓塞所致的肺循环阻力突然升高,心输出量下降,可发生晕厥、休克甚至死亡。肺栓塞的血流动力学改变主要取决于栓塞肺血管床的横截面积的减少、栓塞的部位和栓子的性质,而且还取决于肺栓塞的继发作用和心肺基本功能。栓塞后,肺平均动脉压>2.67 kPa(20 mmHg),70% 患者无明显临床表现,若肺血流量减少 30%~40%,肺平均动脉压>4.0 kPa(30 mmHg),则有心室平均压升高;肺血流量减少 40%~50%,肺平均动脉压升至 5.3 kPa(40 mmHg),既可发生右心衰竭,右心室输出量降低,右心房压和静脉压随之升高,并与肺血流阻塞程度成正比;又使室间隔向左室偏移,继发性地致左心输出量降低,血压降低;肺血流量减少 50%~90%,致持续性肺动脉高压,心、脑组织明显缺血、缺氧,发生晕厥、休克和猝死。

症状性肺栓塞几乎都有不同程度的呼吸功能障碍,包括栓塞部分肺泡表面活性物质减少,肺泡萎陷;反射性支气管痉挛,呼吸道阻力增加;肺通气和弥散功能下降,以及通气/灌注比失衡,无效腔增大,肺内分流增多以及右房压增高后,卵圆孔开放等,导致低氧血症,代偿性低碳酸血症(过度通气)及呼吸性碱中毒。

【临床表现】

肺栓塞的临床表现是非特异性的,主要与起病的急缓、栓塞血管大小、单发或多发等有关。

按病程有急性和慢性肺栓塞之分。急性者栓子突然阻塞肺动脉干或较大分支而致一系列临床症状;慢性者病程缓慢,心肺受损的症状不明显。

按临床表现则分为:①亚临床型:虽有肺栓塞但无临床表现或仅有一过性症状;②微小病变型:唯有轻度肺栓塞临床表现;③临床型:可分为大面积或亚大面积型肺栓塞、慢性复发性肺栓塞(易致肺动脉高压)、肺微小栓塞(可为其他疾病的肺局部变化)。

【辅助检查】

1.实验室检查　外周血像白细胞正常或轻度升高,血沉增快,乳酸脱氢酶、肌酸磷酸激酶、血清胆红素值升高而血清谷草转氨酶正常, 血清谷丙转氨酶升高,GFF/GOT>1.85%,患者PaO_2<10.7 kPa(80 mmHg);肺泡氧分压与动脉血氧分压差的测定较单独测定:PaO_2更有意义,若PaO_2>12.0 kPa(90 mmHg)和肺泡氧分压与动脉血氧分压差正常,可排除肺栓塞。D-二聚体是交联纤维蛋白特异的降解产物,测定血浆D-二聚体<500 ng/mL强烈预示无肺栓塞,有排除诊断价值。若患者无阻塞性或限制性通气障碍,无效腔通气/潮气量>40%,提示有肺栓塞可能。

2.X线检查　随肺栓塞时间长短不同而表现多样。若发病<48 h可无异常,叶或段肺动脉栓塞时,可见患侧肺局部透亮度增高及肺血管纹理稀疏纤细,同侧肺门或肺叶、段阴影细小,而对侧肺门阴影因肺动脉高压而扩张。右下肺动脉逐渐增粗,横径>15 mm,于起病24 h后出现,持续1~2周,外周肺纹理突然变细或消失。浸润阴影为圆形或密度高低不等的片状影,多见于双肺下叶,好发于后基底段,呈非节段性分布,阴影一般于数天内消失。慢性肺栓塞时肺纹理呈网状、肺不张等。

肺梗死表现为栓塞12 h至1周出现三角形或卵圆形不均匀阴影, 外端与胸膜相连接,顶部指向肺门,肺底(特别是右肺)的云雾样阴影,盘状肺不张可致患侧膈肌抬高及胸腔积液可致肋膈角消失。还可见肺实质中无浸润("无支气管征象")。继发感染可形成空洞或大块阴影,若局限性纤维化或线条状阴影和胸膜肥厚,常提示梗死部位已为陈旧性。

心脏改变少见,只有广泛的肺小动脉栓塞时才表现为急性肺源性心脏病征象,包括右侧心影扩大,上腔静脉和奇静脉增宽,肺动脉段突出,心包积液等。

3.心电图　多为一过性,动态观察有助于对本病的诊断。最常见的心电图改变是QRS电轴右偏(少数也可偏),肺型P波,$SIQ_{III}T_{III}$型,右胸前导联及Ⅱ、Ⅲ、aVF导联T波倒置,完全性或不完全性右束支传导阻滞。

4.肺扫描和肺通气/灌注扫描　静脉注射放射性核素99m锝、133氙等标志的人血清蛋白后行灌注扫描, 肺栓塞时可显示栓塞动脉所供应的相应肺段放射性分布的灌注缺损,不呈肺段性分布者诊断价值受限。具有简单、安全,可反复进行的优点。若胸片提示浸润阴影,盘状肺不张,胸腔积液,一侧膈肌抬高时,诊断率更高;还可作为治疗前后动态变化的判断。由于肺灌注扫描阳性率较高而特异性较低,肺气肿、肺炎、肺癌、哮喘、肺纤维化等均呈现肺灌注缺损,其若结合通气扫描则有助于确诊。若肺通气/灌注扫描正常,大多情形下可排除肺栓塞;若肺通气扫描正常,伴肺段或肺叶的灌注缺损,结合典型表现可诊为肺栓塞;局部肺的通气/灌注均有缺损或两者缺损程度不等,此非肺栓塞的诊断依据,应做肺动脉造影确诊。

5.选择性肺血管造影及数字减影肺血管造影 为最可靠的肺栓塞诊断方法,并可了解肺血流动力学,在肺扫描基础上进行敏感性和特异性均高。其异常所见包括血管腔内充盈缺损,某一肺区血流减少的分支粗细不匀、走行不规则,造影剂充盈远端动脉时间延迟,肺血管截断等,用于肺扫描不能确诊,溶栓治疗前或溶栓无效欲行外科手术前,对栓塞部位、病变部位和程度的判断。但并发症发生率1%~4%,主要为造影剂过敏、心律失常等。动脉数字减影可清晰显示肺动脉及大分支肺栓塞的部位、范围和程度,但段以下肺动脉分支显影不如肺动脉造影。85%~90%病例的检查可以取代肺动脉造影,敏感性75%~100%,特异性96%~100%。

6.多普勒超声心动图 结合二维超声心动图,有助于对大面积肺栓塞时血块、血流及右心室内径、压力改变的了解。

7.肺部CT 适用于慢性肺栓塞伴肺动脉高压而不宜行肺血管造影者的检查,也有利于动态随访复查肺栓塞治疗者的疗效。

8.磁共振 动物实验已证明对肺栓塞具诊断价值,临床应用尚待总结。

9.纤维血管镜 适用于慢性肺动脉高压患者,颈静脉切开插入纤维血管镜,经上腔静脉进入右心和主肺动脉或分叶动脉,直接观察有无栓塞。

【诊断注意事项】

根据病史,典型的临床症状、体征,X线,心电图结合肺灌注扫描及选择性肺造影肺栓塞可确诊,但不典型病例则误诊漏诊率较高。有下列表现之一者应考虑本病的可能性。

1.突发性原因不明的咳嗽、咯血、胸痛、青紫、气促、低血压或晕厥,或原有的呼吸困难突然加重,或胸部外伤后咯血、呼吸困难。

2.长期卧床患者反复发生非典型性肺炎、敏锐的局限胸部压痛、局部哮鸣音,不明原因的小量血性胸腔积液等。

3.原因不明的发热且抗生素疗效不佳者。

4.突发性的原因不明的右心衰竭,洋地黄和利尿剂治疗无效,伴反复发生的"肺炎"及缓慢出现的"干性"胸膜炎。

【鉴别诊断】

1.急性心肌梗死 两病均急性发作,多见于老年人,均有胸痛、心悸、呼吸困难、休克、心衰、猝死等临床表现,心电图示ST-T改变。若有以下改变,支持肺栓塞的诊断:①有静脉血栓、术后、恶性肿瘤、长期卧床等病史;②发热较高,可持续10 d左右而抗生素治疗无效;③咯血、唇紫严重,胸痛于吸气时加剧,多不放射;④心衰为右心衰竭表现突出;⑤

胸腔积液常见;⑥X线示肺不张,肺底云雾影,肺动脉段突出及右心扩大为主;⑦GPT/GOT>1,血胆红素值升高;⑧心电图改变为一过性。

2.主动脉夹层动脉瘤破裂　两病均具有起病急骤、胸痛、发热、休克、猝死等表现,但若胸痛不为吗啡类药物缓解,有休克临床表现而血压正常或反轻度升高,首先应考虑夹层主动脉瘤破裂,X线、B超、主动脉或肺动脉造影和肺灌注扫描等有助于确诊。

3.胸膜炎　1/3的肺栓塞可并发胸腔积液而被诊为结核性胸膜炎,但肺栓塞患者缺乏结核的全身中毒表现,结核菌素试验阴性,胸腔积液量少,多于1~2周内自然吸收,X线的肺梗死征象均与结核性胸腔积液不同。

4.肺炎　发热、咳嗽、胸痛及中性粒细胞升高,X线示炎性浸润阴影多与肺栓塞相混淆,但有大静脉炎史,呼吸困难明显,X线示反复浸润阴影和部分肺血管纹理稀疏减少,血气异常,结合肺通气/灌注扫描,可予鉴别。

5.原发性肺动脉高压　原发性肺动脉高压患者年龄较轻,男女发病比例1:4,肺动脉压力>8.0 kPa(60 mmHg),无肺灌注局部缺损或肺血管内造影充盈缺损等,此均与肺栓塞不同。

本病还应与自发性气胸、急性呼吸窘迫综合征、哮喘急性发作、过敏性肺泡炎、心包炎等鉴别。

【治疗】

治疗可使急性肺栓塞的病死率明显降低。因此,一旦确定诊断,即应积极进行治疗。治疗的目的是:①渡过危急期;②缩小或消除血栓;③缓解栓塞引起的心、肺功能紊乱;④防止再发。

1.一般处理　住监护病房,密切监测呼吸、心率、血压、心电图及血气等变化。使患者安静,绝对卧床(2~3周),吸氧,胸痛重者可给止痛剂(吗啡、哌替定、可待因等),保持大便通畅,排便勿用力,应用抗生素控制下肢血栓性静脉炎和预防肺栓塞并发感染。

2.急救措施　合并休克者给予多巴胺5~10μg/(min·kg)、多巴酚丁胺3.5~10.0μg/(min·kg)或去甲肾上腺素0.2~2.0μg/(min·kg)。迅速纠正引起低血压的心律失常,如心房扑动、心房颤动等。维持平均动脉血压>10.7 kPa(80 mmHg),心脏指数>2.5 L/m² 及尿量>50 mL/h。同时积极进行溶栓、抗凝治疗,争取病情迅速缓解。需指出,急性肺栓塞80%死亡者死于发病后2 h以内,因此,治疗抢救须抓紧进行。

3.溶栓治疗　旨在溶解消除血管内血性栓子,恢复病变肺血管血液循环,改善血流动力学和气体交换。溶栓主要用于2周内的新鲜血栓栓塞,指征是:①大块肺栓塞(超过2个肺叶血管);②肺栓塞伴休克;③原有心肺疾病的次大块肺栓塞引起循环衰竭者。

溶栓治疗的具体方案,美国食品药物管理委员会批准的是:①链激酶负荷量250000 U/30 min,继以100000 U/h,维持24 h静脉滴注;②尿激酶负荷量2000U/[b(磅)·10 min],继以2000 U/(b·h),维持24 h静脉滴注;③rt-PA 100 mg/2 h,持续静脉滴注。结合国外最新研究进展,常用的成人溶栓方法是:尿激酶20000 U/(kg·2~4 h);rt-PA 50~100 mg/2 h,静脉滴注。溶栓后数小时病情明显好转。因肺栓塞溶栓治疗不同时并用肝素,故一般不需做血凝检查,目前多用固定剂量给药,也不需做剂量判断,溶栓治疗结束后常规继以肝素和华法林治疗。

4.抗凝治疗　可防止栓塞发展和再发。常用的抗凝药物有肝素和华法林。肝素常用持续静脉滴注,负荷剂量为 2000~3000 U/h,继之 750~1000 U/h 或 15~20 U/(kg?h)维持,根据部分促凝血酶激活时间(PTT)调整剂量。亦可应用低分子肝素,肝素一般用到临床情况平稳,通常 7~10d。肝素开始应用 48 h 后,加用口服抗凝剂,至少重叠 4 d。华法林成人首次剂量约为 4.0 mg,以后调整剂量,使凝血酶原时间延长到正常的 1.5~2.5 倍(16~20 s),凝血酶原活动度降到 30%~40%,国际标准化比率增至 2.0~3.0。口服抗凝药的疗程为 3~6 个月,并发肺动脉高压和肺心病者,疗程延长。亚急性感染性心内膜炎、恶性高血压、脑血管病、近期手术及有潜在出血性疾病患者忌用。单纯抗凝治疗 1~4 周,肺动脉血块完全溶解者 25%,4 个月后达,50%,疗效不如溶栓并抗凝治疗好。

5.外科治疗　①肺动脉血栓摘除术:用于伴有休克的大块肺栓塞、收缩压<13.3 kPa(100 mmHg)、中心静脉压增高、肾功能衰竭、内科治疗失败或不宜内科治疗者。手术死亡率较高。②心导管肺动脉血栓摘除术:经心导管吸出肺动脉血栓,以改善肺循环血流动力学。适用于 15 d 以内的新近大块肺栓塞及肺动脉平均压<6.7 kPa(50 mmHg)者,即刻疗效为 61%。

6.深静脉血栓形成的治疗　70%~90%急性肺栓塞的栓子来源于深静脉形成的血栓脱落,特别是下肢深静脉尤为常见。因此,对急性肺栓塞患者的治疗绝不能忽视深静脉血栓形成的检查和处理,以防肺栓塞的再发。深静脉血栓形成的治疗原则是卧床、抬高患肢、溶栓(急性期)、抗凝、消炎、使用抗血小板聚集药等。这些在急性肺栓塞的治疗中多已兼顾,但具体用法仍有某些不同。为防止血栓脱落再发肺栓塞,可于下腔静脉安装滤器,或做下腔静脉阻断术,后者因并发症较多,现已不常选用。

【护理】

1.适宜的治疗、休息环境　患者的房间应该舒适、安静,空气新鲜。

2.绝对卧床休息　防止活动促使静脉血栓脱落,发生再次肺栓塞。

3.注意保暖。

4.止痛　胸痛轻,能够耐受,可不处理;但对胸痛较重、影响呼吸的患者,应给予止痛处理,以免剧烈胸痛影响患者的呼吸运动。

5.吸氧。

6.监测重要生命体征:如呼吸、血压、心率、心律及体温等。

7.定期复查动脉血气及心电图。

8.观察用药反应。

(于雪　朱思良　俞森　刘霞)

第十五章 重症肺炎

肺炎是肺实质的急性炎症。尽管近年来应用于临床的抗生素种类繁多,预后大为改观,但肺炎感染的发病率及病死率仍很高。肺炎居死亡原因的第 5 位,而在 65 岁以上老年人则跃居首位,其病原以细菌所占比例最高,成人中约占 80%。促使病情恶化甚至危及生命的原因为:①近 20~30 年来抗生素广泛应用,肺炎的病原菌发生了很大的变化。目前医院外肺炎虽仍以肺炎球菌为多见,但其比例明显下降,而葡萄球菌及革兰阴性杆菌则明显增多,已成为威胁老人及慢性病人生命的疾病之一。医院内肺炎的病原中革兰阴性杆菌及葡萄球菌为多见,分别占细菌性肺炎的 40%~60%。还出现了些新的病原如嗜肺军团菌及卡氏肺孢子虫等,使肺炎的治疗更为困难。②肺炎同时还可并发败血症、脓胸、心包炎、呼吸窘迫综合征等。诊断此类病人时需做血培养、胸水培养及动脉血气分析监测。

一、肺炎的分类

1. 病因分类 从痰液或经支气管刷取物的镜检和病原体培养活检肺组织及血清学检查,有助于辨明感染的病原体。按病因分类有助于针对病因进行治疗。肺炎的病因有感染性、理化性、免疫及变态反应性等。感染性病因包括细菌、病毒、真菌、支原体、衣原体、寄生虫等;理化性病因包括类脂性、毒气、药物、放射线等;免疫和变态反应性病因包括过敏等。

2. 解剖分类 肺炎分大叶性、小叶性及间质性。

(1)大叶性(肺泡性)肺炎:病原菌首先在肺泡引起炎症,然后通过肺泡间孔向其他肺泡蔓延为肺段、肺叶发生炎变,典型病例表现为肺实变,而支气管一般未被累及。

(2)小叶性(支气管性)肺炎:病原体通过支气管侵入而引起的细支气管、终末细支气管和肺泡炎,也称支气管肺炎。

医院获得性支气管肺炎感染标准:入院 48 h 后出现咳嗽、咳痰或咳痰性状改变,并符合下列标准之一者:

①发热、肺部哕音或入院时 X 线检查比较显示新的炎性改变。

②经筛选的痰液 (涂片镜检鳞状上皮细胞<10 个/低倍视野,白细胞>25 个/低倍视野,或二者比例<1:2.5),连续 2 次分离出相同病原菌。有条件者标本应尽快在 10 min 内送实验室做痰液、洗涤和定量培养,分离到的病原菌浓度$>10^7$CFU/mL。

③血培养阳性或肺炎并发胸腔积液,经穿刺抽液分离到病原体。

④下列任何一种方法获得的培养结果可认为非污染菌:经纤维支气管镜或人工气道吸引采集的下呼吸道分泌物分离出浓度$>10^5$CFU/mL 的病原菌, 或经环甲膜穿刺吸引物(1YFA),或防污染标本毛刷(PSB)经纤维支气管镜或人工气胸采集的下呼吸道分泌物分离出病原菌,对慢性阻塞性肺疾病患者其浓度必须$>10^3$CFU/mL。

⑤呼吸道分泌物、血清及其他体液中检查到特殊病原体(包括军团菌),经免疫学方法检测证明(如 IFA),或有组织病理学证据。

(3)间质性肺炎:为肺间质炎症,病变主要累及支气管壁、支气管周围组织和肺泡壁,伴细胞增生、间质内水肿。

(一)肺炎链球菌肺炎

肺炎链球菌肺炎是由肺炎链球菌所引起的肺段或肺叶呈急性炎性实变。近年来由于抗生素的广泛应用,临床上轻症或不典型的病例较为多见。

【临床表现】

起病急剧,高热、寒战或畏寒,咳嗽、咳铁锈色痰或白色黏痰,胸痛,轻重不等的呼吸困难,严重感染,伴菌血症。败血症者可有消化道症状及神经系统症状,如恶心、呕吐、腹胀、腹泻、黄疸、烦躁不安、神志模糊,甚至昏迷休克。体征:典型病例呈急性病容,面颊绯红,气促,口唇周围常发生单纯疱疹。病变部位有实变体征,叩诊浊音,语颤增强,听诊有支气管呼吸音、湿啰音或捻发音。当并发中毒性休克时,神志模糊、烦躁,血压下降至 10.6/5.6 kPa,脉压小,脉搏细弱,四肢厥冷,出冷汗,口唇和指端发绀(发绀)。

【实验室检查】

①白细胞计数及中性粒细胞均显著增加;②痰培养:肺炎球菌阳性;③X 线表现:典型表现为肺段叶分布的炎性浸润和实变,实变区见支气管空气征即气道征,不典型则为片状均匀的炎性浸润。

【诊断、鉴别诊断】

有典型症状、体征病例,再经 X 线及病原学检查,不难诊断。

需和以下疾病鉴别:

(1)肺结核:它的症状、体征甚至 X 线表现可类似大叶性肺炎,主要区别点在于病人一般健康差,病程较长,抗生素治疗无效;X 线表现大片阴影不均匀,历久不消散,且可形成空洞和支气管播散灶,痰内找到结核菌即可确定诊断。

(2)肺癌:肺癌可伴发阻塞性肺炎,经抗生素治疗后炎症消退或重复出现。肿瘤阴影渐趋明显,或伴肺门淋巴结肿大、肺不张。一般来说,肺癌病人有长期吸烟史,有刺激性咳嗽和痰中带血, 如脱落细胞检查找到癌细胞则诊断明确。如痰细胞学检查阴性则胸部 CT、纤维支气管镜检查有助确诊。

(3)其他病菌引起的肺炎:葡萄球菌肺炎和革兰阴性杆菌肺炎的临床表现较为严重。痰及细菌、血培养是诊断中不可缺少的证据。病毒和支原体肺炎一般病情较轻,白细胞常无明显增加。临床过程、痰液、病原体分离和血液免疫学试验对诊断有重要意义。

(二)葡萄球菌肺炎

葡萄球菌肺炎是由葡萄球菌所引起的急性化脓性肺炎, 近年来有逐渐增多的趋势。病情较重,常发生于免疫功能受损的病人,尤其对耐药金黄色葡萄球菌的医院内感染已引起人们广泛注意。

【临床表现】

急骤发病,全身中毒症状严重,寒战、高热,咳嗽,咳脓痰、脓血痰,呼吸困难,发绀(发绀)等。病情发展迅速,可出现神志改变、谵妄、昏迷甚至休克,这些情况常见于由肺外感染致血行播散者。内感染则起病隐匿,症状被原基础疾病掩盖,故不典型,常被忽视,但病情变化快。体征:早期局部呼吸音减低,可闻及干、湿啰音,并发脓胸则叩诊浊音,呼吸音减低或消失;有气胸则叩诊鼓音,呼吸音减低或消失。

【实验室检查】

①白细胞计数及中性粒细胞均显著增加;②痰培养:葡萄球菌阳性;③X线表现:具有特征性、多型性及易变性。X线可为片状斑片状炎性浸润、小脓肿、肺气囊及大泡(肺气囊与支气管相通呈单向活瓣)脓胸和气胸。④诊断典型病例有典型的临床表现和X线征象,痰培养阳性,胸水、血培养阳性。

(三)克雷白杆菌肺炎

克雷白杆菌肺炎也称肺炎杆菌肺炎,该菌对多种抗生素耐药,治疗困难,病死率高,故应引起临床重视。

【临床表现】

起病突然,寒战、高热、咳嗽脓痰,砖红色胶冻痰具有特征性,全身衰弱,部分病人见有上呼吸道感染症状。体征:急性病容,呼吸困难,发绀(发绀),少数病人可发生黄疸、休克。肺部可闻及湿啰音。白细胞与中性粒细胞增多,痰培养阳性。

【实验室检查】

①痰培养:克雷白杆菌阳性。②X线表现:大叶实变、小叶浸润和脓肿形成。大叶实变多位于右上叶,由于炎性渗出物量多,黏稠且重,故叶间裂呈弧形下坠。炎症浸润中见脓肿,少数呈支气管肺炎。

【诊断】

典型病例有典型的临床表现和X征象,痰培养阳性,胸水、血培养阳性。

(四)流感嗜血杆菌肺炎

过去认为流感嗜血杆菌(流感杆菌)为儿童易感细菌,近年来发现,成人发生流感嗜血杆菌肺炎也逐趋增多,成为社会获得性肺炎主要病原菌,可能与介入性诊断及细菌学技术提高有关。

【临床表现】

起病前有上呼吸道感染史,表现为发热,咳嗽,咳脓性痰,呼吸急促,发绀。体征:有支气管肺炎征,闻及湿啰音,少数并发脓胸,有胸腔积液体征。

【实验室检查】

①痰培养可分离出嗜血流感杆菌(需特殊培养基),以荚膜的 B 型多见,胸水或血培养也可获阳性结果。②X 线表现:3/4 病人呈支气管肺炎,很少形成肺脓肿,约 20%发生脓胸。

【诊断】

呼吸道流感杆菌定殖率达 42%,标本取自气管抽吸、纤维支气管镜保护毛刷,胸液或血培养可确认。流感嗜血杆菌培养需特殊培养基,如巧克力琼脂培养基。

(五)铜绿假单胞菌肺炎

铜绿假单胞菌肺炎由铜绿假单胞菌所致,多见于院内感染,病情严重,病死率高。它广泛存在于潮湿环境中,有基础疾病、免疫功能低下或重症监护、机械通气患者容易引起。近年发病率有上升趋势。

【临床表现】

全身中毒症状严重,体温波动大,高峰在清晨;咳嗽、咳脓痰,少数患者为翠绿色脓性痰;呼吸困难、发绀(发绀),患者可闻及湿性啰音,30%~50%发生脓胸,病情严重时神志模糊,易产生呼吸衰竭;白细胞计数可中等偏高或正常,痰菌或胸液培养阳性,可确定诊断。

【实验室检查】

①痰培养:铜绿假单胞菌阳性。③X 线表现:常见为弥漫性双侧支气管肺炎,可累及多个肺叶,以下叶常见。病变为小脓肿,可融合大片浸润,有多发性小脓肿,也可伴少量胸腔积掖。

【诊断】

临床表现与 X 线征象典型者,结合痰涂片、血培养及胸水培养结果易确诊。

(六)军团菌肺炎

军团菌肺炎是由革兰阴性嗜肺军团菌所引起的肺炎, 以表现为暴发性流行为其特点。散发病例以"机会感染"和院内感染为主,病死率较一般肺炎为高。军团菌是一种常见的环境污染菌,特别与水源有关,可在水池、湖泊、土壤、城市供水系统、空调冷却塔、淋浴喷头、医用喷雾器等水中分离出军团菌,故本病易在旅店等环境中发生。本病多发生在夏季,中老年居多,约有 2/3 发生在吸烟、酗酒或有各种基础疾病而免疫功能低下者,如恶性肿瘤、肾移植、阻塞性肺炎、心血管疾病、糖尿病、肝病等。

【临床表现】

本病一般为流行性但也可散发,起病缓慢,潜伏期 2~10 d,发病初期患者有全身不适感,肌痛、胸痛、干咳、黏痰含血丝,高热、呼吸困难,部分呈精神错乱、定向力障碍、昏迷,消化道症状为腹痛、呕吐和水泻。体征:病人呈急性面容,呼吸急促,肺部有哕音,心率相对缓慢。

【实验室检查】

①白细胞计数达$(10\sim20)\times10^9$/L,血沉快,可有镜检血尿、肝功异常、血尿素氮增高、低钠血症和低磷血症,痰、血液和胸水常规培养均为阴性。②X线表现:早期多为单侧弥漫片状浸润,以后发展成致密的大叶实变,也可累及多叶。

【诊断】

由于临床表现错综复杂,确诊必须依靠特殊的化验室检查,包括:①痰支气管灌洗或肺组织的直接荧光抗体染色检查。②用酶联免疫吸附法测验抗原。③从肺组织、胸水及气管内或经气管穿刺吸出物中培养致病菌。④血清中免疫荧光抗原的抗体检查,以康复期的滴度为急性期的4倍有诊断意义。

【治疗】

(一)抗生素治疗

在抗生素应用前做痰培养及药物敏感试验,可作为选用药物的参考,这一点在医院内获得的肺炎尤为重要。

1.肺炎双球菌肺炎 首选青霉素(青霉素G),成人一般可用80×10万U,2次/d,肌内注射,病情严重,可能伴有菌血症者,可用青霉素(青霉素G)(48~96)×10万U/d,分次静脉注射,避免加入碱性溶液而影响青霉素的效价。对青霉素过敏者可用红霉素0.9~1.58 g/d,分次静脉滴注。如系耐青霉素的肺炎链球菌,可用头孢吡肟,成人剂量为4~6 g/d,分次静脉滴注,肺炎双球菌耐药菌株少见,因此,青霉素(青霉素G)效果较好,疗程为1周,或体温正常后3 d停药。如病情危重,则应酌情延长治疗时间,但一般抗菌治疗时,不必延长至X线病灶完全消失。

2.葡萄球菌肺炎 治疗选苯唑西林(苯唑青霉素,苯甲异噁唑青霉素,新青Ⅱ),成人用6~8 g/d,分次静脉滴注;对青霉素及头孢菌素过敏者可用红霉素,剂量同前;也可用万古霉素1~2 g/d,或磷霉素12~16 g/d,分次静脉滴注。严重感染或系耐药菌株可加用庆大霉素16~24万U,丁胺卡那霉素400~600 mg,妥布霉素160~240 mg分次静脉滴注(以上氨基苷类可任选一种,待症状好转后可减药或减量)。因葡萄球菌肺炎吸收缓慢,用药疗程宜长,为4~6周,合并脓胸则需引流。

3.流感嗜血杆菌肺炎 20世纪80年代以来发现流感嗜血杆菌部分菌株产生内酰胺酶,有文献报道产酶率已达50%,由于氨苄西林(氨苄青霉素)具耐药现象,现已不主张作为首选用药,而用第2代、第3代头孢菌素较为适合。

4.铜绿假单胞菌肺炎 由于该菌细胞壁结构特殊,且在抗生素作用下易产生染色体诱导酶,可水解β-内酰胺类抗生素,故治疗时应采用大剂量、长疗程、联合用药。用于铜绿假单胞菌的抗生素主要有 β-内酰胺类抗生素,如半合成青霉素和头孢菌素两大类,常用的半合成青霉素为羧苄西林,20~30 g/d;一般可加用任何一种氨基苷类药,如庆大霉素、丁胺卡那霉素等以加强疗效,剂量同前;还可用高效第 3 代头孢菌素;还可用超广谱抗菌药物亚胺培南-西拉司丁(泰能)1~2 g/d 加入 0.9%生理盐水,分次静脉滴注。

5.军团菌肺炎 首选红霉素静脉滴注,2 g/d,病情好转后改为口服,1~2 g/d,重症病人可用红霉素,2~4 g/d 静脉滴注和 1200 mg/d 口服,疗程不少于 3 周。选用抗生素的基本原则是剂量足、疗程够、联合用药(一般二联足够),病情特别危重者可以三联用药、静脉途径给药和选用杀菌药物为主。近来有人主张首次给冲击量(一般为每次用药量的加倍量)有利于迅速达到有效杀菌浓度,实践证明,每隔 4~6 h 注抗生素较只用同等剂量 24 h 缓慢静脉滴注收到的效果要好。

(二)抗休克治疗

1.控制感染 消灭致病微生物。开始治疗时,按临床经验选用两种广谱抗生素,待致病菌明确后再行调整。

2.补充血容量 选用葡萄糖生理盐水、低分子右旋糖酐平衡液等。补液量酌情选用,年老和心、肾功能不全者酌减,如有条件可做中心静脉压测定,以指导输液。

3.血管活性物质的选择 积极补充血容量并应用血管活性物质。有人认为,休克早期多表现为交感兴奋、血管痉挛,晚期则呈麻痹性血管舒张,因此建议分阶段使用血管活性物质,早期用扩张剂,晚期用收缩剂;也有人认为,感染性休克的本质是血管痉挛,因此主张一律使用血管扩张剂。对血管活性物质应用可联合应用多巴胺加间羟胺,剂量酌情使用。

4.纠正水、电解质和酸碱平衡紊乱 纠正血的钾、钠、氯含量,根据病情严重程度补充碳酸氢钠。

5.肾上腺皮质激素的应用 中、重度感染性休克,无出血倾向者在有效抗生素治疗的基础上,可短期使用肾上腺皮质激素,一般用氢化可的松 100~300 mg 静脉滴注。

6.氧气吸入 重症肺炎病人均伴低氧血症,需氧疗,但对慢性阻塞性肺病者当避免用高浓度的氧吸入,否则会引起二氧化碳潴留。

7.支持疗法 重症肺炎患者应卧床休息,注意保暖,加强护理,进食易消化食物;镇咳、退热等对症处理,酌情给予血浆、清蛋白或输血。

8.心功能不全的治疗 出现心功能不全征象时应严格控制静脉输液量和速度,限制含钠液输入,酌情给予快速强心剂,如西地兰 0.2~0.4 mg 于 25%葡萄糖液 20 mL 中静脉推注;水肿、尿少时给利尿剂,如呋塞米 20~40 mg 加于葡萄糖液 20 ml 中静脉滴注。

9.保持呼吸道通畅 原有慢性阻塞性肺病患者,体弱无力,咳痰易使通气受阻,休克型肺炎可并发呼吸衰竭、呼吸窘迫综合征。因此,必须保持呼吸道通畅,据病情及早考虑气管插管、气管切开、机械辅助呼吸。为了清除呼吸道分泌物,气道应充分湿化,以降低分泌物黏度。

【护理】

1.发热护理 高热时应卧床休息,减少耗氧量,可用物理降温,或遵医嘱应用药物降温,静脉补充因发热而丢失的水分与盐,监测、记录体温变化。

2.胸痛护理 胸痛明显者,协助取患侧卧位,指导患者深呼吸和咳嗽时用手按压患侧卧位,采用局部按摩或转移注意力的方法以缓解疼痛,必要时遵医嘱应用镇痛药。

3.咳嗽、咳痰护理 鼓励患者深呼吸,协助翻身及进行胸部叩击,指导有效咳嗽,促进排痰。痰液黏稠不易咳出时,可鼓励患者多饮水,亦可给予雾化吸入。

(俞淼 于雪 刘霞 龙金荣 王静)

第十六章　中枢神经系统感染性疾病

一、急性化脓性脑膜炎

急性化脓性脑膜炎,又称软脑膜炎,是化脓性细菌所致的软脑膜、蛛网膜、脑脊液及脑室的急性炎症反应,脑及脊髓表面可轻度累及,常与化脓性脑炎或脑脓肿同时存在。化脓性脑膜炎是一种严重的颅内感染,尽管抗生素的研制已经有了很大进步,但至今急性化脓性脑膜炎的病死率和病残率仍然较高。术后、脑室引流或严重颅脑外伤引发的脑膜炎病例,由于葡萄球菌或革兰阴性杆菌,特别是绿脓杆菌致病的可能性很大,应使用头孢他啶和万古霉素。

【诊断】

任何年龄均可发病,儿童多见,暴发性急性起病,少数起病隐袭。首发症状为畏寒、发热、全身不适,有咳嗽、咽痛、上感症状。头痛明显,伴恶心、呕吐,项背痛,全身肌肉痛,畏光、眩晕等症状。精神症状多见,早期表现躁动,谵妄,以后表现表情淡漠,意识模糊,昏睡、昏迷、偏瘫、单瘫、失语。一侧或双侧病理征,可有脑干症状,有时有脑疝。急性期周围血象白细胞偏高,中性粒细胞达 80%~90%,脑脊液外观混浊、脓性,细胞数达几千个,蛋白升高,糖和氯化物降低,涂片或培养可找到致病菌。脑压可达 600~800 mmH$_2$O,细胞学为中性粒细胞反应,达 80%~90%,有少量浆细胞、淋巴细胞,治疗后呈混和反应,最后为淋巴细胞反应。

【治疗】

维持血压,纠正休克,及时给抗菌药物,根据年龄、季节针对常见的细菌选药,应选能透过血脑屏障的药物。

新生儿(<3 个月),化脑病菌多属 B 组链球菌及大肠杆菌,可选用氨苄青霉素+头孢三代,氨苄青霉素 100 mg/kg/次,每 8 h 一次;头孢噻肟 50 mg/kg,每 8 h 一次,头孢三嗪 50~100 mg/kg,每 12 h 一次,应用 10~14 d。婴儿,流感嗜血杆菌感染多见,首选青霉素 G+头孢噻肟、头孢三嗪,头孢氟肟+氨苄青霉素。儿童及成人常见于肺炎球菌、脑膜炎双球菌感染,首选青霉素 G.+头孢三代,青霉素 G 儿童 30 万 U/(kg·d),成人(2000~2400)万 U/d,分 4~6 次静滴。头孢噻肟 2 g 静滴,每 12 h 一次,头孢三嗪 2 g 静滴,每 12 h 一次,头孢唑肟 2~4 g/d,分每日两次或每 8 h 一次静滴。激素的应用,对化脑的病人来讲有争议,但一直在用,可提高存活率,降低颅内压,减少脑脊液的生成。150 mg/kg,每 6 h 一次,静滴 4 d,直接停用。

上述药物一般均采用静脉给药途径,以期有较高的血药浓度和脑脊液药物浓度。使用抗生素的时间一般为 10~14 d。无并发症者早期给予适当治疗,可在 15 d 内清除脑脊液中的病原菌,有并发症者相应延长。在应用抗生素的同时,对于儿童病人应加用地塞米松 0.6mg/kg,静脉滴注,连用 3~5 d,可以减少儿童的听力受损及其他神经系统后遗症的发生率。我们认为,对于暴发性感染的成人病人,如伴有颅内高压、严重菌血症及急性肾功能不全,也应使用皮质类固醇激素。地塞米松 10~20 mg/d,静脉滴注,连用 3~5 d。对于发病初期,有颅内压增高伴严重脑肿胀者,应用 20%甘露醇快速静脉滴注及呋塞米静脉推注。出现痫性发作者应给予抗惊厥药物。儿童应注意避免低钠血症和水中毒,此乃导致脑水肿的诱因。未经治疗的化脓性脑膜炎通常是致命的,早期高效广谱抗生素的应用使其预后大为改观。新生儿化脑的病死率从 20 世纪 70 年代的 50%降至 10%以下,但重症病人或诊治过晚者,其病死率及致残率仍高。

【护理】

1.高热护理　保持病室的温度在 18℃~22℃,湿度 50%~60%。鼓励患儿多饮水,患儿发热时,降温的方法可用物理降温、药物降温,降温后 30min 测体温一次,并记录。

2.饮食护理　给予高蛋白、高热量、高维生素饮食,少量多餐,每日 4~6 次。餐前餐后,要做好口腔护理,防止口腔感染。观察患儿进食和呕吐情况,必要时,给予静脉输液补充热量。

3.心理护理　加强患儿心理护理,鼓励患儿及家长战胜疾病的信心,根据患儿及家长的情况,介绍病情、治疗和护理,取得患儿及家长的配合及信任。

4.药物治疗　滴注脱水药,应在 30min 滴完,主要作用降低颅内压力,减轻脑水肿,防止脑疝发生。同时,抗生素应按药物血浓度周期给药,保持血浆中药物的浓度,减少细菌对药物产生耐药性。

5.病情观察　每 15~30min 巡视病房一次,每 4 小时测生命体征并记录。密切观察患儿的神志、瞳孔的变化,如有异常立即报告医生并做好抢救准备。嘱患儿侧卧位或头偏向一侧,防止窒息发生。

6.健康教育　告知患儿家长预防化脓性脑膜炎的方法,应积极锻炼身体,预防上呼吸道感染,接种疫苗。对恢复期的患儿,应积极进行各种功能训练,减少或减轻后遗症。

二、结核性脑膜炎

结核性脑膜炎系由结核杆菌感染所致。近年由于结核病的罹患率在国内外均有增长,故结核性脑膜炎病人也随之增多。此外,与人口密集程度以及结核杆菌抗药性的增加等因素也有关系。

【诊断】

根据早期发热、头痛、恶心、呕吐、颈项强直以及亚急性发展,腰椎穿刺显示较典型的结核性脑膜炎改变,病人若有结核史及结核接触史即应考虑本病。一般应和病毒性脑炎、真菌性脑膜炎及脑膜炎型脑囊虫病相鉴别。但对本病的确切诊断,应有病原学的依据。由于 CSF 细菌涂片和细菌培养检出率较低,皮肤结核菌素试验又不十分可靠,故目前早期诊断多采用聚合酶链反应(PCR)检测 CSF 中结核菌的 DNA。病程 6~15 d 者阳性率为88.8%。另可采用酶联免疫吸附试验(:BA-ELISA)检测 CSF 中结核抗体,病程超过 1 个月者阳性率达 90% 以上。以上两项检测同时应用可提高确诊的可靠性,但应注意假阳性和假阴性的可能。

【治疗】

目前对结核性脑膜炎的治疗多采用能通过血脑屏障的一线抗结核药物三联或四联疗法。即异烟肼+利福平+吡嗪酰胺或异烟肼+利福平+吡嗪酰胺+链霉素治疗。剂量为异烟肼 10~15 mg/(kg·d);利福平 10 mg/(kg·d),儿童 15 mg/(kg·d);吡嗪酰胺 25 mg/(kg·d)(最大 2 g/d);链霉素成人 15 mg/(kg·d);儿童 20~30 mg/(kg·d)。异烟肼口服或静脉滴注的同时,为防止出现多发性周围神经病等毒副作用应给予维生素 B6。链霉素可导致听力及前庭功能损害,一般肌内注射不超过 2 个月。

皮质类固醇激素适用于较严重的病人以控制炎性反应和脑膜粘连。地塞米松成人 10~15 mg/d,儿童 5~8 mg/d 静脉滴注,一般不超过 1~2 个月。二线抗结核药物如乙胺丁醇,成人 15~25 mg/(kg·d),儿童 15mg/(kg·d),可根据病情更替上述抗结核药物。颅内压增高者,应用 20% 甘露醇静脉快速滴注或呋塞米静脉推注,醋氮酰胺可减少 CSF 的生成。晚期脑积水考虑脑室-腹腔分流等手术。药物治疗一般需时 9~12 个月,直至 CSF 检查结果完全正常才能认为临床治愈,此后仍可继续口服异烟肼数月以防复发。对药物治疗反应良好或属轻症病人,疗程可减至 6 个月,对重症或有抗药性的病人,疗程延长至 18~24 个月。早期得到确诊并系统治疗者预后良好,延误治疗或治疗不系统常导致严重后遗症如肢体瘫痪、抽搐及脑积水等症状。

【护理】

1.密切观察病情变化

(1)观察体温、脉搏、呼吸、血压、神志、惊厥、双瞳大小及对光反应情况等,早期发现颅内高压或脑疝,便于及时采取抢救措施。

(2)患儿应绝对卧床休息,保持室内安静,护理操作尽量集中进行,减少对患儿的刺激。

(3)遵医嘱使用肾上腺皮质激素、脱水剂、利尿剂和呼吸兴奋剂。配合医师为患儿做腰椎穿刺,颅压高时腰椎穿刺应在应用脱水剂半小时后进行,腰穿后去枕平卧 4~6h,以防脑疝发生。

(4)对急性脑积水或慢性脑积水急性发作者,用药物降颅压无效,护士应随时做好侧脑室穿刺术前的准备工作。

2.对有呼吸功能障碍患儿,应保持呼吸道通畅,取侧卧位,以免仰卧舌根后坠堵塞喉头。解松衣领,及时清除口鼻咽喉分泌物及呕吐物,防误吸窒息或发生吸入性肺炎。必要时吸氧,或进行人工辅助呼吸。

3.确保患儿安全,在惊厥发作时齿间应置牙垫,防舌咬伤,并防惊厥时坠床跌伤。

4.皮肤、黏膜的护理防止褥疮和继发感染,保持床单干燥整洁。大小便后及时更换尿布,清洗臀部。呕吐后及时清除颈部、耳部残留的物质。昏迷及瘫痪患儿,每2h翻身、拍背1次。骨突处垫气垫或软垫,防长期固定体位、局部血循环不良,产生褥疮和坠积性肺炎。昏迷眼不能闭合者,可涂眼膏并用纱布覆盖,保护角膜。每日清洁口腔2~3次,以免因呕吐致口腔不洁细菌繁殖或并发吸入性肺炎。

5.做好饮食护理,保持水、电解质平衡评估患儿的进食及营养状况,为患儿提供足够热量、蛋白质及维生素食物,以增强机体抗病能力。进食宜少量多餐,耐心喂养。对昏迷不能吞咽者,可鼻饲和由静脉补液,维持水、电解质平衡。

(朱思良 俞淼 刘霞 龙金荣 薛兆平)

第十七章　消化道大出血

消化道出血是临床常见而严重的症候。消化道是指从食管到肛门的管道,包括胃、十二指肠、空肠、回肠、盲肠、结肠及直肠。上消化道出血指屈氏韧带以上的食管、胃、十二指肠、上段空肠以及胰管和胆管的出血;屈氏韧带以下的肠道出血称为下消化道出血。消化道急性出血的死亡率约 10%,60 岁以上病人出血死亡率高于中青年人,为 30%~50%。随着诊疗技术的发展,使某些病人得到及时而有效的处理,从而降低了死亡率。

【特殊诊断方法】

近年来消化道出血的临床研究有了很大的进展,除沿用传统方法 X 线钡餐或钡灌肠检查之外,内镜检查已普遍应用,在诊断基础上又发展了止血治疗。

1.X 线钡剂检查　仅适用于出血已停止和病情稳定的病人,其对急性消化道出血病因诊断的阳性率不高。钡餐全灌注充盈及头低俯卧位可提高食管裂孔疝的检出率。食管吞钡检查可发现静脉曲张,但不能肯定是否本次出血的原因。钡灌肠 X 线检查可发现 40%的息肉及结肠癌,应用气钡双重造影可提高检出率。

2.内镜检查　对急性消化道出血者在 12~24 h 内做紧急内镜检查,诊断阳性率高达 95%。结肠镜检查也可在出血时进行,但肠道粪便和积血对窥视有影响,适用于间歇性下消化道出血的诊断,例如溃疡性结肠炎、结肠癌、憩室炎等。

3.血管造影　选择性血管造影对急性、慢性或复发性消化道出血的诊断及治疗具有重要作用。根据脏器的不同可选择腹腔动脉、肠系膜动脉或门静脉造影,该项造影术最好在活动性出血的情况下,即出血速率>0.5 mL/min 时,才可能发现真正的出血病灶。对确定下消化道出血的部位及病因更有帮助,也是发现血管畸形、血管瘤所致出血的可靠方法。

4.放射性核素显像　近年应用放射性核素显像检查法来发现活动性出血的部位,其方法是静脉注射锝胶体后做腹部扫描,以探测标记物从血管外溢的证据,可起到初步的定向作用。小肠出血的诊断较困难,以 Tc 标记红细胞核素扫描法较敏感,选择性肠系膜动脉造影对小肠病变引起的出血具有定位和定性诊断价值。内镜检查也有帮助,若结肠镜插到末端回肠时,未见出血灶而看到血液自回盲瓣流下,表示小肠出血,此刻改做小肠镜。小肠镜有两种,一种是经口插入,插至屈氏韧带以下 60~100 cm 处,13%~46%,不明原因出血的病者可找到病灶;另一种是探针式小肠镜,徐徐送进胃肠道,需 6~8 h 看到 50%~70% 小肠黏膜,此法对不明原因小肠出血的诊断率为 26%~50%。

【上消化道大量出血的早期识别】

若上消化道出血引起的急性周围循环衰竭征象的出现先于呕血和黑粪,就必须与中毒性休克、过敏性休克、心源性休克或急性出血坏死性胰腺炎,以及子宫异位妊娠破裂、自发性或创伤性脾破裂、动脉瘤破裂等其他病因引起的出血性休克相鉴别。有时尚须进行上消化道内镜检查和直肠指检,借以发现尚未呕出或便出的血液,而使诊断得到及早确立。

上消化道出血引起的呕血和黑粪首先应与由于鼻衄、拔牙或扁桃体切除而咽下血液所致者加以区别,也需与肺结核、支气管扩张、支气管肺癌、二尖瓣狭窄所致的咯血相区别;此外,刚食禽畜血液、骨炭、铋剂和某些中药也可引起粪便发黑,有时需与上消化道出血引起的黑粪鉴别。

【出血量的估计】

上消化道出血量达到约 20mL 时,粪便潜血试验可呈现阳性反应。当出血量达 50~70 mL 以上,可表现为黑粪。严重性出血指 3 h 内需输血 1500 mL 才能纠正其休克者。严重性出血性质又可分为大量出血即指每小时需输血 300 mL 才能稳定其血压者;最大量出血,即指经输血 1000 mL 后血红蛋白仍下降到 100 g/L 以下者。持续性出血指在 24 h 之内的 2 次胃镜所见均为活动性出血,出血持续在 60 h 以上,需输血 3000 mL 才能稳定循环者。再发性出血指 2 次出血的时间间隔在 1~7 d。如果出血量≤400 mL,由于轻度的血容量减少,可很快被组织间液与脾脏贮血所补充,一般无症状;当出血量>500 mL,失血又较快时,病人可有头昏、乏力、心动过速和血压偏低等表现,随出血量增加,症状更加显著,甚至引起出血性休克。对于上消化道出血量的估计,主要根据血容量减少所致周围循环衰竭的临床表现,特别是对血压、脉搏的动态观察。根据病人的血红细胞计数、血红蛋白及血细胞压积测定,也可估计失血的程度。

【治疗】

(一)一般治疗

卧床休息;观察神色和肢体皮肤是冷湿或温暖;记录血压、脉搏、出血量与每小时尿量;保持静脉通路并测定中心静脉压。保持病人呼吸道通畅,避免呕血时引起窒息。大量出血者宜禁食,少量出血者可适当进流质。多数病人在出血后常有发热,一般无须使用抗生素。

(二)补充血容量

当血红蛋白<90 g/L,收缩血压<90 mmHg 时,应立即输入足够量的全血。对肝硬化病人应输入新鲜血,因库血含氨量较高而易诱发肝性脑病。对肝硬化门静脉高压的病人,要防因输血而增加门静脉压力激发再出血的可能性。避免输血、输液量过多而引起急性肺水肿或诱发再次出血。

(三)上消化道大量出血的止血处理

1.胃内降温 通过胃管以 10℃~14℃冰水反复冲洗胃腔而使胃降温,从而使其血管收缩、血流减少并可使胃分泌和消化受到抑制,出血部位纤维蛋白溶酶活力减弱,从而达到止血目的。

2.止血剂 消化性溃疡的出血是黏膜病变出血,采用血管收缩剂如去甲肾上腺素 8 mg 加于冰盐水 150 mL 分次口服,使出血的小动脉强烈收缩而止血。此法不主张在老年人使用,因可导致内脏血流量减少,特别是肠系膜血管收缩,对老年人颇为不利。其他的止血剂如凝血酶、孟氏液、立止血等也均有效。立止血是近年来发现的一种凝血酶素,具有凝血激酶和凝血酶的作用,也可经静脉注射或滴注。

3.抑制胃酸分泌和保护胃黏膜 H-受体拮抗剂如甲氰咪胍因抑制胃酸提高胃内 pH 的作用,从而减少 H^+ 反弥散,促进止血,对应激性溃疡和急性胃黏膜病变出血的防治有良好作用。作用于质子泵的制酸剂奥美拉唑,是一种 H^+-K^+-ATP 酶的阻滞剂,大量出血时可静脉注射,一次 40 mg。

4.内镜直视下止血 局部喷洒5%孟氏液(碱式硫酸铁溶液),其止血机制在于可使局部胃壁痉挛,出血面周围血管发生收缩,并有促使血液凝固的作用,从而达到止血目的。纤维蛋白酶 3 万 U 溶于 30mL 生理盐水中,经内镜直视下局部喷洒,出血量<1000 mL 者有效率为93.3%。内镜直视下高频电灼血管止血适用于持续性出血者。由于电凝止血不易精确凝固出血点,对出血面直接接触可引起暂时性出血,近年已广泛开展内镜下激光治疗,使组织蛋白凝固,小血管收缩闭合,立即起到机械性血管闭塞或血管内血栓形成的作用。有氩激光(Argon)和镱-铝-石榴石激光(Nd-YAG)两种,可适用于各种原因的上消化道出血,止血成功率为92%。氩激光对组织产生浅表(1~2 mm)的凝固作用,安全性大;YAG 激光穿透性强,尤适宜于较大较深血管的止血,但在使用时要谨防穿孔的危险。

5.食管静脉曲张出血的非外科手术治疗

(1)气囊压迫:是一种有效的,但仅是暂时控制出血的非手术治疗方法。半个世纪以来,此方法一直是治疗食管静脉曲张大出血的首选方法,近期止血率90%。三腔管压迫止血的并发症有:①呼吸道阻塞和窒息;②食管壁缺血、坏死、破裂;③吸入性肺炎。最近几年,对气囊进行了改良,在管腔中央的孔道内,可以通过一根细径的纤维内镜,这样就可以直接观察静脉曲张出血及压迫止血的情况。

(2)降低门脉压力的药物治疗:使出血处血流量减少,为凝血过程提供了条件,从而达到止血。不仅对静脉曲张破裂出血有效,而且对溃疡、糜烂、黏膜撕裂也同样有效。可选用的药物有血管收缩剂和血管扩张剂两种。

①血管加压素及其衍生物:以垂体后叶素应用最普遍,剂量为 0.4 U/min 连续静脉滴注,止血后每 12 h 减 0.1 U/min。可降低门脉压力8.5%,止血成功率50%~70%,但复发出血率高。药物本身可致严重并发症,如门静脉系统血管内血栓形成,冠状动脉血管收缩等,应与硝酸甘油联合使用。本品衍生物有八肽加压素、三甘氨酰赖氨酸加压素。

②生长抑素及其衍生物:近年合成了奥曲肽(善得定),能减少门脉主干血流量25%~35%,降低门脉压 12.5%~16.7%,又可同时使内脏血管收缩及抑制胃泌素及胃酸的分泌,适用于肝硬化食管静脉曲张的出血,其止血成功率。70%~87%,对消化性溃疡出血之止血效率87%~100%。静脉缓慢推注 100μg,继而每小时静滴量为 25μg。

③血管扩张剂:不主张在大量出血时用,而认为与血管收缩剂合用或止血后预防再出血时用较好。常用硝苯地平与硝酸盐类药物如硝酸甘油等,有降低门脉压力的作用。

(3)内镜下硬化剂注射和圈扎术:20世纪70年代末期已开展了经内镜注射硬化剂的疗法,既可控制急性出血,又可以在治疗食管静脉曲张。硬化剂可以用于血管内注射,亦可用于血管外黏膜下注射,胃底静脉曲张破裂出血尚可喷涂组织黏附剂,在出血病变表面形成膜状保护层。此类治疗一般无并发症,但是,在注射硬化剂的部位,局部可出现浅表糜烂,2~3周后自行修复。止血率为86%~95%。在内镜下用圈套器结扎曲张的食管静脉,国内外亦已开展,并有良好疗效。

(4)经皮经肝穿刺胃冠状静脉栓塞止血:适用于食管胃底静脉曲张破裂出血已用加压素或气囊填塞止血失败的病人。此法操作比较复杂,容易发生并发症如肝包膜下血肿、胆漏而致血性和胆汁性腹膜炎,故使用较少。经皮经颈静脉做肝内自体分流(TIPS)术近年亦有开展,是一种有前景的缓解门脉高压的治疗方法。

(四)下消化道大量出血的处理

基本措施是输血、输液、纠正血容量不足引起的休克。

1.内镜下止血治疗是下消化道出血的首选方法,可局部喷洒5%孟氏液、去甲肾上腺素、凝血酶复合物,也可做电凝、激光治疗。

2.动脉栓塞治疗适用于结肠出血不能自行停止和(或)加压素输注无效病人。在荧光透视下,肠系膜上、下动脉选择性插管,注入明胶海绵碎片或自体凝血块,以达止血目的。

(五)手术处理

1.食管胃底静脉曲张出血　采取非手术治疗如输血、药物止血、三腔管、硬化剂及栓塞仍不能控制出血者,应做紧急静脉曲张结扎。此种方法虽有止血效果,但复发出血率较高,如能同时做脾肾静脉分流手术可减少复发率。其他手术如奇静脉断流术、H形肠系膜上静脉下腔静脉分流术、脾腔静脉分流术等也在临床应用中。择期门腔分流术的手术死亡率低,有预防性意义。由严重肝硬化引起者亦可考虑做肝移植。

2.溃疡病出血　当上消化道持续出血超过48 h仍不能停止,24 h内输血1500 mL仍不能纠正血容量、血压不稳定,保守治疗期间发生再出血者,内镜下发现有动脉活动出血等情况,死亡率高达30%,应尽早外科手术。

3.肠系膜上动脉血栓形成或动脉栓塞　常发生在有动脉粥样硬化的中老年人,突然腹痛与便血,引起广泛肠坏死的死亡率高达90%,必须手术切除坏死的肠组织。

【护理】

1.心理护理　患者的不良心理可加重出血,严重影响病情转归。因此,护理人员应耐心向患者介绍疾病的相关因素、治疗状况、治疗措施及治疗过程,缓解患者紧张、焦虑、恐惧等不良情绪,使患者建立治疗的信心,增加治疗及护理依从性。

2.生活护理　患者长时间卧床,皮肤受压处要给予按摩,防止压疮发生。输液量要详细记录,注意各种导管通畅情况。给予必要的生活协助,每日做好口腔护理。

3.病情观察　严密监测患者的生命体征,准确记录24小时出入量。观察呕吐物、粪便的颜色、性质和量,发现出血时,及时通知医生。注意观察皮肤、黏膜有无色素沉着及肢端温度变化。

4.用药护理　遵医嘱静脉补充液体,并观察药物的疗效和不良反应。

5.饮食护理　出血期间,遵医嘱禁食。禁食期间要注意补充营养,对少量出血的患者,可选用无刺激性流食。出血停止后可从流食、半流食逐步过渡到普食。饮食以易消化为主,忌粗糙、坚硬、辛辣刺激饮食,忌饮用咖啡、浓茶等,应戒烟戒酒。

(朱思良　龙金荣　叶元元　程娇)

第十八章　重症急性胰腺炎

急性胰腺炎是多种病因导致胰酶在胰腺内被激活后引起胰腺组织自身消化、水肿、出血甚至坏死的炎症反应。临床以急性上腹痛、恶心、呕吐、发热和血胰酶增高等为特点。病变程度轻重不等,轻者以胰腺水肿为主,临床多见,病情常呈自限性,预后良好,又称为轻症急性胰腺炎(MAP);少数重者的胰腺出血坏死,常继发感染、腹膜炎和休克等多种并发症,病死率高,称为重症急性胰腺炎(SAP)。急性胰腺炎常在饱食、脂餐或饮酒后发生。部分病人无诱因可查。其临床表现和病情轻重取决于病因、病理类型和诊治是否及时。

【症状】

1.腹痛　为本病的主要表现和首发症状,突然起病,程度轻重不一,可为钝痛、刀割样痛、钻痛或绞痛,呈持续性,可有阵发性加剧,不能为一般胃肠解痉药缓解,进食可加剧。疼痛部位多在中上腹,可向腰背部呈带状放射,取弯腰抱膝位可减轻疼痛。水肿型腹痛 3~5 d即缓解。坏死型病情发展较快,腹部剧痛延续较长,由于渗液扩散,可引起全腹痛。极少数年老体弱病人可无腹痛或轻微腹痛。腹痛的机制主要是:①胰腺的急性水肿,炎症刺激和牵拉其包膜上的神经末梢;②胰腺的炎性渗出液和胰液外溢刺激腹膜和腹膜后组织;③胰腺炎症累及肠道,导致肠胀气和肠麻痹;④胰管阻塞或伴胆囊炎、胆石症引起疼痛。

2.恶心、呕吐及腹胀　多在起病后出现,有时颇频繁,吐出食物和胆汁,呕吐后腹痛并不减轻。同时有腹胀,甚至出现麻痹性肠梗阻。

3.发热　多数病人有中度以上发热,持续 3~5 d。持续发热 1 周以上不退或逐日升高、白细胞升高者应怀疑有继发感染,如胰腺脓肿或胆道感染等。

4.低血压或休克　重症胰腺炎常发生。病人烦躁不安,皮肤苍白、湿冷等;有极少数休克可突然发生,甚至发生猝死。主要原因为有效血容量不足,缓激肽类物质致周围血管扩张,并发消化道出血。

5.水、电解质、酸碱平衡及代谢紊乱　多有轻重不等的脱水、低血钾,呕吐频繁可有代谢性碱中毒。重症者尚有明显脱水与代谢性酸中毒,低钙血症,部分伴血糖增高,并可发生糖尿病酮症酸中毒或高渗昏迷。

【体征】

重症急性胰腺炎病人上腹或全腹压痛明显,并有腹肌紧张,反跳痛。肠鸣音减弱或消失,可出现移动性浊音,并发脓肿时可扪及有明显压痛的腹块。伴麻痹性肠梗阻者有明显腹胀,腹水多呈血性,其中淀粉酶明显升高。少数病人因胰酶、坏死组织及出血沿腹膜间隙与肌层渗入腹壁下,致两侧胁腹部皮肤呈暗灰蓝色,称 Grey-Furner 征;可致脐周围皮肤青紫,称 Cullen 征。在胆总管或壶腹部结石、胰头炎性水肿压迫胆总管时,可出现黄疸。后期出现黄疸应考虑并发胰腺脓肿或假囊肿压迫胆总管或由于肝细胞损害所致。病人因低血钙引起手足搐搦者,为预后不佳表现,系大量脂肪组织坏死分解出的脂肪酸与钙结合成脂肪酸钙,大量消耗钙所致,也与胰腺炎时刺激甲状腺分泌降钙素有关。

【并发症】

1.局部并发症　①胰腺脓肿:重症胰腺炎起病 2~3 周后,因胰腺及胰周坏死继发感染而形成脓肿。此时高热、腹痛,出现上腹肿块和中毒症状;②假性囊肿:常在病后 3~4 周形成,系由胰液和液化的坏死组织在胰腺内或其周围包裹所致。多位于胰体尾部,大小几毫米至几十厘米,可压迫邻近组织引起相应症状。囊壁无上皮,仅见坏死肉芽和纤维组织,囊肿穿破可致胰源性腹水。

2.全身并发症　重症胰腺炎常并发不同程度的多器官功能衰竭(MOF)。①急性呼吸衰竭:即急性呼吸窘迫综合征,突然发作、进行性呼吸窘迫、发绀等,常规氧疗不能缓解;②急性肾功能衰竭:表现为少尿、蛋白尿和进行性血尿素氮、肌酐增高等;③心力衰竭与心律失常:心包积液、心律失常和心力衰竭;④消化道出血:上消化道出血多由于应激性溃疡或黏膜糜烂所致,下消化道出血可由胰腺坏死穿透横结肠所致;⑤胰性脑病:表现为精神异常(幻想、幻觉、躁狂状态)和定向力障碍等;⑥败血症及真菌感染:早期以革兰阴性杆菌为主,后期常为混合菌,且败血症常与胰腺脓肿同时存在;严重病例机体的抵抗力极低,加上大量使用抗生素,极易产生真菌感染;⑦高血糖:多为暂时性;⑧慢性胰腺炎:少数演变为慢性胰腺炎。

【实验室和其他检查】

1.白细胞计数　多有白细胞增多及中性粒细胞核左移。

2.血、尿淀粉酶测定　血清胰淀粉酶在起病后 6~12 h 开始升高,48 h 开始下降。持续 3~5 d。血清淀粉酶超过正常值 3 倍可确诊为本病。淀粉酶的高低不一定反映病情轻重,出血坏死型胰腺炎淀粉酶值可正常或低于正常;其他急腹症如消化性溃疡穿孔、胆石症、胆囊炎、肠梗阻等都可有血清淀粉酶升高,但一般不超过正常值 2 倍。尿淀粉酶升高较晚,在发病后 12~14 h 开始升高,下降缓慢,持续 1~2 周。胰源性腹水和胸水中的淀粉酶值亦明显增高。

3.血清脂肪酶测定　血清脂肪酶常在起病后 24~72 h 开始上升,持续 7~10 d,对就诊较晚的急性胰腺炎病人有诊断价值,且特异性也较高。

4.C 反应蛋白(CRP)　CRP 是组织损伤和炎症的非特异性标志物,有助于评估与监测急性胰腺炎的严重性,在胰腺坏死时 CRP 明显升高。

5.生化检查　暂时性血糖升高常见,可能与胰岛素释放减少和胰高血糖素释放增加有关。持久的空腹血糖>10 mmol/L 反映胰腺坏死,提示预后不良。高胆红素血症可见于少数病人,多于发病后 4~7 d 恢复正常。血清 AST、LDH 可增加。暂时性低钙血症(<2 mmol/L)常见于重症急性胰腺炎,低血钙程度与临床严重程度平行,若血钙<1.5 mmol/L 提示预后

不良。急性胰腺炎时可出现高甘油三酯血症,这种情况可能是病因或是后果,后者在急性期过后可恢复正常。

根据典型的临床表现和实验室检查,常可做出诊断。重症除具备轻症急性胰腺炎的诊断标准,且具有局部并发症(胰腺坏死、假性囊肿、脓肿)和(或)器官衰竭。由于重症胰腺炎病程发展险恶且复杂,国内外提出多种评分系统用于病情严重性及预后的预测,其中关键是在发病48或72 h内密切监测病情和实验室检查的变化,综合评判。区别轻症与重症胰腺炎十分重要,因两者的临床预后截然不同。有以下表现应当按重症胰腺炎处置:①临床症状:烦躁不安、四肢厥冷、皮肤呈斑点状等休克症状;②体征:腹肌强直、腹膜刺激征,Grey-Turner征或Cullen征;③实验室检查:血钙显著下降,<2 mmol/L,血糖>11.2 mmol/L(无糖尿病史),血尿淀粉酶突然下降;④腹腔诊断性穿刺有高淀粉酶活性的腹水。

【治疗】

(一)内科治疗

1.监护 如有条件应转入重症监护病房(ICU)。针对器官功能衰竭及代谢紊乱采取相应的措施,如密切监测血压、血氧、尿量等。

2.维持水、电解质平衡,保持血容量 应积极补充液体及电解质(钾、钠、钙、镁等离子),维持有效血容量。重症病人常有休克,应给予清蛋白、鲜血或血浆代用品。

3.营养支持 重症胰腺炎病人尤为重要。早期一般采用全胃肠外营养(TPN);如无肠梗阻,应尽早进行空肠插管,过渡到肠内营养(EN)。营养支持可增强肠道黏膜屏障,防止肠内细菌移位引起胰腺坏死合并感染。

4.抗菌药物 重症胰腺炎常规使用抗生素,有预防胰腺坏死合并感染的作用。抗生素选用应考虑:①对肠道移位细菌(大肠埃希菌、假单胞菌、金葡菌等)敏感的抗生素;②对胰腺有较好渗透性的抗生素:如亚胺培南或喹诺酮类等,并联合应用对厌氧菌有效的药物(如甲硝唑);第二、三代头孢菌素也可考虑应用。

5.减少胰液分泌 生长抑素具有抑制胰液和胰酶分泌,抑制胰酶合成的作用。生长抑素和其类似物八肽(奥曲肽)疗效较好,它还能减轻腹痛,减少局部并发症,缩短住院时间。首剂100μg静脉注射,以后用250μg/h持续静脉滴注,持续3~7 d。虽疗效尚未最后确定,但目前国内学者多推荐尽早使用。

6.抑制胰酶活性 仅用于重症胰腺炎的早期,但疗效尚有待证实。抑肽酶(aprofinin)可抗胰血管舒缓素,使缓激肽原不能变为缓激肽,尚可抑制蛋白酶、糜蛋白酶和血清素20万~50万 U/d,分2次溶于葡萄糖液静脉滴注。氟尿嘧啶可抑制DNA和RNA合成,减少胰液分泌,对磷脂酶A2和胰蛋白酶有抑制作用,每日500μg,加入5%葡萄糖液,500 mL中静滴。加贝酯(FOY,gabexate)可抑制蛋白酶、血管舒缓素、凝血酶原、弹力纤维酶等,根据病情,开始每日100~300 mg溶于500~1500 mL葡萄糖盐水,以2.5 mg/(kg·h)速度静滴,2~3 d后病情好转,可逐渐减量。

(二)内镜下Oddi括约肌切开术(EST)

对胆源性胰腺炎,可用于胆道紧急减压、引流和祛除胆石梗阻,作为一种非手术疗法,起到治疗和预防胰腺炎发展的作用。适用于老年人不宜手术者,需由有经验的内镜专家施行。

(三)外科治疗

1.腹腔灌洗 通过腹腔灌洗可清除腹腔内细菌、内毒素、胰酶、炎性因子等,减少这些物质进入血循环后对全身脏器的损害。

2.手术 手术适应证有:①诊断未明确,与其他急腹症如胃肠穿孔难于鉴别时;②重症胰腺炎经内科治疗无效者;③胰腺炎并发脓肿、假囊肿、弥漫性腹膜炎、肠麻痹坏死时;④胆源性胰腺炎处于急性状态,需外科手术解除梗阻时。

【护理】

1.心理护理

患者入院后,由于对疾病缺乏认识以及环境的改变,往往会产生焦虑、恐惧等一系列心理反应。安慰、关心患者,向患者讲解急性胰腺炎相关知识,缓解其恐惧、焦虑的情绪,使其积极配合治疗。

2.疼痛护理

(1)患者需绝对卧床,取舒适体位,避免衣服过紧。

(2)多数患者需绝对禁食 1~3 日,同时限制饮水,并注意口腔清洁。

(3)禁食无缓解或明显腹胀者,需留置胃管连续抽吸胃内气体和胃内容物。

(4)遵医嘱给予解痉镇痛药,注意禁用吗啡,以防 Oddi 括约肌痉挛。

3.发热护理

患者应卧床,减少耗氧量,保持口腔清洁,保持皮肤清洁、干燥。高热时,可用物理降温或遵医嘱药物降温。

4.病情观察

(1)严密监测患者生命体征及血清淀粉酶、尿淀粉酶的变化,观察患者腹痛情况,从而判断胰腺炎是水肿型还是出血坏死型。

(2)注意患者神志、尿量、血压的变化,若出现尿量减少、神志改变、出冷汗、皮肤苍白等情况,应立即通知医生进行抢救。

(3)观察患者呕吐物的量及性状,判断失水程度。

5.饮食护理

禁食数日,病情好转后在医生指导下,先少量低脂流质,而后逐步增加,避免过早进食,而使病情复发。病情严重者,应给予全胃肠外营养。

(朱思良 俞淼 刘霞 薛兆平 龙金荣)

第十九章 急进性肾小球肾炎

【概述】

急进性肾炎(rapidly progressive glomerulonephritis,RPGN)是以急性肾炎综合征、肾功能急剧恶化、多早期出现少尿性急性肾功能衰竭为临床特征,病理类型为新月体性肾炎的一组疾病。早期为细胞性新月体,晚期为纤维性新月体,故又名新月体性肾炎(crescentic glomemLonephritis)。本病占肾小球疾病的2%~4%。原发急进性肾炎根据免疫病理分为三型:Ⅰ型为抗肾小球基膜抗体型,占20%;Ⅱ型为免疫复合物型,约占40%,在我国主要为此型;Ⅲ型为非体液免疫介导型,约占40%。近些年发现该型中的70%~80%病人实为原发性小血管炎肾损害,并以血清抗中性粒细胞胞浆抗体(anti-neutrophil cytoplasmic autoantibodies,ANCA)阳性为共同特点,故又有人称之为ANCA相关肾炎。本病包括:①原发性急进性肾炎;②继发性急进性肾炎,如继发于系统性红斑狼疮、过敏性紫癜等;③少数由其他原发性肾小球疾病类型转化来的新月体肾炎,如系膜毛细血管性肾炎伴广泛新月体形成。本节着重讨论原发性急进性肾炎。

【临床表现】

1.起病急骤,病情进展迅速。发病初期类似急性肾炎,可有前驱呼吸道感染,其特点是肾功能呈进行性恶化,肾小球滤过率在短期内严重下降,3个月内降低至少50%以上,在几周至数月内出现氮质血症或尿毒症。

2.有严重的肾炎3大症状:①尿变化:少尿,甚至无尿,可有肉眼血尿;②浮肿:由眼睑、面部先出现浮肿,然后迅速发展至全身,严重者伴腹水、胸水;③高血压:重者可引起高血压脑病、心力衰竭。

3.其他症状:常有明显疲乏、食欲不振、恶心、呕吐、贫血等。

4.如未给积极有效的治疗(包括必要时透析),病人大多数在0.5~1年内死于尿毒症。

5.Ⅱ型病人常伴肾病综合征;Ⅲ型病人常有不明原因的发热、乏力、关节痛或咯血等系统性血管炎的表现。

【辅助检查】

1.实验室检查 ①尿常规检查:一般有显著血尿,常有大量蛋白尿。可有透明或颗粒管型,伴有或不伴有红细胞管型、白细胞管型。②肾功能检查:内生肌酐清除率、酚红排泄率降低。血尿素氮、肌酐升高。CO_2结合力在代谢性酸中毒时降低。③免疫检查异常主要有抗GBM抗体阳性(Ⅰ型),ANCA阳性(Ⅲ型)。Ⅱ型病人的血循环免疫复合物及冷球蛋白可呈阳性,并可伴血清补体 C3 降低。

2.X 线静脉肾盂造影及尿路平片　常显示双肾显著增大,但肾脏亦可正常大小。注意:①若肾影缩小者可排除此病;②因病人肾功能不佳,先摄尿路平片,不能清晰测定肾长、横径时,始考虑做持续灌注的 IVP。

3.肾 B 型超声波检查　肾脏增大,但可正常大小。

4.肾穿刺活组织检查　特点为 50%~80%以上的肾小球有新月体形成。

【治疗】

(一)急性期治疗

本阶段的关键在于尽早诊断,充分治疗,及时给予针对免疫反应及炎症过程的强化抑制措施。具体治疗方法如下:

1.一般治疗　绝对卧床,无盐、优质低蛋白饮食,预防和控制并发症。

2.皮质激素与免疫抑制药物　甲基强的松龙 10~30 mg/kg(国人以 0.5~1.0 g 为宜)溶于 5%的葡萄糖液 200 mL 中静脉点滴,每日或隔日 1 次,3 次为一个疗程,间隔 3~5 d 后可再重复下一疗程。有人主张用药前 3h 至用药后 24h 尽量避免使用利尿剂以保持药物效果,甲基强的松龙超大剂量用药后续以口服强的松 1~1.5mg/(kg·d)(60~100 mg/d),用药 6 周后酌情逐步、缓慢减量,整个疗程 1~5 年。本治疗方案应该用于血肌酐低于 707 μmol/L(8 mg/d1)时,过晚则影响疗效,上述冲击治疗比单纯口服强的松及细胞毒类药疗效明显提高。在使用类固醇激素过程中,可加用环磷酰胺等细胞毒药物,以提高疗效,减少复发。近年来有人用环磷酰胺冲击给药方法(1g 溶于 5%葡萄糖液中静滴,每月 1 次)代替传统的口服或隔日小剂量静注方法,疗效肯定,而副作用较少,逐渐被临床所接受。激素冲击疗法适用于Ⅱ、Ⅲ型,80%以上的Ⅱ、Ⅲ原发性急进性肾炎可获得良好的效果。SLE 等继发性急进性肾炎也有较好疗效。但对Ⅰ型急进性肾炎疗效差,不宜使用。一般来说,甲基强的松龙冲击疗法是比较安全的,但由于冲击使用超大剂量的肾上腺皮质激素,可使病人原有的水钠潴留加剧、血压升高、继发感染、诱发溃疡活动、血糖升高以及产生精神症状等,所以在用药过程中要密切注意这些可能出现的副作用。另有人主张在甲基强的松龙冲击后续用强的松时,对 60 岁以上病人,剂量酌减 1/4。

3.血浆置换　应用血浆置换机,以正常人血浆(或血浆成分)置换病人血浆,每日或隔日 1 次,每次 50 mL/kg(2~4 L),直至血中抗基底膜抗体(Ⅰ型)或免疫复合物(Ⅱ型)转阴,病情好转。一般需要置换 10 次以上。该疗法需配合应用类固醇激素及细胞毒药物,以防止免疫、炎症过程"反跳"。常用剂量强的松 60 mg/d,环磷酰胺 3 mg/(kg·d)或硫唑嘌呤 2 mg/(kg·d)。与上相同,60 岁以上病人用药酌减。该疗法适用于各型急进性肾炎,对于Ⅲ型疗效可达 70%,对Ⅰ型疗效亦可达 45%,并对肺出血有明显效果。特别是在疾病早期、未发展成为少尿性肾功能衰竭,血肌酐<530μmol/L(<6 mg/d1)之前开展治疗,则大部分病人可获好转,而且循环中抗体于 1~2 周内消失。抗体阴转后继续用强的松治疗数月后撤下。由于甲基强的松龙冲击疗法对Ⅱ、Ⅲ型已有肯定疗效,并较之血浆置换更为简便、经济和安全,故实际临床中血浆置换较少用于Ⅱ、Ⅲ型,而主要用于Ⅰ型治疗。

用免疫层析吸附柱或其他吸附疗法将分离出的病人血浆中的致病因子清除后,再把血浆输回自身,这种疗法是今后的发展方向。

4.四联疗法 即联合使用类固醇激素(强的松)、细胞毒药物(环磷酰胺或硫唑嘌呤)、抗凝药(肝素或双香豆素类)和血小板解聚药(潘生丁等),均为常规剂量和用法。过去也将其划归强化疗法范畴,但实际疗效欠佳,现已少用。只是在无法应用前述二种强化疗法时,试用于Ⅱ、Ⅲ型治疗。关于抗凝治疗,使用安全剂量时,在动物实验中无满意效果,而用量要达到导致出血程度时才显示效果。由于肾功能不全时病人出凝血机制已容易产生异常,使用抗凝治疗需要冒一定风险,而剂量小,效果又可能不大,故在急进性肾炎时对抗凝治疗一般持谨慎态度。

具体方法是:①肝素加入 200~500 mL 5%葡萄糖液中滴入,以凝血时间延长 1 倍或尿 FDP 量下降为调节药量指标,全日总量 5000~20000U,5~10 d 后改用口服抗凝药(如华法令等)治疗。②口服抗血小板聚集药物,如潘生丁、苯磺唑酮(sulfinpyrazonum)、盐酸赛庚啶(cyproheptadine hydrochloride)等。③环磷酰胺或硫唑嘌呤用法同前述。④强的松 60~120 mg,隔日 1 次,或加用甲基强的松龙静脉滴注。

5.血液透析 于急性期血肌酐>530μmol/L(>6 mg/d1)时应尽早开始血液透析治疗,为上述免疫炎症抑制治疗"保驾"。

(二)复发与加重的治疗

本病中Ⅰ型及Ⅱ型均有临床缓解后病情又复发的可能性,可于数月至数年内复发。再用上述治疗可获再次缓解。治疗过程中病情加重常与感染有关,应积极控制感染。

(三)慢性期治疗

必须认识到本病活动性病变控制后并不能阻止病变向慢性化(肾小球硬化、肾小管萎缩、间质纤维化)发展。对于本病慢性期的判断不能依靠病程,因为有的病人在数周内病情就发展至终末期。也不取决于临床是否出现少尿及肾衰,因为临床表现与病理改变并不一致。因此,是否进入病程慢性期,取决于病理改变中慢性变化是否占优势。

1.停止上述免疫炎症抑制治疗 对于慢性期病人长期大量应用免疫炎症抑制药物副作用是同样严重的,但Ⅲ型在有部分慢性病变时仍可试用强化治疗,有可能取得一定效果。此时一般应改为针对降低肾小球滤过压、保护残余肾功能的慢性期治疗。

2.透析治疗 如肾小球滤过功能不能恢复者则必将长期依赖于透析治疗。

3.肾移植 移植后再复发是本病(特别是Ⅱ型)中应注意的问题,Ⅰ型中移植后复发率达 10%~30%。因此,应在病情稳定后半年再进行肾移植。对于Ⅰ型病人,应监测血抗 GBM 抗体滴度,抗体滴度降至正常后再继续用药数月,可使复发率减低至 10%以下。同样对Ⅲ型亦应监测血 ANCA 水平决定停药及移植时机。

【护理】

1.注意休息,避免劳累,预防感染,饮食以低蛋白为主,注意补充维生素。避免应用损害肾脏的药物。

2.在药物治疗期间,每 1~2 周门诊复诊,观察尿常规,肝、肾功能,生长发育情况,以指导疗程的完成。

3.活动性病变控制后及疗程完成后,应重复肾活检,评价肾组织病理改变情况,观察是否存在慢性化倾向,以便及时采取措施。

(俞淼　刘真　叶元元　刘东芝)

第二十章　垂体危象

垂体危象是垂体前叶功能减退的情况下,遇到应激因子而诱发的一种紧急状态。主要表现有精神失常、高热或体温不升、呕吐、昏迷及各种代谢紊乱等。最常见的病因是产后腺垂体坏死及萎缩;其他有肿瘤压迫浸润、感染和炎症、手术、创伤或放射性损伤以及空泡蝶鞍、血管疾患等。

【临床表现】

1.垂体前叶功能减退的表现

(1)催乳素缺乏致产后无乳。

(2)生长素缺乏致低血糖。

(3)促性腺激素分泌不足所致症候群。

(4)促甲状腺激素不足所致症候群。

(5)促肾上腺皮质激素不足所致症候群。

2.危象的表现

(1)危象前期:这是在一些诱因促发下,脑垂体前叶功能减退症状的加重。病人软弱无力、精神萎靡不振、淡漠嗜睡、不愿睁眼与回答问题。最突出的症状是厌食、恶心、呕吐,可有中上腹痛。

(2)危象期可分为以下几型

①低血糖型:常在进食不足、感染或高糖饮食、注射高渗葡萄糖情况下引起内源性胰岛素大量分泌而发病,引起低血糖昏迷。

②循环衰竭型:常由体液自肠道、肾脏丢失,大量放胸腹水,混合型垂体功能减退单独使用甲状腺激素等诱发,病人极度乏力、厌食、口渴、尿少、肌肉挛痛、腹痛,并可出现虚脱、休克或昏迷。

③水中毒型:常因进水过多而肾上腺皮质激素缺乏,对水排泄障碍致水中毒,引起脑水肿及中枢神经功能障碍。表现为头痛、呕吐、烦躁不安、惊厥、血压升高、心率与呼吸减慢、昏迷等。血电解质均低,以血钠低为主,常在 120 mmol/L。

④低温型:起病慢,昏迷逐渐加深,皮肤干冷、四肢软、无反射、呼吸浅慢,心率常在 40 次/min 左右,血压低,脉压小,体温常在 33℃以下,甚至可达 30℃。

⑤垂体卒中型:多由于垂体瘤内发生急性出血,导致下丘脑及其他生命中枢被压迫所致。起病急骤、头痛、眩晕、呕吐、视力减退,继而迅速昏迷。常因呼吸中枢麻痹、颅内高压并脑疝突然死亡。

以上各型可单独存在.但常为混合表现。

【实验室检查】

1.糖代谢　空腹血糖偏低,糖耐量呈低平曲线。病人出现昏迷时,血糖可低至 2 mmol/L。常有胰岛素过敏状态。

2.电解质及水代谢　血清钠、氯偏低,而血清钾可在正常偏高范围。病人可出现水潴留,如病人血清钠、氯正常,可行水负荷试验,正常人每分钟排尿量大于 10 mL,而垂体危象病人每分钟排尿量在 3 mL 左右,服用皮质醇后排尿量可得到纠正。

3.内分泌功能测定　垂体激素和靶激素都减少,必要时可做相应的下丘脑激素释放激素激发试验。

4.X 线头颅检查　垂体肿瘤可见蝶鞍扩大、变形及骨结构破坏;如垂体前叶缺血性坏死,蝶鞍形态可正常,CT、MRI 可以帮助诊断颅内病变。此外,眼底检查及视野测定也可间接提示颅内有无病变。

垂体危象的诊断主要根据临床。对有生育史的妇女,不论年龄大小如何,一旦发生原因不明的昏迷、休克、精神症状、低血糖时,体检有毛发脱落、皮肤松弛苍白、高热、明显胃肠症状等表现的病人,应警惕垂体危象。

垂体危象应与单纯的肾上腺危象、自发性低血糖、严重失水、休克、精神病鉴别。

【治疗】

1.纠正低血糖　迅速静注 50%,葡萄糖 40~80 mL 后,继以 10%葡萄糖静滴(20~40 滴/min)。输注糖不可骤停,第一个 24 h 内糖入量应在 150~200 g 以上,同时补充糖皮质激素。

2. 补充糖皮质激素　在静注 50%,葡萄糖后,接着以氢化可的松 100 mg 加入 300~500 mL 葡萄糖液中 2~4 h 内滴入。一般 24 h 内给可的松 200~300 mg,以后视病情而定。若有严重感染性休克时,剂量还可加大。

3.纠正水电解质紊乱　液体和电解质的补充视病人人量、呕吐及失水情况而定,参考电解质测定结果。一般 24 h 补盐液体为 1000~1500 mL。为了纠正低血钠,补钠速度不宜过快,开始 2~3 h 内为 1~2 mmol/h,相当于每小时输入 3%盐水 5~10 mL,以后减为 0.5 mmol/h;输钠过快使渗透压改变,可破坏中心性桥脑髓鞘,严重可致死亡。如血容量不足、休克,在补充血容量和糖皮质激素同时,还需应用抗生素。要注意:①有甲状腺功能减退者补液速度宜慢,在休克纠正后给予小剂量甲状腺素;②未做激素替代治疗者应先给肾上腺皮质激素,数日后再补充甲状腺素。

4.特殊情况的治疗

(1)低体温型应给予保温并逐渐提高体温,但需注意避免灼伤,同时给予甲状腺激素口服或鼻饲,每 6 小时 30~45 mg(干甲状腺片),可增至 60~180 mg 长期维持;也可给予左旋甲状腺激素(L-T4),每天 50μg 开始,逐渐加量至每天 100~200 mg;或三碘甲状腺原氨酸 T3,后者作用更快,每 6 小时 20~30 mg;对重度低温昏迷者,可考虑静脉滴注甲状腺激素,如三碘甲状腺原氨酸,每 6 小时静脉注射 5~15μg,或甲状腺激素 T4 300~400μg。在治疗过程中需注意:①应用甲状腺激素时应做心电图监护,防止老年有冠心病者心肌缺血、心绞痛发作。②用甲状腺激素后应予静脉注射氢化可的松 100 mg，以免使肾上腺皮质功能严重不足或衰竭。

（2）对水中毒者，限制液体摄入，立即行氢化可的松静注 25 mg，继以 100 mg 加 10% 葡萄糖 250 mL 中静滴，有脑症状或昏迷者给 5%氯化钠，并予以脱水治疗。

（3）对于垂体卒中者，积极脱水治疗，必要时行紧急外科手术减颅压和改善视神经压迫。

5.诱因的治疗　控制感染至关重要，选用有效抗生素，剂量、疗程要足够。腺垂体功能减退症可由多种原因所引起，治疗应针对病因，尤其肿瘤病人可采用手术、放疗和化疗等措施。对于颅内占位性病变，首先必须解除压迫及破坏作用，减轻和缓解颅内高压症状，提高生活质量。

对于出血、休克而引起的缺血性垂体坏死，关键在于预防；加强产妇围产期的监护，及时纠正产科病理状态。国内自采用新法接生及重视围产医学、加强产前保健后，现因分娩所致的大出血和产后垂体坏死已大为减少。

腺垂体功能减退症采用相应靶腺激素替代治疗能取得满意的效果，可改善精神和体力活动，改善全身代谢及性功能，防治骨质疏松，但需要长期、甚至终身维持治疗。应激情况下需要适当增加糖皮质激素剂量。所有替代治疗宜经口服给药，下述药物剂量为生理剂量，供参考：左旋甲状腺素 50~150μg,/d；甲状腺粉 40~120 mg/d；氢化可的松 20~30 mg/d；泼尼松 5~7.5 mg/d；炔雌醇 5~20μg/d；妊马雌酮（结合型雌激素）0.625 ~1.25 mg/d（经周期第 1~25 天），甲羟孕酮（安宫黄体酮）5~10 mg/d（月经周期第 12~25 天），以达到人工周期性月经。丙酸睾酮 50 mg/周，肌注，对男子性腺功能减退症有效；十一酸睾酮 40 mg，3 次/d，口服，但应警惕前列腺增生和前列腺癌的发生。若需要生育者，女性可先用雌激素促进子宫生长，继而用周期性雌激素和黄体酮 3~4 个月诱导月经，然后可用尿促绒素（HMG）75~150 U/d，持续 2 周，刺激卵泡生长，并肌注 HMG。

治疗过程中应先补给糖皮质激素，然后再补充甲状腺激素，以防肾上腺危象的发生。对于老年人、冠心病、骨密度低的病人，甲状腺激素宜按小剂量（如甲状腺粉 20 mg/d 或左旋甲状腺素 25μg/d）开始，并缓慢递增剂量的原则。由于垂体功能减退症病人的肾上腺皮质球状带保持完整。肾素—血管紧张素—醛固酮系统仍能正常工作，故一般不必补充盐皮质激素。除儿童垂体性侏儒症外，一般不必应用人生长激素。生长激素可使骨骼肌肉生长，减少体内脂肪量，但应防止肿瘤生长。

6.其他　除上述对症治疗外，应加强监护、支持疗法，维持水、电解质平衡，去除诱因，根据病情需要适当应用激素替代治疗。

【护理】

生活节制注意休息、劳逸结合，生活有序，保持乐观、积极、向上的生活态度对预防疾病有很大的帮助。

（朱思良　俞淼　刘霞　程娇）

第二十一章　肾上腺危象

【概述】

肾上腺危象是肾上腺皮质机能急性衰竭。临床表现为高热、胃肠功能紊乱、循环虚脱、神志淡漠、萎靡或躁动不安、谵妄甚至昏迷。肾上腺危象常见于原有慢性肾上腺皮质功能减退,在多种应激因素下使病情急剧恶化,引起肾上腺皮质功能减退的原因常有自体免疫、结核、真菌感染或肿瘤、白血病等破坏双侧肾上腺;部分病人继发于下丘脑分泌 CRF 或垂体分泌 ACTH 不足所致。垂体危象亦见于流脑、败血症、流行性出血热及出血性疾病(包括 DIC、抗凝药物治疗)等并发肾上腺急性出血,双侧肾上腺切除,肾上腺萎缩、静脉血栓形成,以及长期应用大量皮质激素而突然停药等,常可导致危象发生。

【临床表现】

1.肾上腺危象表现　①循环系统:血压降低、循环衰竭、休克;②消化系统:厌食、恶心、呕吐、腹痛、腹泻,有时酷似外科急腹症;③神经系统:软弱无力、烦躁不安、嗜睡、昏迷;④失水、少尿、高热或低体温。

2.各种诱发因素　如感染、创伤、手术、劳累、分娩、胃肠功能紊乱、大汗、中断激素治疗等。

3.致肾上腺皮质功能减退的原发病表现　如肾上腺手术史;难产新生儿伴肾上腺出血,有难产史;DIC 所致肾上腺栓塞、出血等,有 DIC 表现;流行性脑膜炎所致的肾上腺出血,可伴有高热、头痛、呕吐、脑膜刺激征等;慢性肾上腺皮质功能减退常有明显色素沉着、消瘦、低血压、昏迷等;长期应用肾上腺皮质激素突然中断、垂体卒中所致颅内压增高的表现。

【实验室检查】

典型的是三低两高,即低血糖、低血钠、低皮质醇,高血钾、高尿素氮。

若病人有前述的诱因及引起肾上腺皮质功能减退的病因,出现下列情况,应考虑危象的可能:①不能解释的频繁呕吐、腹泻或腹痛;②发热、白细胞升高,但抗生素治疗无效;③顽固性休克;④反复低血糖发作;⑤不能解释的神经精神症状;⑥精神萎靡、明显乏力、虚脱或衰弱与病情不成比例,迅速出现加深的色素沉着。

【治疗】

1.补充糖皮质激素:立即静注氢化可的松或琥珀酰氢化可的松 100 mg,继以氢化可的松 200~400 mg 溶于 500~2000 mL 液体中静滴，前 24 h 氢化可的松总量达到 300~600 mg。危象控制后可逐渐减少，第 2 天用第 1 天的 2/3 量，第 3 天用第 1 天的 1/2 量。氢化可的松应持续静滴以维持血药浓度。病情稳定时，改口服糖皮质激素，每 6 小时口服氢化可的松 20 mg 或醋酸考的松 25 mg，半月左右减至维持量。一般用强的松 5~10 mg/d 或醋酸考的松 25~75 mg/d 维持。上午用全量的 2/3，下午用 1/3。应用维持量治疗时应加用盐皮质激素，9α–氟氢可的松 0.1 mg/d 上午 8 时一次口服，不能口服者可用去氧皮质酮油剂每日 1~2 mg 肌注，根据疗效调整其剂量，以维持血压正常而无盐潴留及低血钾为适当，可鼓励进食适量的食盐，但应用适量盐皮质激素者不需要过多吃盐。

2.纠正水、电解质紊乱：根据失水情况及尿量、尿比重、血压、心肺功能情况补充液体，一般前 24 h 补液量可达 3000~4000 mL，以 5%葡萄糖盐水为主。有低血糖可加用 10%~50%葡萄糖。有高血钾时，在补充激素和糖后大多能降至正常。在补液到 3 L 左右时酌情补充钾盐。当 $CO_2^-CP<9.9$ mmol/L，可适当补充碳酸氢钠。

3.积极治疗感染及其他诱因。

【护理】

1.遵医嘱迅速建立两条静脉通路，给予补液及糖皮质激素等药物治疗，记录出入量。
2.严密观察患者生命征变化，定时监测血电解质及酸碱平衡。

（朱思良　俞淼　薛兆平）

第二十二章　黏液性水肿昏迷

【概述】

甲状腺功能低下病人长期得不到有效治疗,出现低温性昏迷。其特点有严重的甲状腺功能减退的体征、低体温、昏迷,有时发生休克。本症是黏液性水肿罕见的并发症,多发生于老年女性病人中,发病率为 0.1%。发病率虽不高,但病死率较高,故须积极防治。

黏液性水肿昏迷的原因同于甲状腺功能低下, 常具有原发或继发的甲状腺功能损害,如自身免疫性甲状腺炎(桥本甲状腺炎),或因甲亢曾行放射性碘或甲状腺手术治疗。还有约 5%的病人继发于垂体或下丘脑疾病,如肿瘤、坏死等。但它常发生在那些长期患甲状腺功能减退却未被认识、未予治疗的病人。

寒冷、感染、手术、创伤、充血性心衰、消化道出血、脑血管意外,以及应用镇静剂、安眠剂、麻醉剂等可诱发黏液水肿昏迷。

【临床表现】

常发生在冬季,特别是独居而取暖设备较差的老年病人,以多系统衰竭,昏迷伴有低体温、低通气、慢心率为主要临床特征,还可发现粗糙、干燥、冰冷、尸样感觉的皮肤等典型甲减的体征。

黏液性水肿昏迷的表现:

1.体温低　是其典型的标志和特点,发生率约占 80%,体温一般低至 32~31℃,不少病人低于 27℃,约 1/5 病人体温可正常或高于正常。

2.低血压、慢心率　是心血管系统的常见表现。低血压可能系心肌收缩力减低及血容量减少所致。有些病人伴有心包积液,因发展缓慢,很少发生心包填塞。

3.脑部症状　智力低下、嗜睡、健忘、妄想、幻觉及共济失调,1/4 病人昏迷开始时可有癫痫大发作。

4.消化道症状　便秘、腹部胀气、腹水或麻痹性肠梗阻。

【辅助检查】

1.实验室检查　①基础代谢率、蛋白结合碘、^{131}I 摄取率及甲状腺激素测定均低,原发性病人 TSH 明显升高;②脑脊液蛋白多数异常,可高达 3g/L(300 mg/d1),压力偶可增高至 3.8 kPa;③血糖、血钠低,胆固醇升高,肝功异常,贫血;④动脉血气:低氧、高碳酸血症。

2.脑电图　仅波波率减慢,波幅普遍降低。

3.ECG 心动过缓、低电压、Q~T 间期延长,广泛 ST–T 改变。

4.X 线检查 胸片:胸腔积液、心脏增大;颅片:蝶鞍增大(继发于甲减)。

【治疗】

本病的死亡率高达 50%~80%,故临床需排除引起昏迷的其他原因,一旦确立诊断就应尽早治疗。

(一)一般治疗

1.低温病人需保温,但切勿直接加温,因可使周围血管扩张,加重循环衰竭而导致死亡。

2.保持呼吸道通畅:有呼吸衰竭时可行气管切开、气管插管或使用人工呼吸机。但应避免使用呼吸兴奋剂或镇静剂。

3.有缺氧者给予吸氧。

4.低血压:严密进行血压及心电监测。长期甲状腺功能低下的病人,由于外周血管收缩,B 肾上腺素能作用削弱,一般表现为轻、中度高血压,如果血压正常就应提高警惕,分析是否存在消化道出血或有效血容量不足的因素。因为甲状腺功能低下时,机体为代偿低代谢,已使血容量减低约 30%,若再附加任何降低血容量的因素,都会使机体失代偿。常见的原因有消化道出血、败血症、大量应用利尿剂,医源性因素如加温使外周血管扩张等。低体温本身及潜在的肾上腺皮质功能不全也可使血压降低。低血压被认为是预后不良的征象。随着体温的恢复,甲状激素和肾上腺皮质激素的应用,低血压应改善,否则,应输注全血以维持血容量。

静寂性心肌梗死(心梗)可进一步降低血压并减少心输出量。由于甲状腺功能低下时CPK、AST、LDH 等心肌酶谱增高及心电图低电压,与心梗鉴别诊断有一定困难。用 Swan-Ganz 导管监测肺毛细血管楔压,可区别心功不全是心肌疾病所致,还是继发于回心血量不足。如果存在充血性心力衰竭,无论是否合并心梗,都应洋地黄化,但维持量要小,因此时药物清除减慢,易致中毒。利尿剂也应谨慎应用。血管活性药物如多巴胺应避免使用,因无维持重要脏器血供的作用,却可引起室性心律失常。

5.限制补液量:每日控制在 500~1000 mL。当血钠低于 110 mmol/L 时,应予补充高张盐水。每日补液量应控制在 100~1500 mL,或在中心静脉压监测下进行,以防水中毒、急性肺水肿。

6.低血糖:黏液水肿昏迷时较常见。推测是由于降低了胰岛素的清除和减少了糖原的合成,且此时由于对肾上腺素和胰高糖素的反应缺陷,致低血糖到正常血糖的调控障碍。应及时静推 50%葡萄糖 50mL,不需等待血糖结果。

7.为防止急性肾上腺功能不全,可选用氢化可的松每日 100~300 mg 静滴,约 1 周,病情恢复后可逐渐减量。

8.无论有无感染灶均需常规应用抗生素。

(二)补充甲状腺激素

由于黏膜、肌肉水肿,肠道吸收功能不佳,故主张静脉给药。用量为三碘甲状腺原氨酸(T3)每日 75~100μg,静脉给药后 6h 内开始发生作用,如病情继续恶化,可以重复第 2

或第 3 次给药,但静脉大量使用 TH 可能导致心衰、心律失常或心肌梗死,故 Newmark 等指出,静注 T3 初始量为 50μg,以后每 8 小时 25μg,前 24 h 最大用量为 100~125μg,或静注左旋甲状腺素钠,初始量为 200μg,以后每 8 小时 50μg。而 Capiferri 等建议用 T3 20μg 肌注,每日 2 次,同时口服 T4 50μg。病情好转后可改用甲状腺干制剂或 L-T4 口服维持,并教育病人必须终身服用甲状腺制剂替代治疗,以免危象再次发生,如无注射剂,可以用 T3 片剂(20~30μg/次,每 4~6 小时一次)或 T4 片剂(量同前),或干甲状腺(30~60mg/次,每 4~6 小时一次)经胃管注入,清醒后改为口服。有心脏病者起始量为一般用量的 1/5~1/4。

(朱思良 俞淼 于雪 刘霞 龙金荣 叶元元 马淑颖)